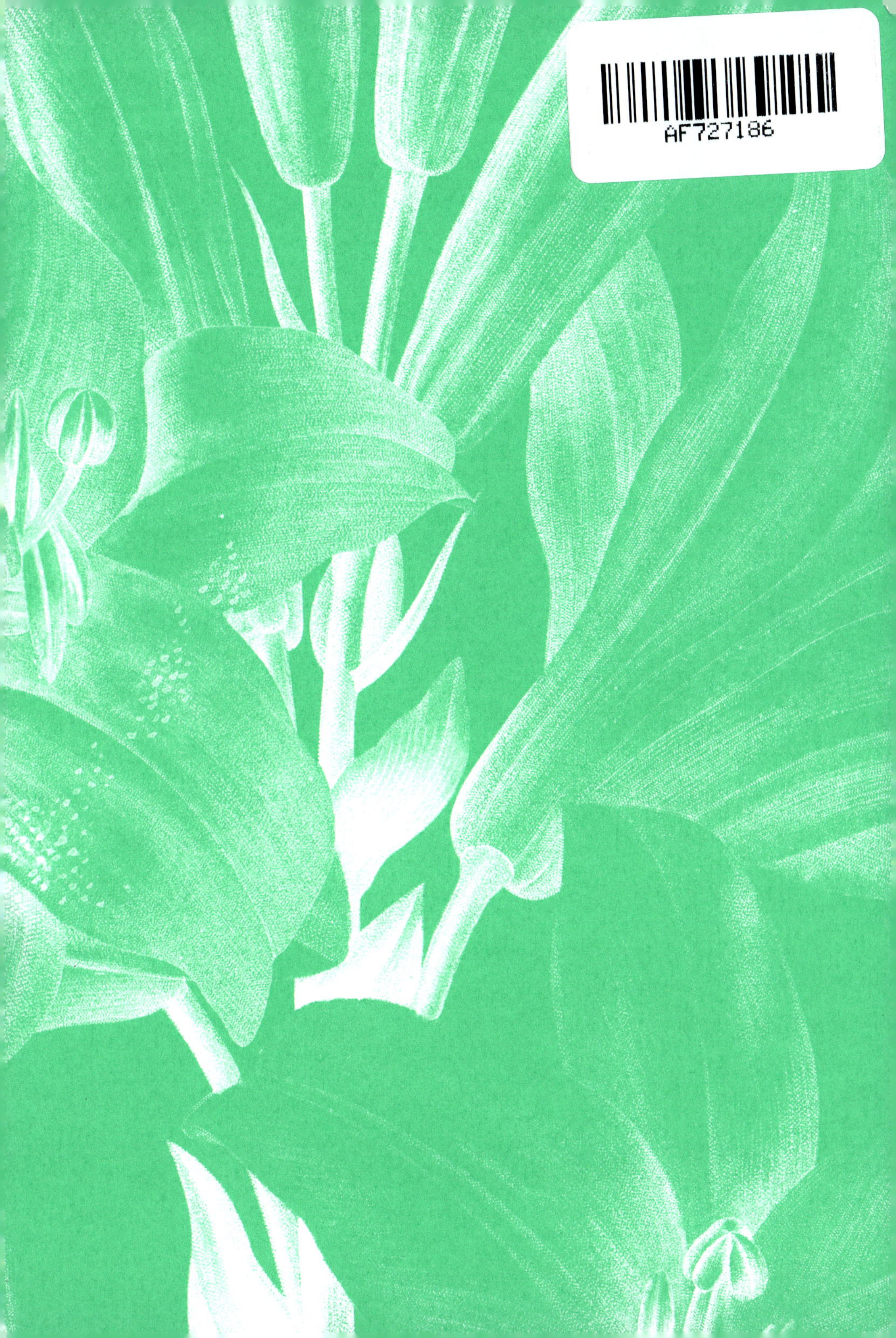

Hexen Garten

Royal Botanic Gardens Kew

Hexen Garten

Reise in die Welt der magischen Pflanzen

Sandra Lawrence

at VERLAG

Einleitung

Was ist ein »Hexengarten«? Der Garten einer magischen Person oder ein Beet mit Pflanzen, die Unheil abwehren? Warum verbinden wir mit dem Wort »Hexe« das »Böse«? Eine »Hexe« zu sein, ist heute für viele Menschen etwas Gutes und Nützliches, das Freude bringt. In anderen Teilen der Welt wird Hexerei nach wie vor gefürchtet.

Wie unsicher das Leben heute auch sein mag, für unsere Vorfahren war es weitaus gefährlicher und auch mysteriöser. Was vermochte Gesundheit, Erfolg, Reichtum oder Beliebtheit zu verschaffen? Die Antworten suchte man, egal ob Gelehrter oder Heilerin, in der Natur, und Pflanzen waren offensichtlich geeignet, dem Leben Sinn zu geben.

»Weise Frauen«, Kräuterkundige, Apotheker und Hexen arbeiteten nicht viel anders als frühe Gelehrte, Philosophen und Wissenschaftler: Sie prüften Pflanzen empirisch, um vor allem ihre medizinische Wirkung zu untersuchen. »Weise Frauen« trugen das mystische Element bei: Sie erklärten die Rolle der Pflanzen im alltäglichen Leben und aus spiritueller Sicht. Über Tausende Jahre entwickelten sich weltweit komplexe Traditionen, die sich teilweise ähnelten.

Die Grenze zwischen Wissenschaft und Magie war immer fließend. Nimmt man die Religion hinzu, verschärften sich die Konflikte über die Bedeutung der Pflanzen: Aufstieg und Fall von Kulturen bestimmten die Zuordnung eines Krauts zu einer Gottheit und damit, ob es »heilig« oder »Teufelswerk« war. Die Grenzen lösten sich vollends auf. Die Astrologie blieb für die Medizin bis weit in die christliche Zeit hinein ein wichtiger Bestandteil. Mit dem Reichtum der traditionellen Überlieferung wuchs auch deren magische Ausstrahlung und Verführungskraft. Wir sind bis heute nicht gegen diesen Zauber gefeit.

Volks- und Aberglaube sterben weltweit nicht so schnell aus, aber sie verändern sich. Dabei können die Eigenschaften einer Pflanze ganz unterschiedlich bewertet werden – je nach Region, Kultur und Individuum.

Dieses Buch kann weder die komplexe und teils verworrene Geschichte der Pflanzen noch ihren Platz in unserem Leben in allen Details erklären. Es kann nur einen kleinen Einblick darüber vermitteln, was die Pflanzenkunde so faszinierend macht. Es greift die antiken Vorstellungen und die alten pflanzlichen Anwendungen auf, stellt einige Pioniere der Kräuterkunde vor und befasst sich mit ein oder zwei »großen Ideen«. Es fokussiert auf einige wichtige Pflanzen, ihre historische Verwendung und oft widersprüchlichen Assoziationen. Illustriert wird dieser Band mit wunderschönen Abbildungen und Herbarbelegen aus den Archiven der Royal Botanical Gardens in Kew.

Ich hoffe, das Buch regt zur weiteren Lektüre und zum Eintauchen in die außergewöhnliche Welt der Pflanzenkunde an.

Sandra Lawrence

Kapitel 1

Pflanzen der Antike

Einige der beeindruckendsten Bilder der Antike haben mit Pflanzen zu tun: Lotus, von den alten Ägyptern geliebt und in Wandgemälden, Architektur und als Grabbeilage verewigt; Schierling, das tödliche Gift, das Sokrates trank, verurteilt wegen seines angeblich verderblichen Einflusses auf die Athener Jugend; Olivenzweige als Zeichen des Friedens und des Sieges und Lorbeerkränze, die die Kaiser Roms schmückten.

Achtung vor den Ressourcen der Erde bestimmte das Leben in der Antike. Tiere, Pflanzen und Mineralien galten als Geschenke der Götter, die in jeder erdenklichen Art verehrt und genutzt werden sollten.

Das Harz des Myrrhenbaums (*Commiphora myrrha*), im Alten Ägypten zur Mumifizierung genutzt, Kakao (*Theobroma cacao*), der den Azteken Potenz und Stärke verleihen sollte, oder Echte Aloe (*Aloe vera*), die von den Ureinwohnern Hawaiis bei Verbrennungen angewendet wurde – die Volksmedizin schuf über Generationen ein riesiges Grundlagenwissen zu Heilmitteln.

Die Traditionelle Chinesische Medizin (TCM) ist mehr als 2000 Jahre alt. Sie vereint viele Disziplinen wie Akupunktur, Moxibustion (eine Form der Wärmetherapie), Ernährungslehre und Kräuterheilkunde, mit denen das Qi und das Gleichgewicht zwischen Yin und Yang wiederhergestellt werden sollen. Der TCM zufolge variieren diese bei jedem Menschen, sodass die Auswahl der Kräuter sorgfältig und individuell erfolgen muss. Pflanzenarzneien unterscheiden sich in Bezug auf vier Eigenschaften von *sehr heiß* (höchstes Yang) bis *kalt* (höchstes Ying) sowie fünf Geschmacksrichtungen (scharf, süß, sauer, bitter und salzig). Sie alle beeinflussen das Yin-Yang-Gleichgewicht. Scharfe Kräuter sollen etwa Schweiß hervorrufen, während bittere Kräuter den Verdauungstrakt reinigen. Eine dritte Einteilung, die der Meridiane, legt fest, welche Kräuter auf welche Körperteile wirken.

Die japanische Pflanzenheilkunde Kampō fußt auf der TCM; sie wird in Japan seit 1500 Jahren praktiziert und noch heute neben der Schulmedizin genutzt.

Nach der hinduistischen Mythologie erschuf Dhanvantari, der Leibarzt der Götter, das uralte medizinische System des Ayurveda. Die frühesten Hinweise finden sich in den Veden, einer Sammlung religiöser Texte aus der Zeit zwischen 1500 und 1000 v. Chr. Wie die TCM arbeitet auch Ayurveda (überwiegend über die Ernährung) mit einem System sich ausgleichender Energien, um die Gesundheit zu erhalten. Viele der ayurvedischen Rezepturen sind pflanzlich. Auch der indische Chirurg Sushruta, der irgendwann um das 6. Jh. v. Chr. gelebt haben soll, nutzte Pflanzen für seine Behandlungen. Sushruta gilt als Erfinder der plastischen Chirurgie und soll die erste Nasenkorrektur durchgeführt haben. Dafür nahm er ein Stück Wangenhaut, das er sorgfältig mithilfe eines Blatts bemaß. Die Nasenlöcher hielt er mit den Stängeln des Wunderbaums (*Ricinus communis*) offen und bestäubte die neu entstandene Nase mit einem Puder aus Echtem Süßholz (*Glycyrrhiza glabra*), Rotem Sandelholz (*Pterocarpus santalinus*) und Gewöhnlicher Berberitze (*Berberis vulgaris*). Das Transplantat deckte er mit Baumwolle ab und tränkte diese mit Sesamöl (*Sesamum indicum*).

Die antiken Griechen kannten die Lehre der vier Körpersäfte, die sowohl das geistige wie auch das körperliche Wohlbefinden zum Ziel hatte. Da sie fortwährend Krieg führten, drehte sich ihre Medizin oft

Rechts Indische Lotusblume (*Nelumbo nucifera*) nach Peter Henderson für *The Temple of the Flora* von Robert John Thornton, 1804 (1799–1807).

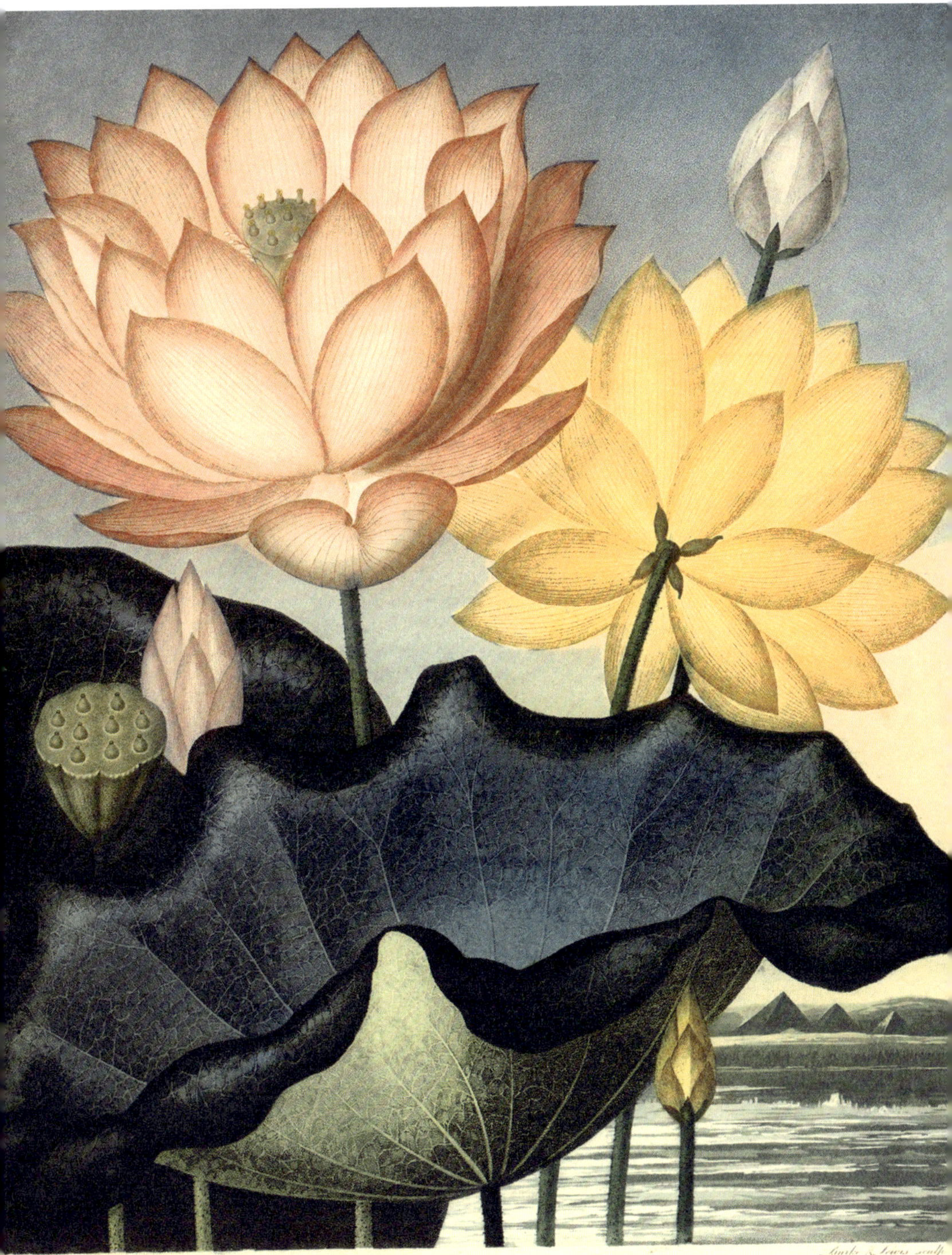

Burke & Lewis sculp.

The Sacred Egyptian Bean.

London Published Dec.r 1. 1804 by Dr. Thornton

Sterculiaceae.

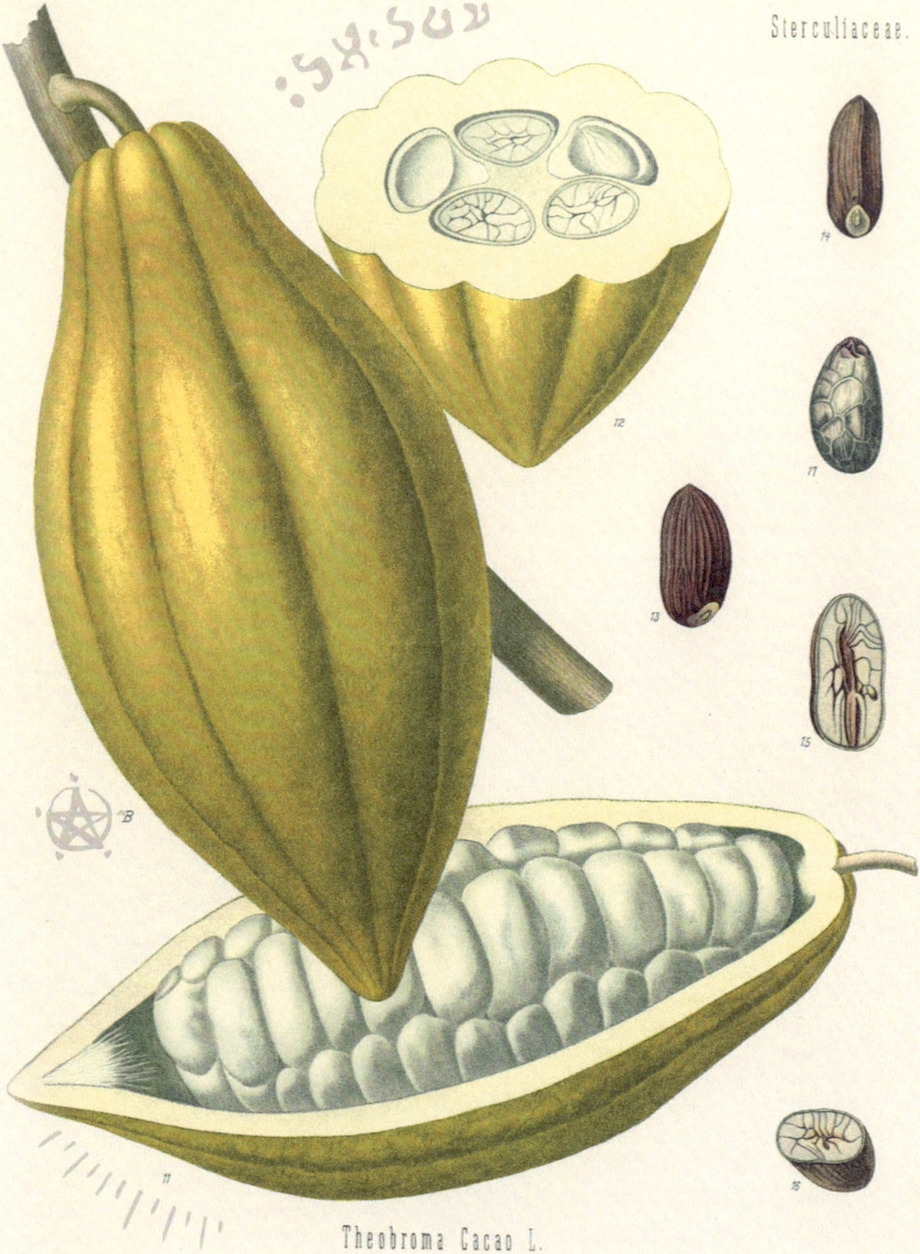

Theobroma Cacao L.

um Schlachtwunden. Die Olympischen Spiele der Antike brachten neue Verwendungen für Pflanzen und ihre Zubereitungsformen, wie das Auftragen von Olivenöl auf die Haut vor dem Wettkampf, um den Körper zu wärmen und Verletzungen vorzubeugen. Heilkräftige Kräuter wurden von spezialisierten *rhizotomoi* (»Wurzelerntern«) gesammelt, eine sagenumwobene, abgeschottete Berufsgruppe, der die mythische Hexe Kirke und der Zentaur Chiron angehörten. Zur Sicherung ihrer Ernte verbreiteten die *rhizotomoi* Legenden über die schrecklichen Konsequenzen, die jenen drohten, die unachtsam Kräuter sammelten. So hieß es, dass Spechte jenen die Augen ausreißen, die Päonien pflückten, Adler beschützten Christrosen, und der Schrei der Alraune könne Wahnsinn auslösen.

Die römische Medizin war ebenso wie ihre Architektur oder Philosophie stark von der griechischen beeinflusst, auch wenn einige ihr kritisch gegenüberstanden. So äußerte sich Plinius d. Ä. abfällig über griechische Ärzte, die seiner Meinung nach zu viel berechneten und unmoralisch handelten. Die lokale traditionelle römische Medizin, die in der Familie weitergegeben wurde, hielt er für besser. Kräuter spielten eine wichtige Rolle. Pillen (*pastilli*) enthielten oft exotische Zutaten wie Safran (*Crocus sativus*), Pfeffer (*Piper nigrum*) und Zimt (*Cinnamomum verum*), geschätzt wurden aber auch weniger exklusive Pflanzen. Cato d. Ä. war ein Verfechter des Gemüsekohls (*Brassica oleracea*). Er behauptete, Kohl könne unter anderem Eiter aus Fisteln ziehen, Polypen aus der Nase entfernen und sogar Krebs heilen. Und Babys, die im Urin eines Menschen, der Kohl gegessen hatte, gebadet wurden, würden stark und kräftig werden.

Links Kakao (*Theobroma cacao*) aus *Köhler's Medizinal-Pflanzen*, 1887. Die Azteken tranken Kakao vor bedeutsamen Ereignissen.

Das Römische Reich war groß, und römische Reisende und Forscher brachten aus jedem Land neue Kräuteranwendungen mit. Sie nahmen umgekehrt ihre bevorzugten Heilpflanzen mit, die sich dann in der neuen Umgebung ansiedelten. Falsch ist allerdings der verbreitete Glaube, römische Soldaten hätten die Brennnessel mit nach Britannien gebracht, um sich durch das Auspeitschen mit den haarigen, säurehaltigen Stängeln im kalten Klima des Nordens warm zu halten. Die Pflanze ist natürlich in Großbritannien selbst beheimatet. Die Römer setzten Kräuter und Gewürze großzügig sowohl in der Küche wie auch in der Medizin ein. Manche sah man als so wirksam an, dass sie buchstäblich bis zur Ausrottung verspeist wurden. Wir wissen nicht, wie das offenbar hoch wirksame Verhütungsmittel *Silphium* ausgesehen hat, denn die Römer ernteten es bis auf die letzte Pflanze ab.

Für die Kelten waren Pflanzen als Nahrung, im täglichen Leben und in der Medizin ausnehmend wichtig. Den Nutzen von Pflanzen zu kennen, war lebenswichtig, und sei es nur, um sich nicht selbst zu vergiften. Bei Schnittwunden half die Braunwurz (*Scrophularia*) die Blutung zu stoppen, Bärlauch (*Allium ursinum*) galt als effektive Wurmkur. Die Wirkung ihres bevorzugten Erkältungsmittels, des Holunders (*Sambucus*), erklärt die heutige Wissenschaft mit seinem hohen Vitamin-C-Gehalt.

Seit der Wikingerzeit nutzen skandinavische Völker besondere Eigenschaften der Pflanzen auch auf andere Weise. In der *Saga vom Leben des heiligen Olav* wird der Held Þormóður von einem Pfeil in die Brust getroffen. Eine Heilerin reicht ihm eine scharfe Brühe aus Knoblauch und Zwiebeln: Kann sie die Suppe durch die Wunde riechen, hat der Pfeil lebenswichtige Organe getroffen und er wird sterben. Þormóður jedoch lehnt die Brühe ab, zieht den Pfeil heraus und stirbt.

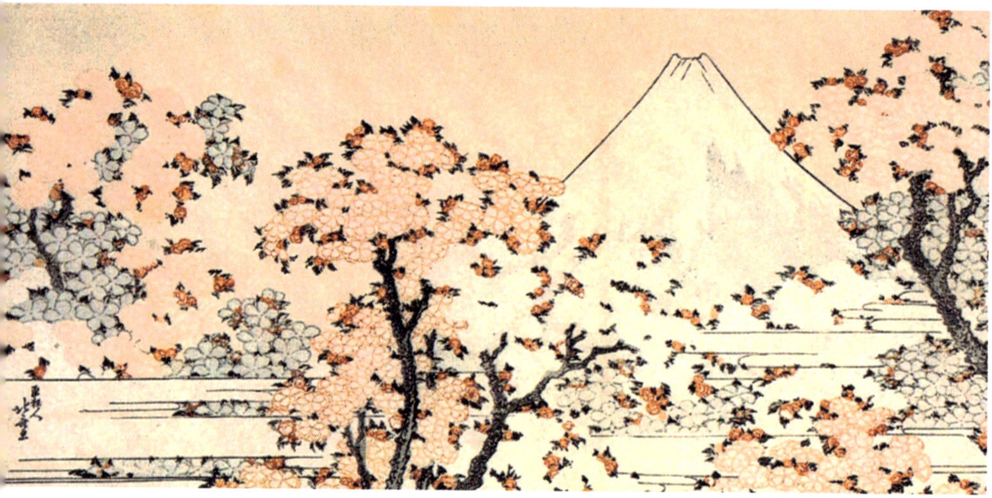

Eine Reihe von Narkotika wurde bereits von den alten Zivilisationen entdeckt und als religiöse Halluzinogene oder in der Medizin genutzt. Die Maya kauten Kokablätter (*Erythroxylum coca*) oder bereiteten daraus einen stimulierenden Tee. Iranische Kulturen nutzen die Steppenraute (*Peganum harmala*) als Antidepressivum und zur Behandlung von Entzündungen und Fieber. Bilder von »Magic Mushrooms« (*Psilocybe*) finden sich in Fresken aus der Zeit um 9000 bis 7000 v. Chr. in Nordafrika. Vor Kurzem entdeckten Archäologen im 2500 Jahre alten Grab einer Frau Cannabis (*Cannabis sativa*), das sie vermutlich zur Linderung ihres Brustkrebsleidens genutzt hatte. Und bereits in der *Odyssee* spricht Homer von einer Pflanze, die wir heute als Schlafmohn (*Papaver somniferum*) kennen.

Fast unser gesamtes heutiges Wissen über Kräuterkunde beruht auf Versuchen und Beobachtungen unserer Vorfahren, die mutig – oder verzweifelt – genug waren, zu experimentieren und systematisch mögliche Heilmittel zu erproben. Die Geschichte spricht meist nicht von den Fehlern: von Menschen, die auf die harte Tour lernen mussten, dass die Schwarze Tollkirsche giftig ist oder dass Kletternder Giftsumach (*Toxicodendron radicans*) so viel nimmt, wie er gibt. Wir verdanken ihnen viel.

Oben Fuji durch Kirschblüten gesehen, Farbholzschnitt von Katsushika Hokusai, 1804. Tausende strömen jedes Jahr nach Japan, um am Kirschblütenfest Hanami teilzunehmen.

Rechts Herbarbelege der Myrrhe (*Commiphora myrrha*), gesammelt in Somaliland, 1932.

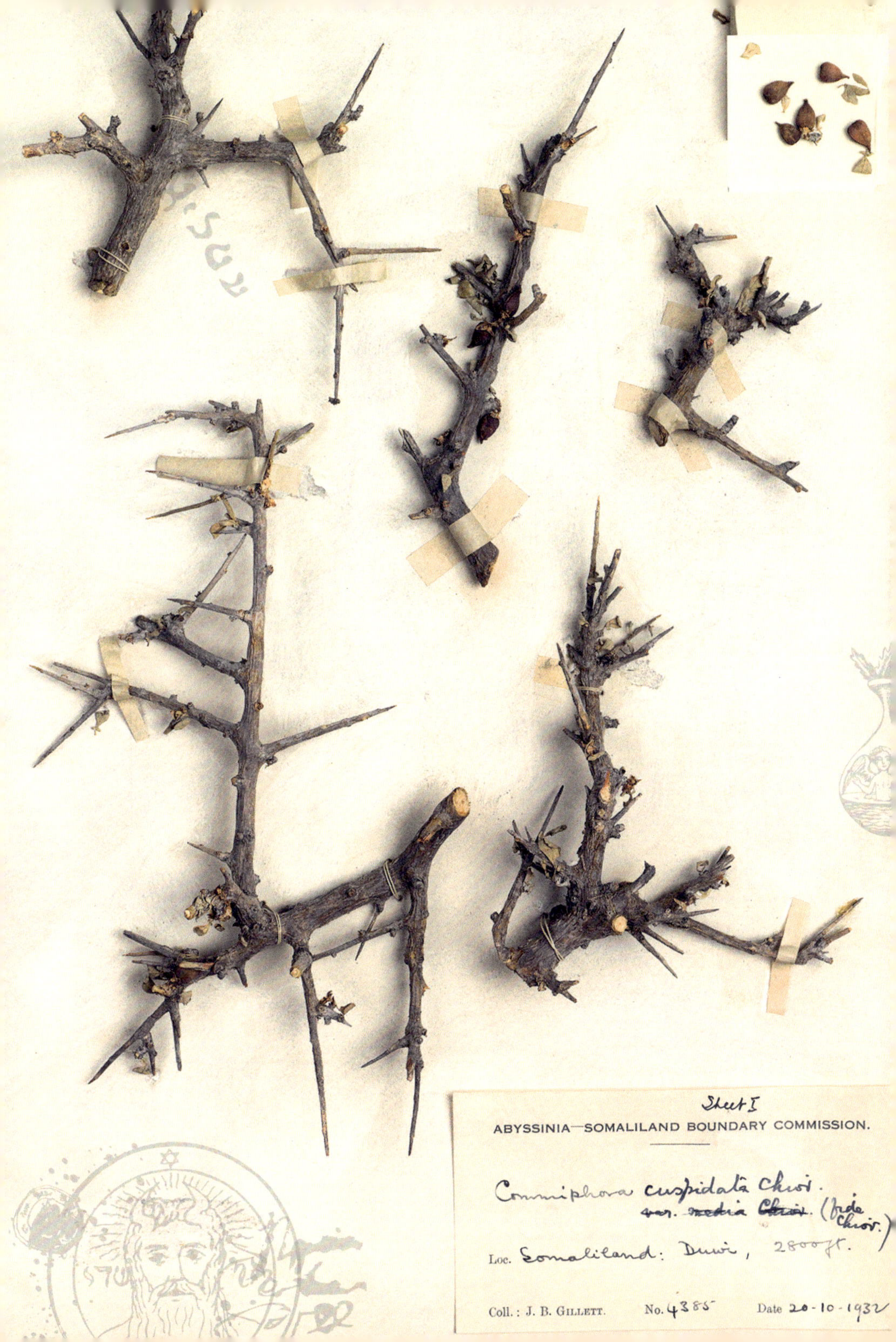
Sheet I
ABYSSINIA—SOMALILAND BOUNDARY COMMISSION.
Commiphora cuspidata Chiov.
(fide Chiov.)
Loc. Somaliland: Duwi, 2800 ft.
Coll.: J. B. GILLETT. No. 4385 Date 20-10-1932

Gefleckter Schierling

Conium maculatum

Der tückische Schierling ist eine der wichtigsten »Hexenpflanzen«. Er wird mit Totenbeschwörung in Verbindung gebracht.

Shakespeares Hexen in *Macbeth* werfen »Schierlingswurz aus finsterm Grund« in ihren Kessel. In einer früheren Szene wird das Kraut als »giftge Wurzel, die die Vernunft bewältigt« bezeichnet. Der Pflanze wurde eine halluzinogene Wirkung nachgesagt. Sie wurde für Flugsalben und hochgradig giftige Zauber verwendet. Schierling wächst häufig in Hecken und ist durch seine leichte Verfügbarkeit eines der Gifte, die auch in den Romanen von Agatha Christie als Mordmittel vorkommen. Die Opfer werden gelähmt, können nicht mehr sprechen und erleiden letztlich den Erstickungstod. Das Schlimme dabei: Sie bleiben bis zum Todeseintritt bei vollem Bewusstsein.

Für den Gefleckten Schierling gibt es eine Vielzahl von Trivial- oder Volksnamen: Tollkraut, Wogeltod und Wüterich sind nur einige davon. Namen wie Ziegendill oder Teufelspeterling verweisen auf die feinen, spitzenartigen Blütendolden und die gefiederten Blätter. Sie ähneln denen des Wiesenkerbels. Ebenso wie Karotte, Sellerie und Kümmel stammen beide aus der Familie der Doldenblütler (Apiaceae). Im Gegensatz zu seinen Verwandten ist der Schierling **nicht** essbar.

Schierling kommt in weiten Teilen Europas und Nordafrikas vor, verbreitete sich aber auch auf anderen Kontinenten wie Australien und Nordamerika. Wie viele Apiaceae ist die Pflanze zweijährig. Sie wächst in feuchtem Ödland und in Gräben, Blüten und Fruchtkörper entwickeln sich erst im zweiten Jahr. Alle Teile der Pflanze sind giftig. Schierling ist frisch am giftigsten, aber auch mit getrockneten Pflanzenteilen sollte man vorsichtig sein.

Daher wurde er traditionell nur äußerlich und in Maßen angewendet, wovon heute strikt abzuraten ist. Da Schierling dem Planeten Saturn untersteht, schlug Culpeper vor, die Wurzel zu rösten und gegen Gicht und Entzündungen auf den Händen anzuwenden. Lange Zeit kam Schierling in Augensalbe zum Einsatz, die jedoch nur am gesunden Auge angewendet werden sollte.

Berühmtheit erlangte der Schierling durch seine Verbindung mit dem Tod des griechischen Philosophen Sokrates. Dass er durch den sprichwörtlichen Schierlingsbecher den Tod fand, gilt als ziemlich sicher. Die Toxikologin Enid Bloch untersuchte Platos Bericht über den Tod von Sokrates und folgerte, dass dieser die periphere Neuropathie, die durch das Alkaloid Coniin hervorgerufen wird, genau beschreibt.

Rechts Herbarbelege des Schierlings (*Conium maculatum*), gesammelt in Folkstone, Großbritannien, 1895.

UMBELLIFERÆ

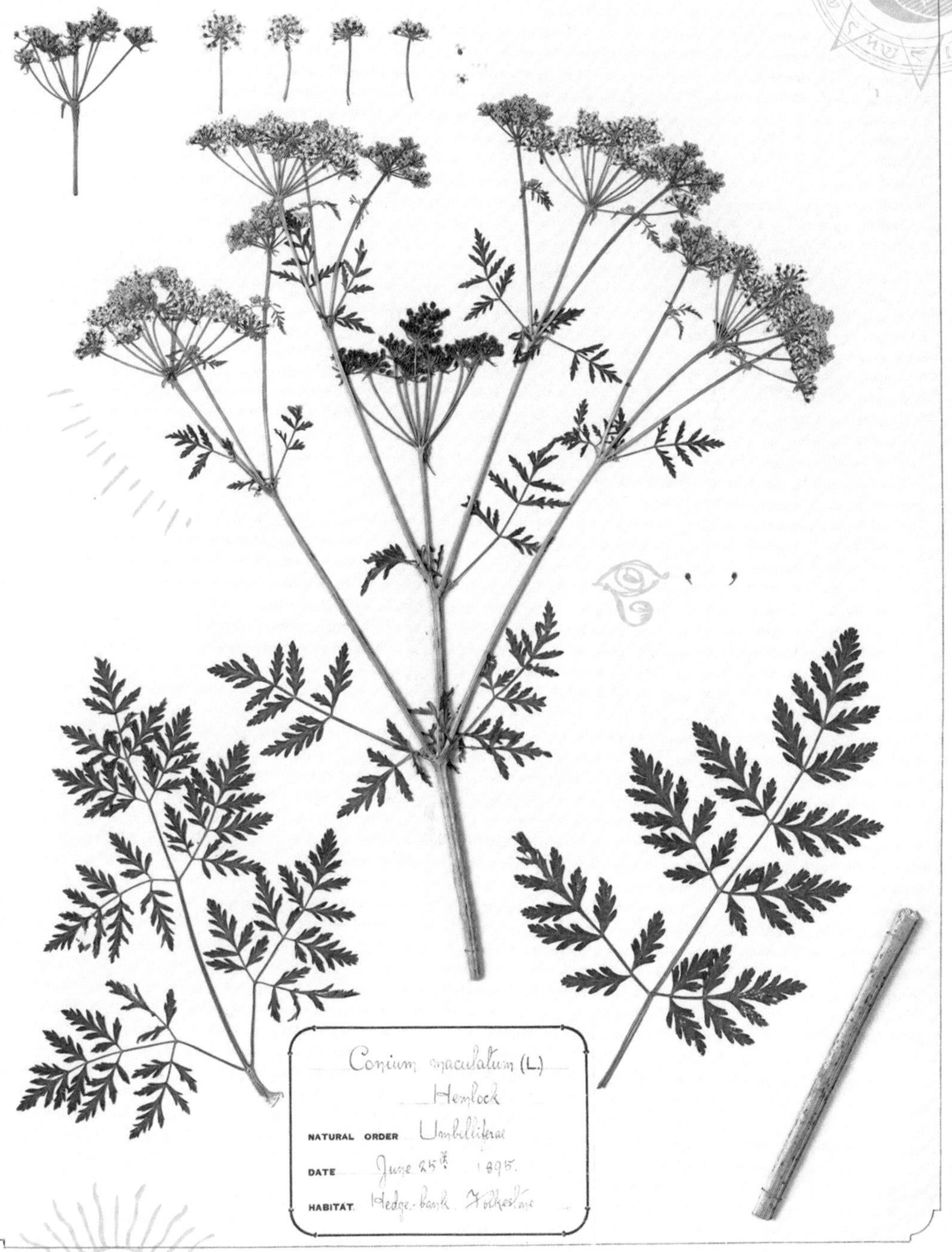

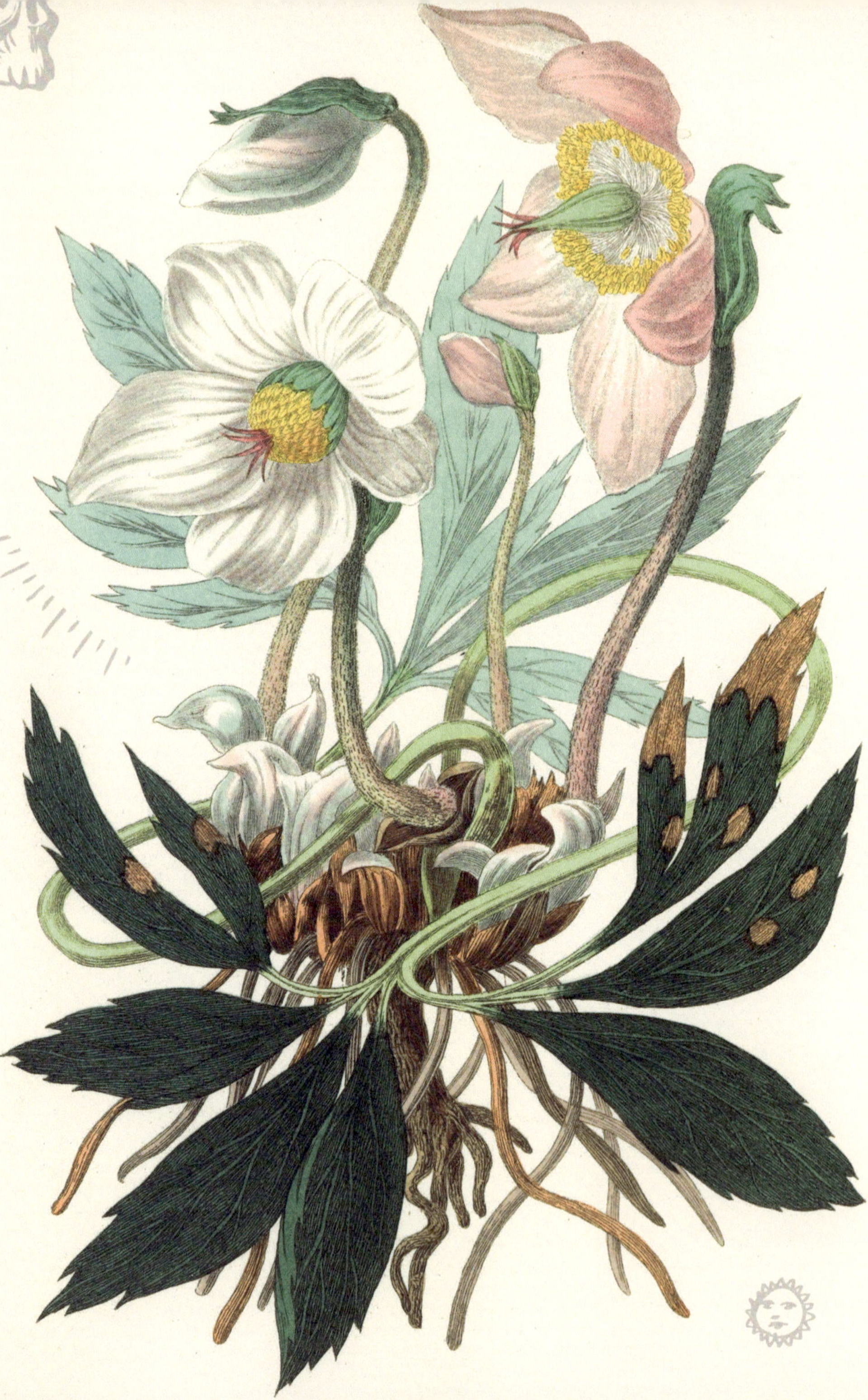

Christrose

Helleborus niger

Wie für viele vom Christentum vereinnahmte Kräuter gibt es auch für die Christrose eine zauberhafte Legende. Ein einfaches Bauernmädchen wollte das Jesuskind besuchen und hatte kein Geschenk.

Berührt von der Frömmigkeit des Mädchens klopfte ein Engel auf die Erde und brachte so die Blume hervor, die auch als Schneerose oder Schwarze Nieswurz bekannt ist. Gut, dass das Jesuskind die Pflanze nicht in den Mund nahm …

Unsere Vorfahren wussten um die Gefahr, die die Christrose birgt. Beim Ausgraben durfte sich, so hieß es, kein Adler in der Nähe befinden. Würde man von einem Adler entdeckt, war einem der Tod sicher. Das ist nur eine der Warnungen, die professionelle Kräutersammler verbreiteten, um Laien vom Ernten abzuhalten, aber durchaus mit gutem Grund. Denn die Christrose ist eine der unangenehmsten Pflanzen, die die Natur zu bieten hat. Sie ist ein potentes Brechmittel, und ihre Einnahme kann tödlich sein.

Mit den richtigen Ritualen konnte die Christrose hingegen sehr nützlich sein. Plinius empfahl, vor dem Ausgraben einen Kreis um die Pflanze zu ziehen, sich nach Osten zu wenden und ein Gebet zu sprechen. Tiere schützte eine Girlande aus Christrosen vor bösen Geistern (und vor Fliegen). Ein Aberglaube besagte sogar, die Pflanze könne jemanden unsichtbar machen, wenn man sie in der richtigen Weise in die Luft streute.

Beheimatet sind Christrosen in Süd- und Zentraleuropa. Sie gehören zur Familie der Hahnenfußgewächse (Ranunculaceae) und wachsen in schattigen Bergregionen. Wir lieben sie heute für ihre großen weißen oder lilafarbenen fünfblättrigen Hängeblüten mit gelben Blütenstempeln, Kräuterkundige schätzten hingegen die Wurzeln. Vorrangige Verwendung fand sie als Abführmittel, und nach einer (Lebensmittel-)Vergiftung sollte sie Erbrechen auslösen. Kindern gab man manchmal Christrosen gegen Ringelflechten. Wie zu vermuten, endete das nicht immer gut.

Ärzte mahnten immerhin zu Respekt vor der Pflanze. Hippokrates empfahl, dass Patienten vor der Einnahme des Krauts ruhen und essen und sich danach körperlich bewegen sollten. Auf keinen Fall durften sie schlafen. Er warnte, dass Krämpfe immer tödlich enden würden. Dass man bei Nebenwirkungen wie Durchfall, Herzproblemen und Brennen bei längerem Hautkontakt überhaupt auf die Idee kam, die Pflanze einzunehmen, verwundert. Doch noch im 18. Jahrhundert empfahl der Botaniker und Kräuterkundige Nicholas Culpeper das Kraut unter anderem für Lepra, Gelbsucht, Ischiasschmerzen und als menstruationsförderndes Mittel. Selbst diese Anwendung verblasst gegen seine Empfehlung für Christrosenpulver: »Auf Geschwüre gestreut, verzehrt es totes Fleisch.«

Links Christrose (*Helleborus niger*).

Kapitel 2

Große Geister

Die historische Entwicklung der Kräutermedizin ist nicht einfach zu umreißen. Wir wissen nichts über die erste volksheilkundliche Verwendung von Pflanzen in der Zeit, als Menschen bei der Mammutjagd verwundet oder durch Feuersteinwaffen verletzt wurden. Immerhin gibt es schriftliche Zeugnisse und einige archäologische Funde, auch wenn sie nicht alles erzählen.

Noch immer reisen Pilger aus aller Welt zum Lieshan-Berg in China, um des Kaisers Yan Shennong zu gedenken, Vater der chinesischen Landwirtschaft, Kräuterkunde und Medizin. Die Geschichte des »göttlichen Bauern« reicht so weit zurück, dass Shennong mythischen Status erlangt hat.

Als einer der legendären Drei Erhabenen hatte Shennong den Kopf eines Bullen und den Körper eines Menschen. Zu Shennongs Erfindungen zählen Karren, Pflug, Tee, Kalender und Feuerrodung. Man sagt, er habe einen durchsichtigen Magen gehabt und seinen Körper quasi als Laboratorium genutzt: Er aß ein Kraut nach dem anderen, um zu sehen, wie es wirkte. Bei einem seiner Selbstversuche verspeiste Shennong eine Blume, die ihn vergiftete. Er starb, bevor er das Gegenmittel fand.

Auch wenn es Shennong selbst vielleicht nie gegeben hat, der auf ihn zurückgehende Katalog mit 365 medizinischen Pflanzen existiert durchaus. Das *Shennong Bencao Jing (Heilkräuterklassiker nach Shennong)* ist eine Anleitung zu medizinischen Kräutern, die in der späten Han-Dynastie, etwa zwischen 306 v. Chr. und 220 n. Chr., zusammengestellt wurde. Es gehört zur Pflichtlektüre für Schüler der TCM. Darin wurden Kräuter nach ihrer Seltenheit und ihren Eigenschaften in den drei Reichen Himmel, Erde und Mensch bewertet. Giftigkeit musste nicht um jeden Preis vermieden, sondern gegen einen möglichen Nutzen abgewogen werden. Giftige Kräuter sollten mit anderen, präzise dosierten Arzneien kombiniert werden, um nachteilige Wirkungen auszugleichen.

Einer der ersten großen Naturforscher der westlichen Welt war Theophrastos von Eresos (ca. 372–287 v. Chr.). Der Philosoph und Aristoteles-Anhänger studierte so unterschiedliche Disziplinen wie Physik, Zoologie, Ethik, Botanik und Kulturgeschichte. Als »Vater der Botanik« gilt er heute wahrscheinlich wegen eines seiner wenigen erhaltenen Werke: *Peri phytōn historia (Naturgeschichte der Gewächse).* Er beschreibt darin Wild- und Kulturpflanzen, ihre Eigenschaften und ihren praktischen Nutzen anhand eigener, viele Jahre andauernder Studien und der Berichte anderer Reisender, unter anderem aus der Gefolgschaft Alexanders des Großen. Sein Werk beeinflusste viele nach ihm.

Gaius Plinius Secundus, heute besser bekannt als Plinius der Ältere (23–79 n. Chr.), war zu weltlich veranlagt, um ein »reiner« Philosoph zu sein. Der reiche römische Militärkommandant war wissbegierig und nutzte seine Stationierungen und politischen Ämter für sein Forschen und Schreiben. Ihm werden sieben Bücher zugeschrieben, aber nur eines, *Naturalis Historia*, ist vollständig erhalten. In siebenunddreißig Bänden sind älteres Material und Reisebeobachtungen zu einer Art Enzyklopädie zusammengestellt. Lücken füllte Plinius mit legendären Monstern oder volkstümlichen Sagen, und er gab Magie, Aberglaube und Wissenschaft den gleichen Raum. Die *Naturalis Historia* stützt sich vor allem auf die Darstellungen von Theophrast, und auch wenn Plinius manchmal sehr frei übersetzt, stammt vieles von dem, was wir über römische Landwirtschaft und Gartenbau wissen, von ihm. Archäologische Studien zeigen, dass sein Werk zumindest hier präzise ist.

Rechts Herbarbelege der Teepflanze (*Camellia sinensis*), gesammelt in Ningbo, China, 1844.

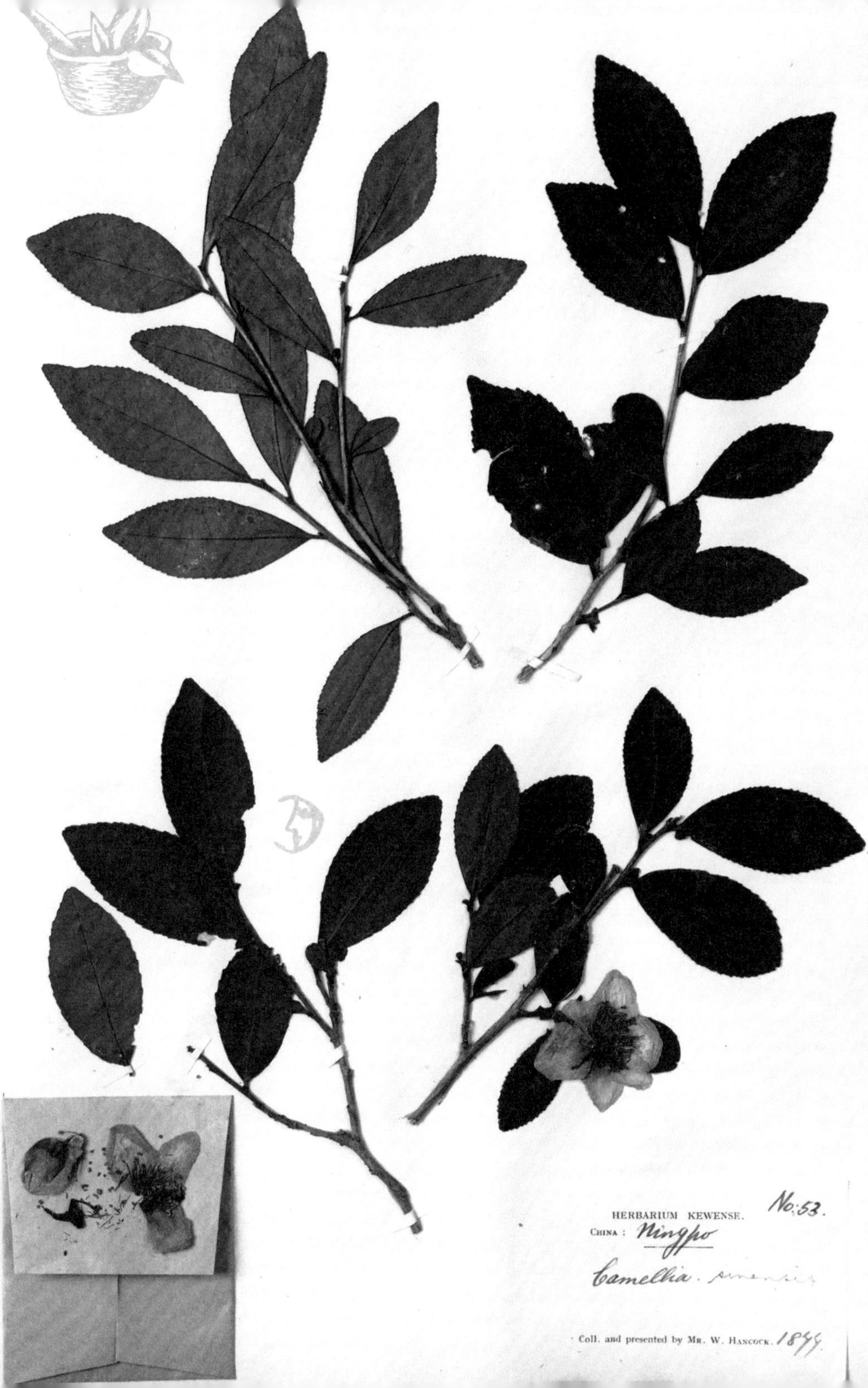
HERBARIUM KEWENSE.
No:53.
China : Ningpo
Camellia
Coll. and presented by Mr. W. Hancock.

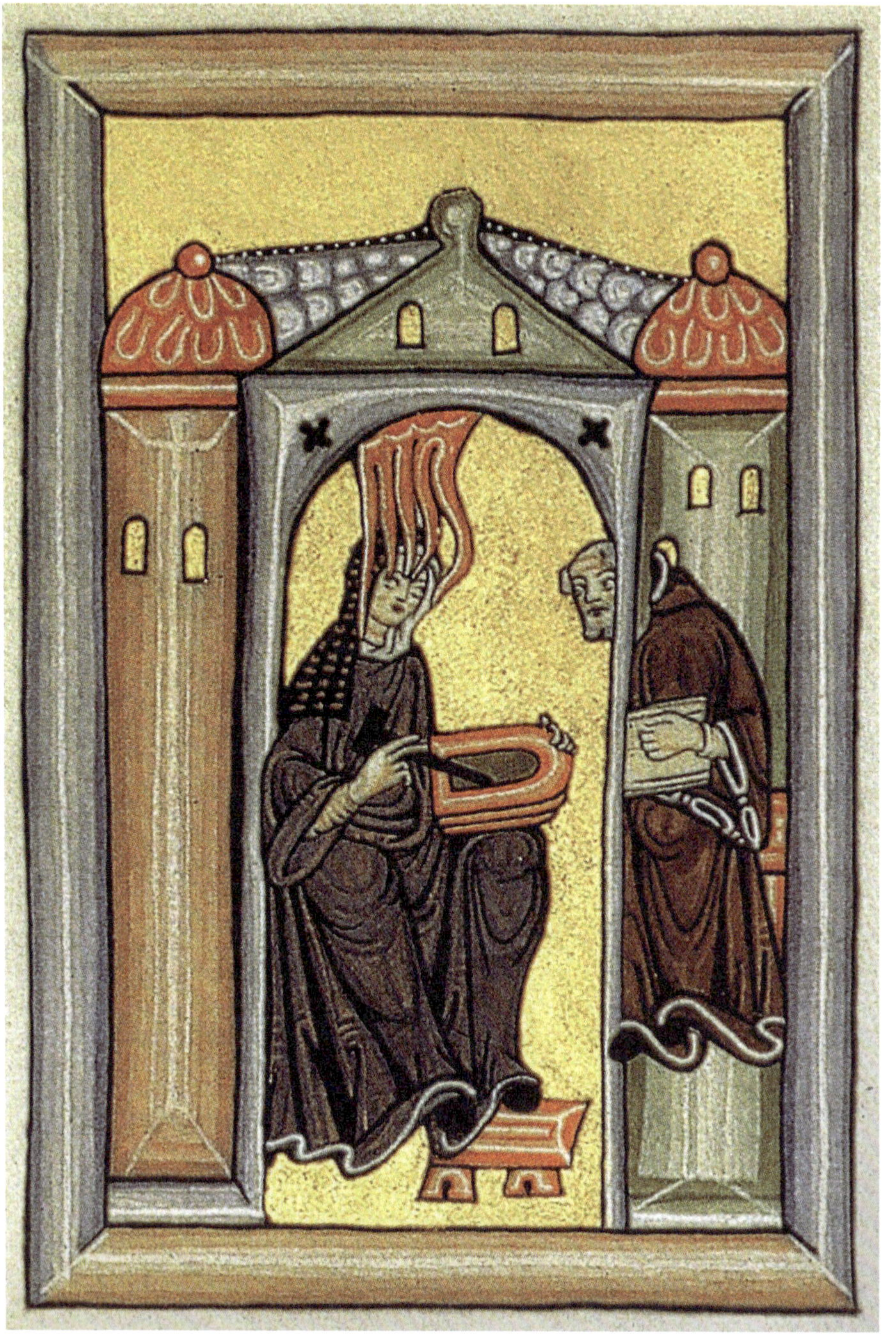

Plinius Werk ist in vielerlei Hinsicht wichtig. Seine lateinischen Synonyme griechischer Pflanzennamen machten frühere griechische Werke, auch das von Theophrast, lesbar. Seine Meinungen über das »moderne Leben« wie seine Klagen über den Preis von Arzneien und üble Tricks sogenannter Ärzte sind unterhaltsam und aufschlussreich. Sie veranschaulichen das Leben im antiken Rom und zeigen berührende Details.

Leider war Plinius Neugier sein Verderben. Im Jahr 79 v. Chr. als Flottenkommandeur in der Bucht von Neapel stationiert, ging er von Bord, um eine seltsame Wolkenformation am Vesuv zu untersuchen, und starb bei dem berühmten Ausbruch des Vulkans, der auch Pompeji und Herculaneum begrub.

Viele mittelalterliche Klosterbibliotheken besaßen eine Ausgabe von Plinius Werken. Niemand stellte ihn infrage, bis 1492 der italienische Arzt Niccolò Leoniceno auf einige Fehler hinwies. Trotzdem blieb Plinius wichtig. Shakespeare und Milton hatten Kenntnis von ihm, und seine lebendige Beschreibung des alten Roms begeistert noch immer.

Über das Leben des Pedanios Dioskurides (ca. 40–90 n. Chr.), einem der bedeutendsten Botaniker des alten Griechenlands, wissen wir nur wenig. Von seinem Geburtsort Anazarbus, in der heutigen Türkei, reiste er als Chirurg mit der römischen Armee. Auf diesen Reisen erforschte er die Eigenschaften lokaler Pflanzen und suchte vor Ort nach volkskundlich bekannten, neuen Heilmitteln. Sein berühmtestes Werk, *De Materia Medica (Über Arzneistoffe)*, verfasste er auf Griechisch. Es wurde früh in mehrere Sprachen übersetzt und um Anmerkungen von Apothekern aus Europa, Indien und dem Nahen Osten ergänzt. Auch wenn es sich bei dem zwischen 50 und 60 n. Chr. abgefassten Werk nicht um das erste Kräuterkompendium handelte, war es anderen überlegen. In fünf Büchern beschreibt Dioskurides fast 600 Pflanzen und 1000 Arzneien. Einige sind chemische Verbindungen wie Quecksilber, Blei und Eisenoxid (die heute in der Medizin keine große Rolle spielen), aber mehrheitlich handelt es sich um Aufgüsse, Umschläge und Wickel aus Pflanzenzubereitungen. Kräuter werden nach ihrer therapeutischen Wirkung gruppiert als: wärmend, verbindend, aufweichend, trocknend, kühlend oder entspannend. Dioskurides listete Namen, Synonyme, Vorkommen, Verwendung, Eigenschaften und sogar Nebenwirkungen von Pflanzen auf, dazu Anweisungen für das Sammeln, Zubereiten und Aufbewahren sowie Warnungen, wie sie in den falschen Händen missbraucht werden könnten.

Für die nächsten fünfzehn Jahrhunderte war sein Werk Gesetz, aber er war auch ein Befürworter von Experimenten. Diesem Rat folgend, begann eine neue Forschung.

Die Klöster in Europa hatten Kopien der antiken Klassiker und weitere Werke lokaler Größen, die sie für ihre eigenen heilkundlichen Anwendungen heranzogen. Hildegard von Bingen (1098–1179) war ihrer Zeit weit voraus; sie kannte die Schriften von Theophrast und Dioskurides sowie späterer Verfasser wie dem Mönch Walahfrid Strabo von der Reichenau aus dem 9. Jahrhundert, Verfasser des botanischen und gartenkundlichen Werks *Hortulus*, zu dem sie Ergänzungen vornahm.

Hildegard wurde von Benediktinerinnen unterrichtet, bevor sie mit fünfzehn Jahren selbst dem Orden beitrat. Die Dichterin und Komponistin schuf mehrere Bücher, man schreibt ihr zwei Abhandlungen über Medizin und Naturkunde zu: *Physica* (*Naturkunde*) und *Causae et Curae* (*Heilkunde*). Auch wenn

Links Buchmalerei aus dem theologischen Werk *Scivias* der heiligen Hildegard von Bingen, ca. 1151. Sie hatte großen Einfluss auf Kunst, Musik, Philosophie, Theologie und die Verwendung von Kräutern in der Medizin.

Wissenschaftler heute infrage stellen, dass sie die *Heilkunde* tatsächlich allein verfasst hat, stammt die Idee auf jeden Fall von ihr.

Auf Hildegard geht das Konzept der *viriditas*, der »Grünkraft«, zurück. Sie sah die Natur als Ausdruck und Feier Gottes und lehnte die kirchliche Vorstellung eines vom Teufel vergifteten Garten Eden ab. Noch revolutionärer war, dass sie das »Göttliche« für eine weibliche Kraft hielt. Ihr Therapieansatz entsprach dem des heutigen ganzheitlichen Heilens. Auf Basis der antiken griechischen Viersäftelehre sollten Patienten zum »Ausgleich« verschiedene Maßnahmen ergreifen, darunter heiße Bäder, ausreichend Schlaf, gesunde Ernährung, Fasten, tugendhaftes Verhalten und Gebet. Der Kräuterteil in ihrer *Heilkunde* beschäftigt sich mit den Heilkräften von 500 Pflanzen, Bäumen, Steinen, Metallen und Tieren. Hildegard hielt Vorträge und besuchte auf ihren Reisen weite Teile Deutschlands. Sie wurde 2012 heiliggesprochen.

John Gerard (ca. 1545–1612) war zwar kein Heiliger, dafür ein guter Gärtner und brillanter Selbstvermarkter. Geboren in Nantwich, England, im Jahr 1545, wurde der Bader Aufseher in Lord Burghleys Garten und später Kurator des Ärztegartens am College of Physicians in London.

1583 veröffentliche der flämische Botaniker Rembert Dodoens sein Buch *Stirpium Historiae Pemptades Sex*. Nachdem Robert Priest vom College of Physicians mit der Übersetzung des Werks begonnen, jedoch vor deren Vollendung verstorben war, fiel diese Aufgabe John Gerard zu. Er nahm Änderungen vor, fügte Einträge hinzu und gab das Ganze als eigene Arbeit aus, komplett mit 1800 Holzschnitten aus einem anderen Buch (nur sechzehn neue kamen hinzu, darunter die erste Darstellung der Kartoffel). Das Buch enthielt viele Fehler, die der Botaniker Mattias de l'Obel korrigieren sollte. Gerard empfand dies als Beleidigung, lehnte l'Obels (richtige) Korrekturen ab und veröffentlichte das Buch samt Fehlern.

Gerards *Herball* von 1597 ist trotz der dubiosen Autorenschaft ein wichtiges Werk für Pflanzenhistoriker. Noch nützlicher ist die verbesserte Ausgabe aus dem Jahr 1633, in der Thomas Johnson ungenaue Übersetzungen verbessert hat. Diplomatisch vermerkt er, dass Gerard es zwar gut gemeint habe, aber wohl überfordert gewesen sei.

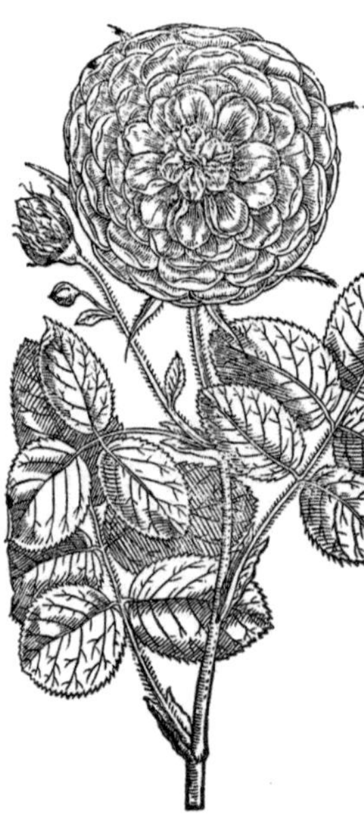

Oben Holzschnitt einer Rose aus Gerards *Herball*, 1597.

Rechts Titelblatt von Gerards *Herball*, das Gelehrte bis weit ins 19. Jahrhundert zurate zogen. Es ist noch immer eine wichtige Quelle für Pflanzenforscher.

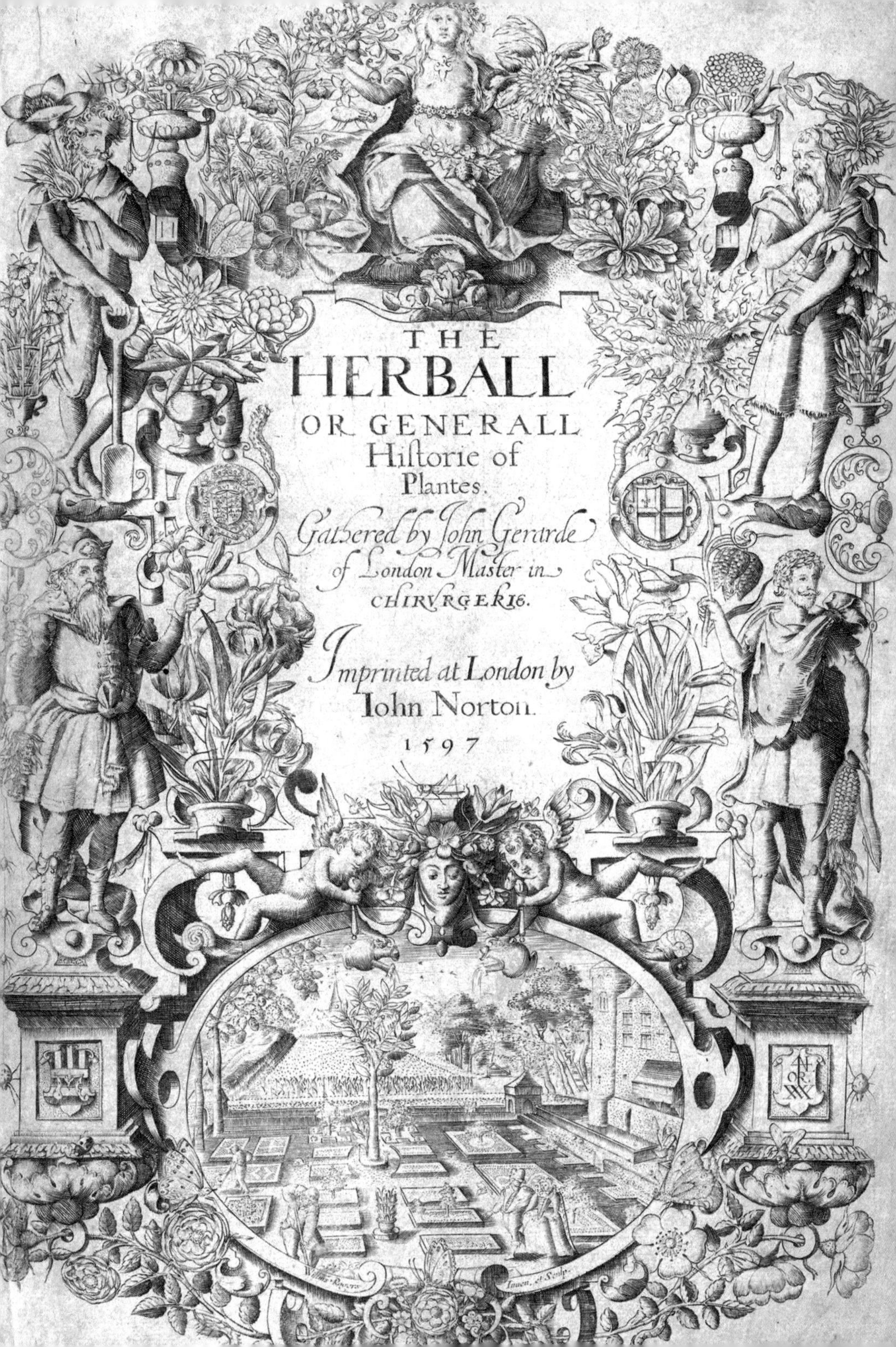
THE
HERBALL
OR GENERALL
Historie of
Plantes.
Gathered by John Gerarde
of London Master in
CHIRVRGERIE.
Imprinted at London by
Iohn Norton.
1597
Inuen. et Sculp.

Echte Brombeere

Rubus fruticosus

Die bescheidene Brombeere ist eine der wenigen Pflanzen, die Menschen auch heute noch beim Nachmittagsspaziergang auf dem Land sammeln.

Das war jedoch nicht immer so, selbst bei Hungersnöten. Mancherorts hieß es, das Holz der Brombeere sei für die Dornenkrone Christi verwendet worden und die Beeren deshalb Teufelswerk. Man pflanzte Brombeerranken auf Gräber, um die Toten an der Wiederkehr zu hindern. Der Glaube, Beeren sollten spät im Jahr nicht mehr gegessen werden, weil der Teufel darauf gespuckt (oder uriniert) habe, ist – allerdings aus einem anderen Grund – ein guter Rat, denn die Früchte werden im Herbst von einem Pilz befallen. Dieser Befall geschieht ab Ende August bis weit nach dem Michaelistag, je nach Reifezeit der Beeren.

Die Brombeere ist seit jeher eine wichtige Heckenpflanze. Menschen und kleine Tiere schätzen die Sicherheit des dornigen Gebüschs, und die kleinen Tiere scheren sich nicht um den Teufel: Die Beeren schmecken. Die langen, biegsamen Stängel sind wintergrün und wurzeln überall, wo sie den Boden berühren. Sie bilden dabei Bögen, die man für mächtige magische Werkzeuge gegen eine Reihe von Beschwerden hielt. Kinder mit Rachitis und Keuchhusten, Menschen mit Mitessern und sogar kranke Pferde mussten mehrmals unter den Bögen hindurchkriechen, und zwar dem Weg der Sonne folgend von Osten nach Westen, schon waren ihre Leiden verschwunden. Sieben- oder neunmal galt dabei als gute Anzahl. An der Grenze zu Wales ließen die Menschen ein Stück Brot und Butter als Opfergabe zurück. Das Tier, das das Brot aß, würde auch die Krankheit in sich aufnehmen. Durch die magischen Bögen zu kriechen, sollte zudem Glück im Kartenspiel bringen. Künftige Falschspieler wussten jedoch, dass sie einen Pakt mit dem Teufel eingehen.

Die Pflanze war in der Medizin beliebt. Griechen und Römer behandelten mit ihr die Gicht. Und auch wenn die Empfehlung von Nikandros von Kolophons (ca. 197–139 v. Chr.), ihre Blüte als Heilmittel für die Stiche von Seeungeheuern zu verwenden, weit hergeholt klingt, empfiehlt sie Culpeper 1700 Jahre später noch immer für Schlangenbisse. Er lobte sie auch für die Behandlung von Geschwüren, eitrigen Wunden, Ruhr und »das Spucken von Blut«. Angeblich löste die Wurzel Nierensteine auf, während aus den Blättern eine Lotion für den Mund und die »intimen Stellen« zubereitet werden konnte. Brombeeressig galt im ländlichen Raum als Allheilmittel für Halsschmerzen, Husten und Brustbeschwerden.

Rechts Echte Brombeere (*Rubus fruticosus*) von Mary Anne Stebbing, 1946.

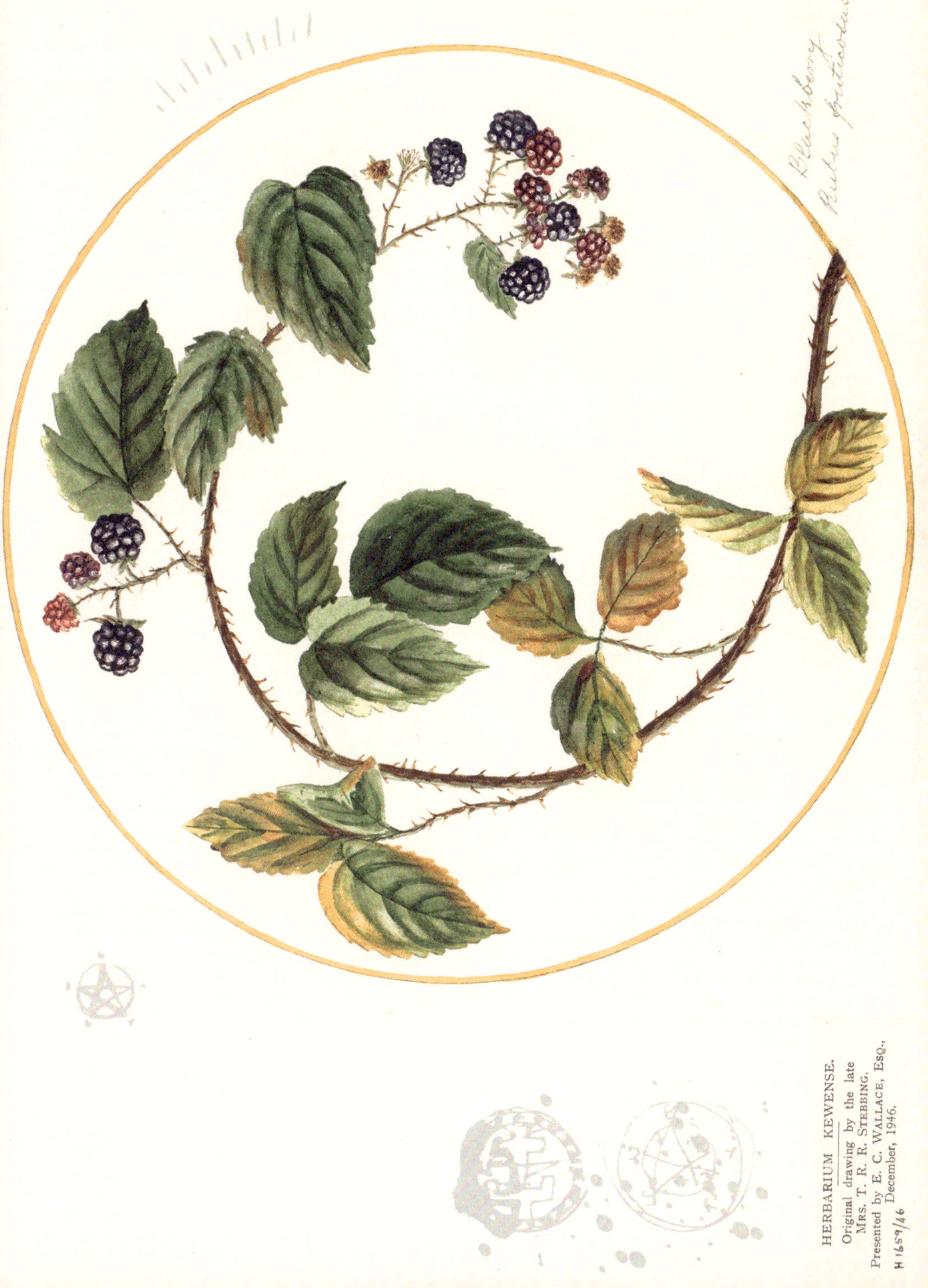
Blackberry
Rubus fruticosus
HERBARIUM KEWENSE.
Original drawing by the late
Mrs. T. R. R. Stebbing.
Presented by E. C. Wallace, Esq.,
December, 1946.
H 1659/46

Zingiberaceae.

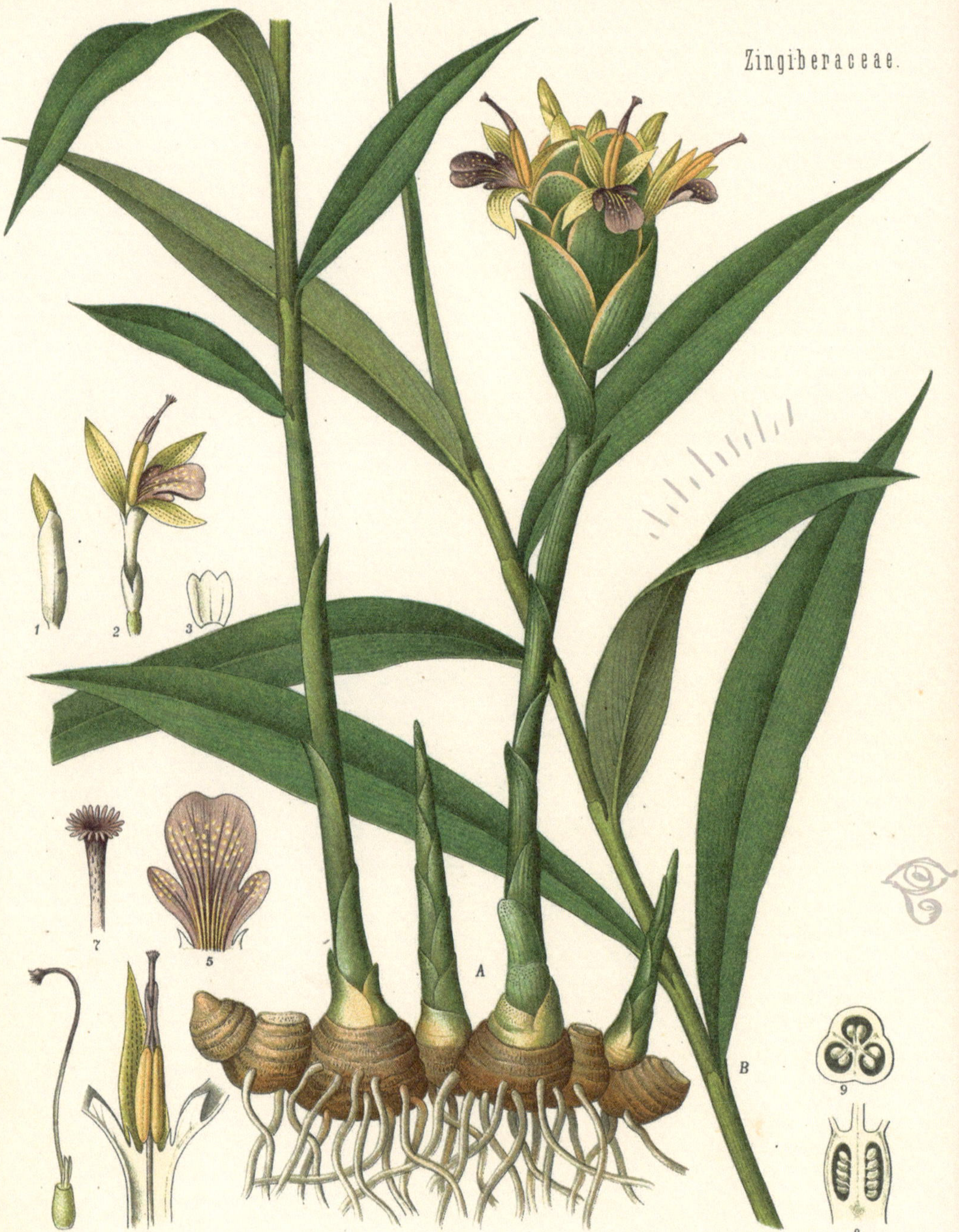

Zingiber officinale. Rosc.

Ingwer

Zingiber officinale

Ingwer gilt schon seit Jahrtausenden als herausragende Heilpflanze.

Die in Indien, China und Südostasien beheimatete Pflanze, die bis zu eineinhalb Meter groß werden kann, hat belaubte Stängel, sattgrüne Blätter und gelbgrüne Blüten. Ingwer wird besonders für seinen fleischigen Wurzelstock geschätzt, der seit der Zeit des Konfuzius als Nahrungsmittel und in der Medizin verwendet wird.

Ingwer wurde als eines der großen Gewürze schon von den frühesten Reisenden gehandelt und war ein Hauptprodukt des Handels auf der Seidenstraße. Im antiken Griechenland kam Ingwer ins Brot. In süßen Lebkuchen verbreitete er sich über die mittelalterlichen Jahrmärkte in Europa. Junge Mädchen sollten aus Lebkuchen Herzen, Blumen und Darstellungen der begehrten jungen Männer als Geschenke fertigen, um ihre Chancen auf dem Heiratsmarkt zu erhöhen. Ihre Anstandsdamen wären sicherlich weniger begeistert gewesen, hätten sie gewusst, dass das indische *Kamasutra* Ingwer empfiehlt, um sexuelle Energien zu wecken.

Die Kraft der Wurzel als Aphrodisiakum kannten schon Dioskurides und Plinius. Im Mittelalter hatte Ingwer den Ruf, die Herzen zu entflammen. Angesichts der prüderen Zeiten des 19. Jahrhunderts verwundert es nicht, dass seine Wirkung sich später auf das »sicherere Terrain« der Romantik statt Sex verlegte. Vielleicht lag der »heiße Ruf« des Ingwers buchstäblich in seiner Hitze. Geschätzt wurde er als »feuerbringend«. Es hieß, er wärme den Körper, lindere Arthritis und Magenschmerzen. Er half, Fieber und Erkältungen auszuschwitzen. Ingwer konnte roh verabreicht werden, noch wirksamer war er getrocknet. John Gerard bemerkt, dass kandierter Ingwer scharf und feucht sei, aber getrocknet »erhitze [er] und trockne im dritten Grad«.

Ingwer wirkt entzündungshemmend, lindert Blähungen und reinigt den Körper. Ingwertee hilft gegen Übelkeit, zur Anregung des Kreislaufs und um Verbrennungen zu lindern. Englische Gastwirte stellten im 19. Jahrhundert gemahlenen Ingwer als Würze für Bier auf die Theke, damit Reisende sich so aufwärmen konnten. Skrupellose Pferdehändler »peppten« schwächelnde Gäule auf, indem sie eine Paste aus der rohen Wurzel auf den After der Tiere auftrugen, um sie »munter« zu machen.

Ingwer war auch eine mächtige Zutat der Volksmagie. Er wurde in Zaubern für Geld, Liebe und Erfolg verwendet. Magier gewannen Kraft, indem sie vor dem Zaubern Ingwer aßen.

Links Echter Ingwer (*Zingiber officinale*) aus Kohls *Die officinellen Pflanzen der Pharmacopoea Germanica*, 1891–1895.

Minze

Mentha

Es gibt viele verschiedene Minzsorten, die seit jeher überall auf der Welt zum Kochen verwendet werden. Sogar in ägyptischen Gräbern fand man Minze.

Das kleine, liebliche mehrjährige Kraut hat winzige Blüten in Blassrosa oder Weiß. Das Aroma sitzt in den Blättern, die von Gelb- bis Schwarzgrün fast alle Schattierungen aufweisen können. Manche Sorten haben behaarte Blätter, andere glatte. Das Aroma reicht von mild wie bei der Grünen Minze (*Mentha spicata*) bis zur schärferen Pfefferminze (*Mentha* × *piperita*).

Eine griechische Legende erzählt von der Nymphe Minthe, auf die Hades, der Gott der Unterwelt, ein Auge geworfen hatte. Seine Frau Persephone stieß sich daran und verwandelte Minthe in eine Pflanze, auf die die Menschen treten würden. Hades konnte den Zauber zwar nicht lösen, verlieh ihr aber einen Duft, an dem er sich aber dennoch erfreuen konnte.

Minze wird heute noch für ihren frischen Geruch geschätzt und in Bädern, Parfüms und kühlen Getränken genutzt. Im antiken Athen parfümierte man sich mit der Minze die Arme. Sie wirkt antibakteriell. Zur Reinigung der Tische für ihre Bankette verwendeten sie die Griechen, weil ihr Duft als Zeichen des Willkommens galt. Bis heute dient Minze als Atemerfrischer und ist der beliebteste Geschmack für Zahncremes. Wie John Gerard schrieb: »Der Geruch erfreut das Herz des Menschen.«

Minze war außerdem eines der klassischen mittelalterlichen »Streukräuter«. Auf den Boden gestreut, wirkte sie als Ameisenabwehr und überdeckte unangenehme Gerüche. Die Idee war nicht neu: Bereits die Hebräer streuten Minze auf die Böden ihrer Synagogen. Die Römer nutzten sie, um Milch am Gerinnen zu hindern, eine Anwendung, die sich über die Jahrhunderte hielt: In *The Good Housewife's Handmaid* von 1588 steht geschrieben, dass die Pflanze geronnene Milch klären könne. Culpeper empfiehlt sie, um geronnene Milch in den Brüsten der Frau aufzulösen. Er vermerkt zudem, dass man Minze niemals einem verwundeten Mann geben solle, da sonst die Verletzung nicht heilen würde. Minze nutzte man auch zur Linderung von Magenproblemen, Schlafstörungen, Angstzuständen, Schwindel und Blähungen.

Nach dem Volksglauben dürfe man für Minze nie zahlen. Am besten sei es, sie beim Nachbarn zu stehlen. Glücklicherweise wächst sie nahezu überall und bildet Ausläufer. Man sagt, sie wachse am besten in einem Haus, das von einer starken Frau geführt wird. Vielleicht kennt man sie deshalb in Mexiko als *yerba buena*, als »gutes Kraut«.

Rechts Pfefferminze (*Mentha* × *piperita*) aus *Köhler's Medizinal-Pflanzen*, 1887.

Labiatae

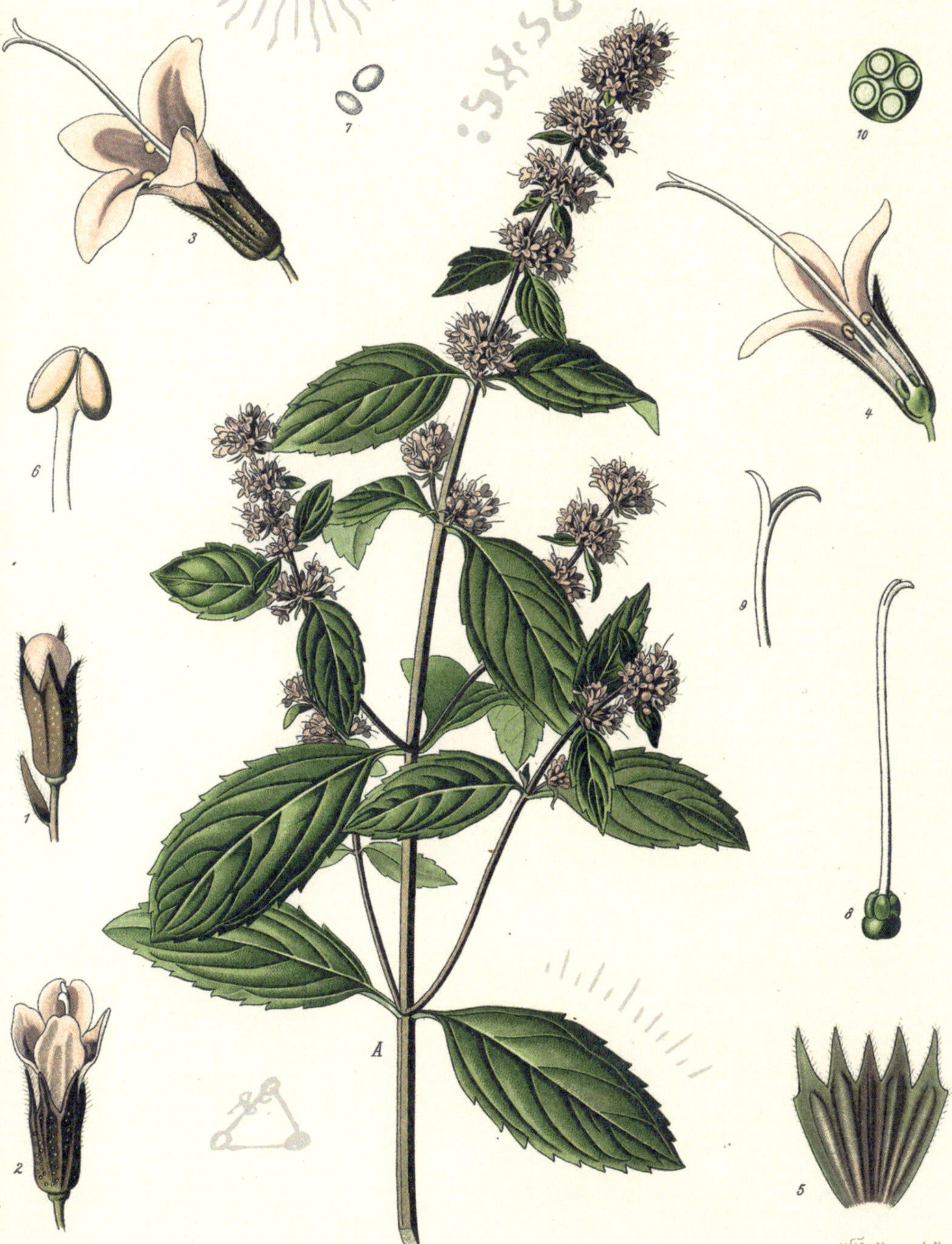

W Müller n.d. Nat.

Mentha piperita L.

Kapitel 3

Vom Aberglauben zur Wissenschaft und zurück

Seit alter Zeit machte die
Gesundheitspflege einen
wesentlichen Teil der Tätigkeit
von Medizinmännern,
Schamanen, Priestern und
Wunderheilern aus. Gründliche
Kenntnis der Pflanzen
stellte die Grundlage für die
erfolgreiche Arbeit mit
Geistern dar.

Mangels wissenschaftlicher Nachweise zur Erklärung der Wirkung von Kräutern erfanden die Menschen aufwendige Rituale zu deren Unterstützung. Diese garantierten nur Erfolg, wenn sie genau nach Vorgabe und von den richtigen Personen durchgeführt wurden.

Es gab so viele unerklärliche Phänomene, dass die frühen Wissenschaftler keinen Grund dazu hatten, an der Existenz von Übernatürlichem – wie wir es nennen würden – zu zweifeln. Seeungeheuer, Donnergötter oder Geister waren für sie normal. Magie war genauso plausibel wie wissenschaftliche Erklärungen, und selbst empirisch arbeitende Gelehrte waren für alles aufgeschlossen. Heilen war unauflöslich mit Glauben verbunden. In vielerlei Hinsicht ist das noch immer so. Der Placeboeffekt funktioniert, manchmal sogar bei Menschen, die wissen, dass sie nur eine Zuckerpille genommen haben.

Um 500 n. Chr. begannen sich verschiedene Religionslehren der pflanzlichen Heilmittel anzunehmen. In buddhistischen und hinduistischen Einrichtungen wurde nach medizinischen Antworten gesucht, muslimische Gelehrte lenkten ihre Aufmerksamkeit auf Pflanzenmedizin. Im Westen waren die christlichen Klöster ein guter Ort für weitere Studien, da die Mönche Griechisch und Latein beherrschten. Dörfer und Städte wuchsen um Klöster oder Abteien und dienten der Versorgung der Mönche und Nonnen. Im Gegenzug wurde von diesen erwartet, die Kranken zu heilen, die man zu ihnen brachte.

Manche Gelehrte behaupteten, Krankheiten seien eine Strafe Gottes. Andere glaubten, Gott habe ihnen die Mittel gegeben, um Krankheiten zu heilen, und sahen es als ihre Aufgabe an, die entsprechenden Heilmittel zu finden. Die Mönche studierten klassische Werke wie jene von Dioskurides, Plinius d. Ä. und des griechischen Arztes Aelius Galenus; sie kopierten die Texte und fügten ihre eigenen Erkenntnisse hinzu. Das *Bald's Leechbook* aus dem 10. Jahrhundert, eine Rezeptsammlung aus verschiedenen Quellen, inklusive angelsächsischer und antiker griechischer und römischer Autoren, zeugt von einem bemerkenswerten Wissen über Kräuter und ihre Verwendung.

Nach der Benediktinerregel, geschrieben um 529 n. Chr., muss man sich um die Kranken kümmern, um Gott zu ehren. Viele Klöster hatten Gärten, doch besonderen Wert auf den Gartenbau legten die Benediktiner. Sowohl Mönche als auch Nonnen waren beteiligt. Die heilige Gertrud von Nivelles aus dem 7. Jahrhundert gilt als Beschützerin der Kräuterkundigen, Gärtner und Hauskatzen, der heilige Fiacrius ist der irische Heilige des Gärtnerns. Die Benediktiner perfektionierten auch die Kunst der Herstellung von Tinkturen, in Alkohol gelöste Kräuteressenzen.

Karl der Große bewunderte die »Arzneigärten« der Mönche so sehr, dass er verfügte, alle Klöster müssten einen solchen Garten haben. Der Sankt Galler Klosterplan (ca. 820 n. Chr.) ist die früheste Darstellung einer solchen idealen Klosteranlage anhand des gleichnamigen Schweizer Benediktinerklosters. Sie enthält u. a. ein Spital, ein Haus für den Aderlass und einen Garten mit einem Pflanzplan für Kräuter.

Rechts Farbige Tuschezeichnung eines Granatapfels, der an einen Unterkiefer erinnert, ca. 1923, nach G. B. Della Porta. Ein Beispiel für die Signaturenlehre.

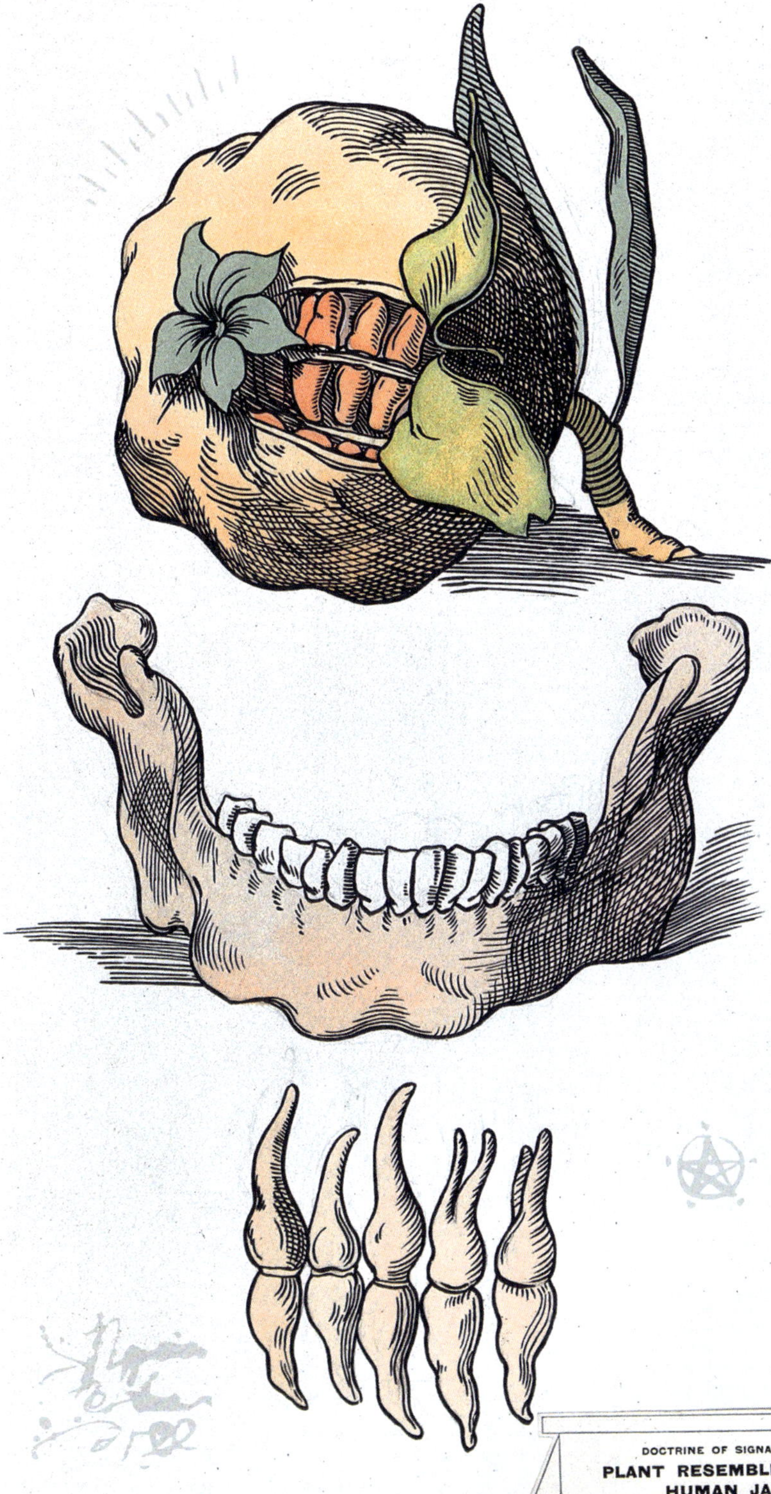

DOCTRINE OF SIGNATURES.

PLANT RESEMBLING THE HUMAN JAW.

FROM A WOODCUT OF THE XVI. CENTURY.

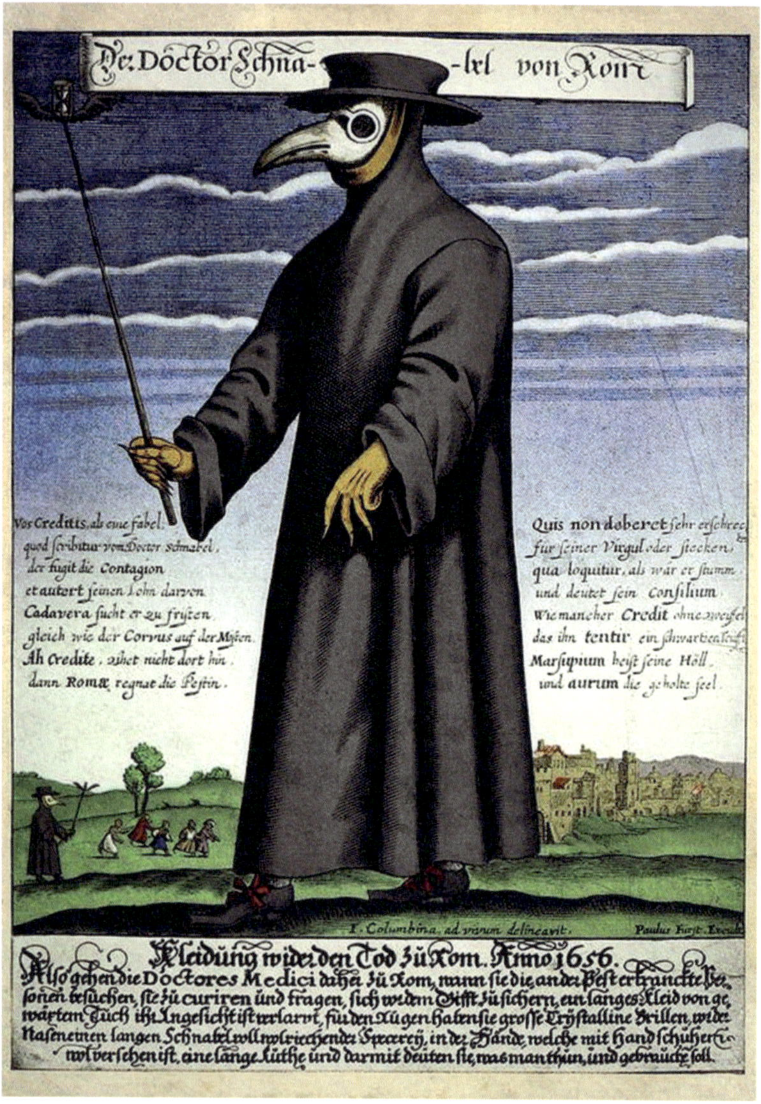

Oben Römischer »Pestdoktor«. Druck aus dem 17. Jahrhundert. Pestdoktoren trugen Schnabelmasken, die mit schützenden Kräutern gefüllt waren.

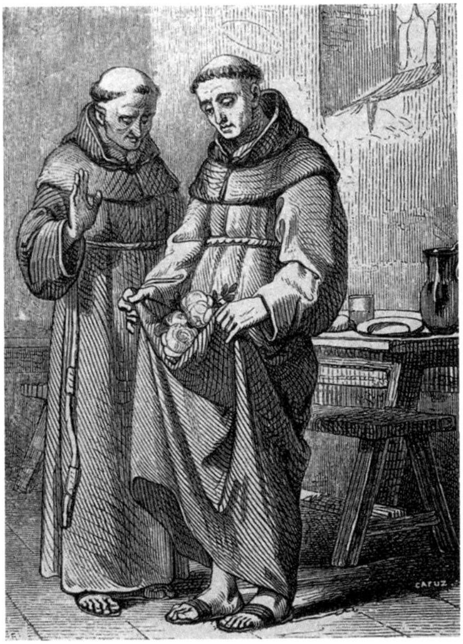

In der weltlichen Gemeinschaft waren weise Frauen (und manchmal Männer) die Bewahrerinnen medizinischen Wissens. Wie die Mönche mussten auch sie alle Leidenden behandeln, die sich bei ihnen einfanden; oft halfen sie als Hebammen, manchmal auch bei den Schattenseiten der Geburt. Ihr Wissen über Behandlungen mit den heimischen Pflanzen wurde über Generationen weitergegeben. Diese Heilerinnen unterschieden sich nicht wesentlich von einigen der erfolgreichen Gelehrten. Auch für sie umfasste der Körper die körperliche, geistige und spirituelle Ebene, die in einem fragilen Gleichgewicht zueinander stehen. Sie nutzten alle Formen von Heilanwendungen, von beruhigenden Salben bis zu magischen Amuletten und Zaubersprüchen.

Oben Die Mönchsorden, die Latein und Griechisch studierten, legten großen Wert auf das Studium und den medizinischen Nutzen von Pflanzen und Kräutern.

Als sich die Medizin außerhalb der Klöster verbreitete, lehnten die (männlichen) Ärzte die Volksheilkunde ab, nicht zuletzt zur Wahrung ihres eigenen Berufsstands. Einige besonders Skrupellose unterstellten den heilkundigen Frauen unehrliche Absichten. Die Lage spitzte sich zu, als die Ärzte ihre Macht ausweiteten. Mit dem Zeitalter der Entdeckungen verbreiteten sich neue Kräuter, medizinische Anwendungen und Praktiken in rasender Geschwindigkeit um die ganze Welt. Es wurde Zeit, die Medizin zu regulieren. Seriöse, gebildete Männer wiesen auf die wachsende Zahl von »Quacksalbern« hin und wollten selbst bestimmen, wer sich »Arzt« nennen durfte. Die Anerkennung einer neuen ärztlichen Gesellschaft wurde 1518 in einem königlichen Erlass von Heinrich VIII. niedergelegt (obwohl seine *Herbalists' Charter* von 1543 den Amateurheilern weiterhin ihre Rechte garantierte). Das College of Physicians hatte die Macht, Lizenzen zu vergeben und Regeln zu erlassen. Sie entwarfen Prüfungen für angehende Ärzte. Wenn diese bestanden, mussten sie (gegen Bezahlung) Mitglieder des College werden.

Die Ärzte waren nicht überall beliebt, besonders nicht bei jenen, denen sie »berufliche Vergehen« vorwarfen. Bewerber, die nicht an den Universitäten von Oxford oder Cambridge studiert hatten, konnten dem College nicht beitreten, genauso war es Frauen verboten (die erste erhielt 1910 eine Lizenz). Trotzdem leisteten sie gute Arbeit. Das College erhöhte die Standards und setzte sich für öffentliche Gesundheitsmaßnahmen ein. Es berichtete 1627 über die Probleme der Industriearbeiter und 1726 über die der Gintrinker.

1618 entstand am College die *Pharmacopoeia Londinensis*, eine standardisierte Liste von Arzneien und ihren Bestandteilen. Sie war die erste ihrer Art in England und so wichtig, dass sie bis 1864 genutzt wurde. Es gab nur ein Problem: Sie war in Latein verfasst und daher für die meisten Menschen nicht nutzbar, wodurch sich die Deutungshoheit der Ärzte über die medizinische Profession verstärkte. Die *Pharmacopoeia Londinensis* war umfassend urheberrechtlich geschützt und sehr teuer. Trotz ihrer Monopolstellung konnten die Ärzte des College den Bedarf an medizinischer Versorgung nicht decken. Es gab immer nur rund 60 Mitglieder und 110 Lizenzträger. Das reichte bei Weitem nicht. Selbst wenn die Armen es schafften, einen Arzt zu konsultieren, konnten sie sich das Verschriebene nicht leisten, das sie von der Gesellschaft der Apotheker zu beziehen hatten, die ihrerseits einen eigenen Preisaufschlag verlangten.

Nicholas Culpeper hatte das Wissen über heilkräftige Pflanzen als Kind von seiner Großmutter erlernt. William Turners *A New Herball* von 1568 war eine seiner Lieblingslektüren. Er war außerdem von der Astrologie fasziniert und las bereits mit zehn Sir Christopher Heydons *A Defence of Judicial Astrology*. Später wurde Culpeper Lehrling bei einem Londoner Apotheker, dem er im Gegenzug Latein beibrachte. Als sein Meister 1639 starb, führte Culpeper das Geschäft fort. Er heiratete und eröffnete eine Praxis in einer Kleinstadt am Rand der City of London.

Obwohl er selbst nicht wohlhabend war, kümmerte sich Culpeper auch um Menschen, die sich seine Mittel nicht leisten konnten. Er verweigerte niemandem die Behandlung und berechnete oft wenig bis gar nichts für seine Dienste. Er hasste die Vormachtstellung des College of Physicians, nannte ihre Mitglieder »Blutsauger, echte Vampire«. Ihre Spülungen, Aderlässe und Verschreibung von Arzneien, die eigentlich giftig waren, empörten ihn, und er brachte seine Überraschung darüber zum Ausdruck, dass manche Patienten sich überhaupt erholten.

Der Englische Bürgerkrieg (1642–1651) brachte für Culpeper eine Wende. Als Feldarzt war er zu wichtig, um direkt an der Front der parlamentarischen Armee zu kämpfen, was ihn zwar enttäuschte, aber er räumte ein, die »meisten Bader und Ärzte sind royale Esel«. Die Abschaffung der Monarchie in der Folge des Bürgerkriegs brachte weitere gute Entwicklungen: Die offizielle Zensur wurde aufgehoben. Die Druckprivilegien wurden abgeschafft, neue Bücher, die vorher abgelehnt worden waren, konnten auf dem Markt erscheinen. Das College of Physicians war durch den Krieg deutlich geschrumpft. Dies hatte zur Folge, dass kaum mehr jemand die Kranken behandelte. Culpepers Lösung: eine englische Übersetzung der *Pharmacopoeia*, »sodass alle meine Landleute und Apotheker verstehen können, was Doktoren auf ihre Rechnung schreiben«. Es wäre an der Zeit, argumentierte er, und er schimpfte: »Bisher machten sie Medizin zu einer Verschwörung, schrieben Rezepte in mysteriösem Latein, um Unwissenheit zu verschleiern und Patienten zu beeindrucken. Sie wollen, dass ihr Buch geheim bleibt.«

A Physical Directory, or a Translation of the London Dispensatory erschien 1649. Es war präzise, klar und vollständig und nannte auch den Volksnamen jeder Pflanze. Culpeper kommentierte das Werk in wenig diplomatischen Worten, zeigte Abschnitte auf, mit denen er nicht einverstanden war. Er fügte sogar preiswerte Wildpflanzen als Alternative für einige der empfohlenen exotischeren Arten hinzu. Die Ärzte tobten: »Die *Pharmacopoeia* wurde von einem Nicholas Culpeper (sehr liederlich) ins Englische übertragen«, schrieb die royalistische Zeitung *Mercurius Pragmaticus*. Sie konnten dennoch nichts dagegen tun, ihr sorgfältig vermerktes Copyright war wertlos. Dem Volk standen nun eigene Wege zur Verfügung, für ihre Gesundheit zu sorgen.

1652 schließlich veröffentlichte Culpeper das Buch, für das er ewig in Erinnerung bleibt. Er nannte

Rechts Stiche von Pflanzen, unter anderem Bilsenkraut, Schierling und Johanniskraut, aus *Culpeper's Herbal*, erstmals 1652 veröffentlicht.

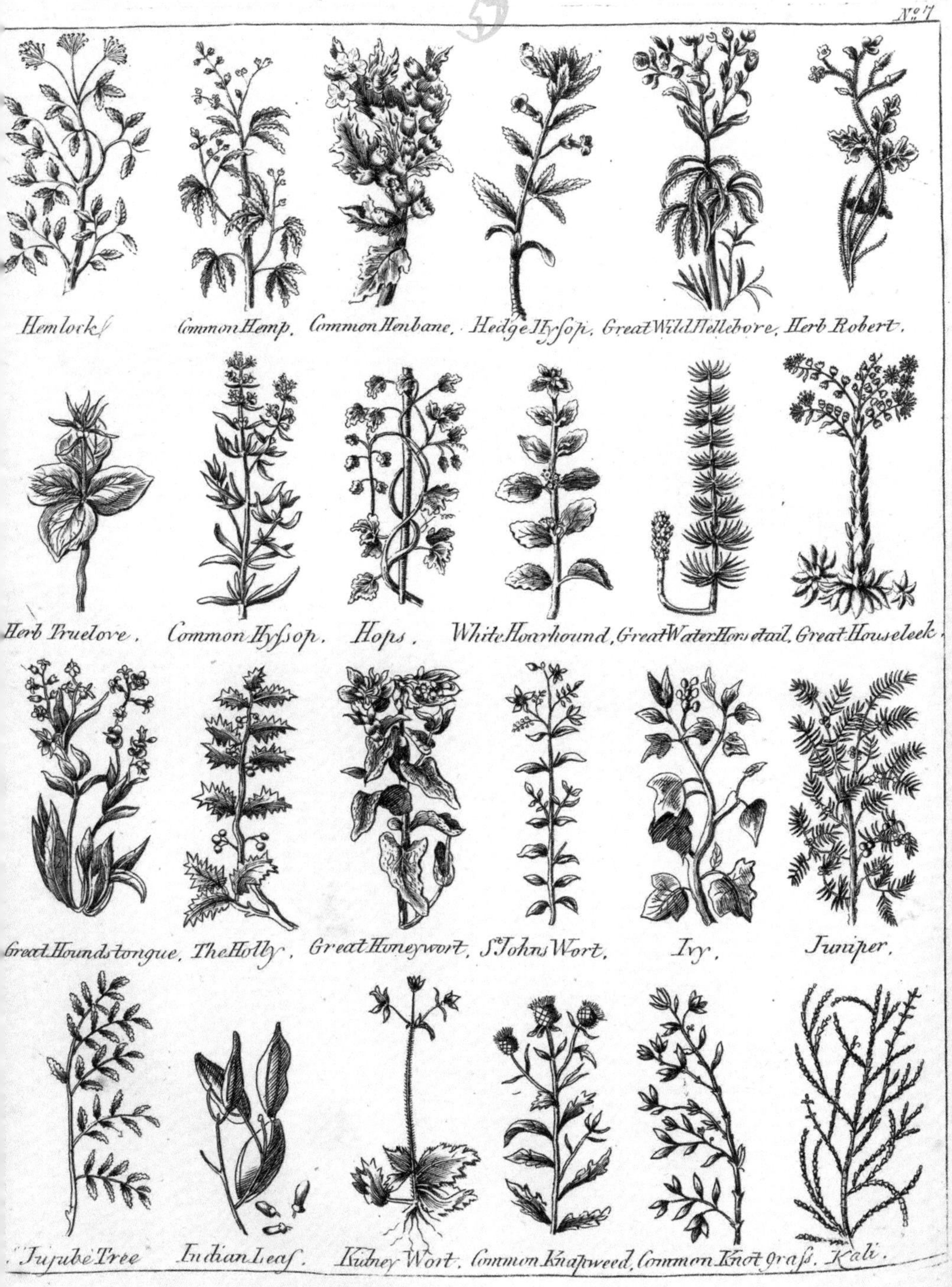

No. 7
Hemlock.
Common Hemp.
Common Henbane.
Hedge Hyſsop.
Great Wild Hellebore.
Herb Robert.
Herb Truelove.
Common Hyſsop.
Hops.
White Hoarhound.
Great Water Horsetail.
Great Houseleek.
Great Houndstongue.
The Holly.
Great Honeywort.
St. Johns Wort.
Ivy.
Juniper.
Jujube Tree
Indian Leaſ.
Kidney Wort.
Common Knapweed.
Common Knot graſs.
Kali.

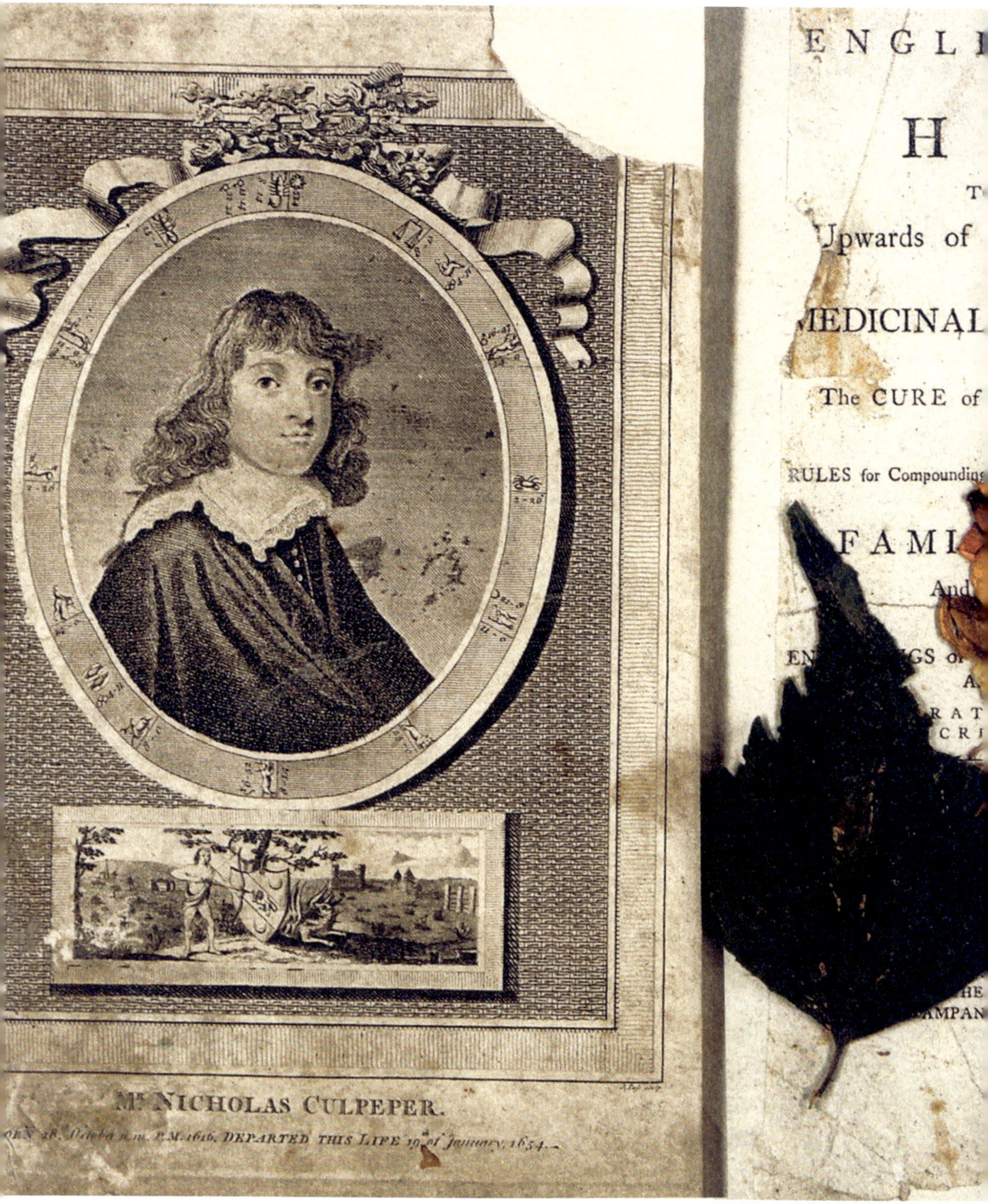
Mr. NICHOLAS CULPEPER.
ENGL
H
Upwards of
MEDICINAL
The CURE of
RULES for Compoundin
FAMI
And

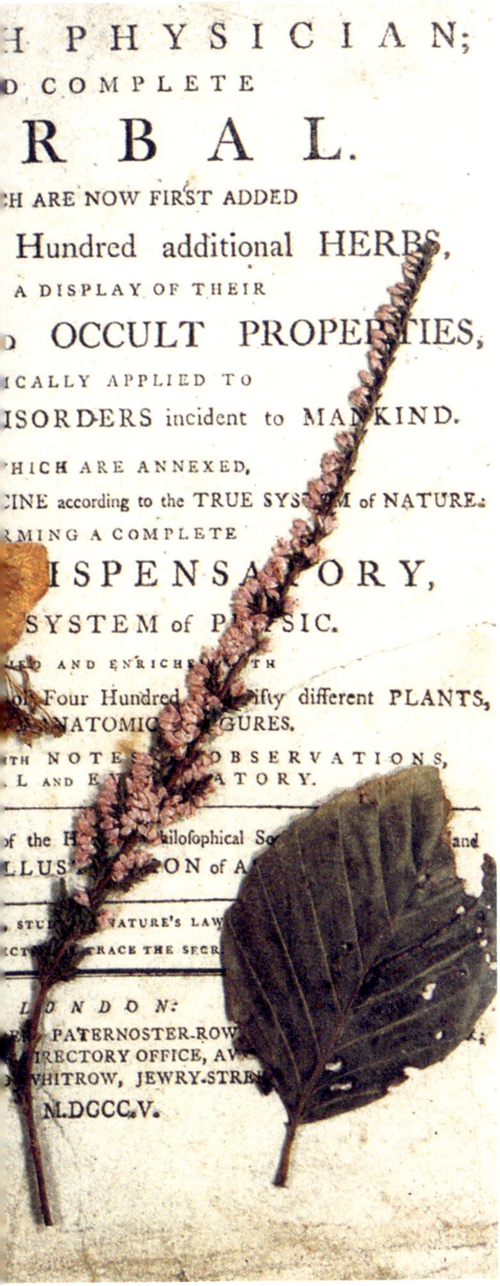

es *The English Physician: Or an Astrologo-physical Discourse of the Vulgar Herbs of This Nation.* Wir kennen es als *»Culpeper's Herbal«*. Es war nicht das einzige Buch über Kräuterheilkunde. William Langhams *Garden of Health* kam im selben Jahr heraus, und Culpeper selbst hatte in anderen Werken recherchiert. Einzigartig an *The English Physician* war, dass Culpeper es für das einfache Volk geschrieben hatte. Anstelle aufwendiger Holzschnitte und Ledereinbands war sein Werk einfach, klein (man konnte es mitnehmen), schnell zu konsultieren und – das Wichtigste – es war günstig. Es kostete drei Pence, der halbe Tagesverdienst eines Arbeiters. Schon bald war es weit verbreitet.

Culpeper glaubte, der Mensch brauche heimische Kräuter, deshalb sah er sich nach verbreiteten Wildpflanzen um, die leicht zu ernten waren. Er nutzte die antike Signaturenlehre und ordnete aufgrund seiner Liebe zur Astronomie jeder Pflanze einen Stern zu. Einige religiöse Personen empörten sich darüber: Mr. Culpeper scheine die Bibel nicht zu kennen, dort stehe eindeutig geschrieben, dass der Himmel nach den Pflanzen entstanden sei.

The English Physician war sofort ausverkauft. Culpeper musste mehrere Auflagen drucken lassen. Ohne Schutz des Copyrights war er allerdings Opfer ständiger Plagiate. Darauf erstellte er Listen der Fehler in den gefälschten Ausgaben, damit die Menschen keinen Schaden nahmen.

Sein Werk wurde 1794 umbenannt zu *Culpeper's Herbal.* Zu diesem Zeitpunkt waren die Ausgaben oft reich illustriert und handkoloriert, mit einem Porträt des Autors auf der Innenseite des Buchdeckels. Eine Ausgabe von 1810 enthält kolorierte Bildtafeln von Kräutern und Sternen und sogar anatomische Zeich-

Links Titelbild einer Ausgabe von Culpepers *The English Physician* mit einem sehr idealisierten Bild des Autors.

nungen des menschlichen Körpers. Inzwischen war *Culpeper's Herbal* unentbehrlich für Hausfrauen, von denen man die Herstellung einfacher medizinischer Tinkturen für Familienmitglieder und die zum Haushalt gehörenden Tiere erwartete.

Mit der Wiederherstellung der Monarchie 1660 wurde die Uhr zurückgedreht. Die Zensur wurde wieder aufgenommen, und die Ärzte erhielten ihr Urheberrecht zurück. Trotzdem: Die Katzenminze war längst aus dem Sack.

Zwei große Denkschulen der Medizin bestimmten die westliche antike Welt. Die Humoral- oder Säftelehre diente zur Erklärung der Funktionsweise des menschlichen Körpers. Die Griechen systematisierten sie, das Konzept ist aber vermutlich viel älter. Interessant ist, dass eine Ähnlichkeit zur TCM besteht. Die Leibessäfte im Körper sind Blut, Schleim, Schwarze Galle und Gelbe Galle. Sie wurden mit den vier Elementen verbunden: Luft, Wasser, Erde, Feuer. Manche verbanden sie sogar mit den Jahreszeiten.

In gesunden Personen befinden sich die vier Kräfte im Gleichgewicht. Ist dieses Gleichgewicht gestört und es herrscht ein Überfluss oder Mangel vor, wird der Mensch krank. Man verschrieb Kräuter und andere Arzneien, um Mängel aufzufüllen. Überfluss wurde mit Abführmitteln oder Aderlass beseitigt. Die antiken Ärzte Hippokrates und Galen waren Vertreter der Humorallehre, und das Konzept erfreute sich im 19. Jahrhundert weiterhin großer Beliebtheit.

Die Signaturenlehre geht davon aus, dass sich Pflanzen Organen, denen sie ähnlich sehen, zuordnen lassen und diese erfolgreich heilen. Sieht ein Pflanzenteil aus wie ein Herz, konnte es Herzleiden heilen. Die Kanadische Blutwurz (*Sanguinaria canadensis*) sondert eine rote Flüssigkeit ab, also wurde sie für Blutkrankheiten verwendet. Von Walnüssen (*Juglans regia*) nahm man an, dass sie Kopfschmerzen lindern, während die Knollenwurzeln des Scharbockkrauts oder der Feigwurz (*Ficaria verna*) angeblich bei Hämorrhoiden halfen. Diese Praktik war im Mittelalter beliebt und geht auf den Schweizer Arzt Paracelsus zurück, der sagte, Gott habe jede Pflanze nach ihrem Heilnutzen »gezeichnet«.

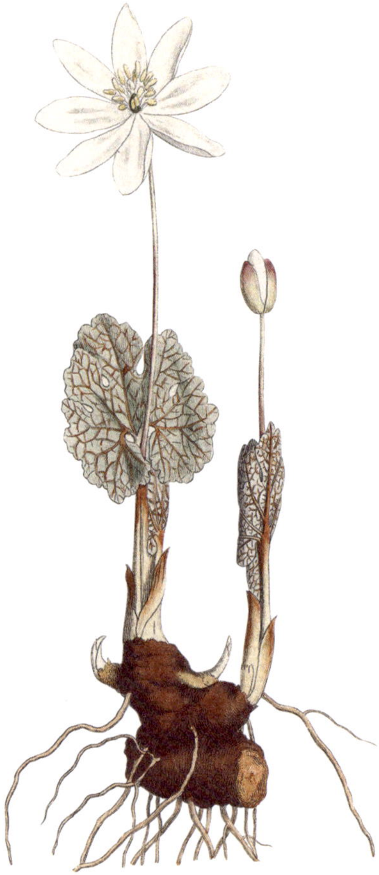

Oben Kanadische Blutwurz (*Sanguinaria canadensis*) aus *Curtis's Botanical Magazine*, 1792.

Rechts Herbarbeleg des Diptam-Dosts (*Dictamnus dasycarpus*), gesammelt 1867.

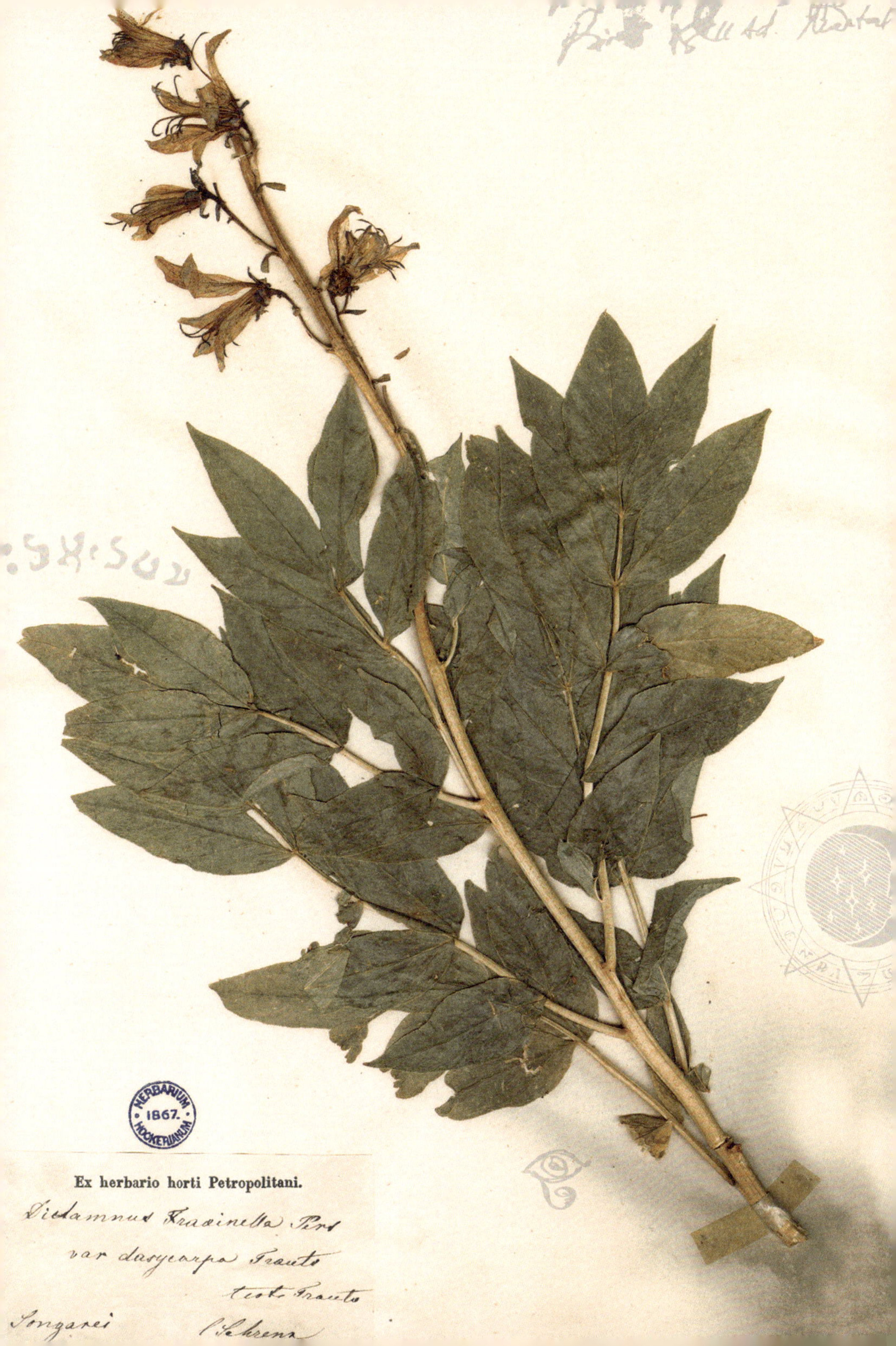
HERBARIUM
1867.
HOOKERIANUM
Ex herbario horti Petropolitani.
Dictamnus Fraxinella Pers
var dasycarpa Trautv
teste Trautv
Songarei
Schrenk

Juglandeae.

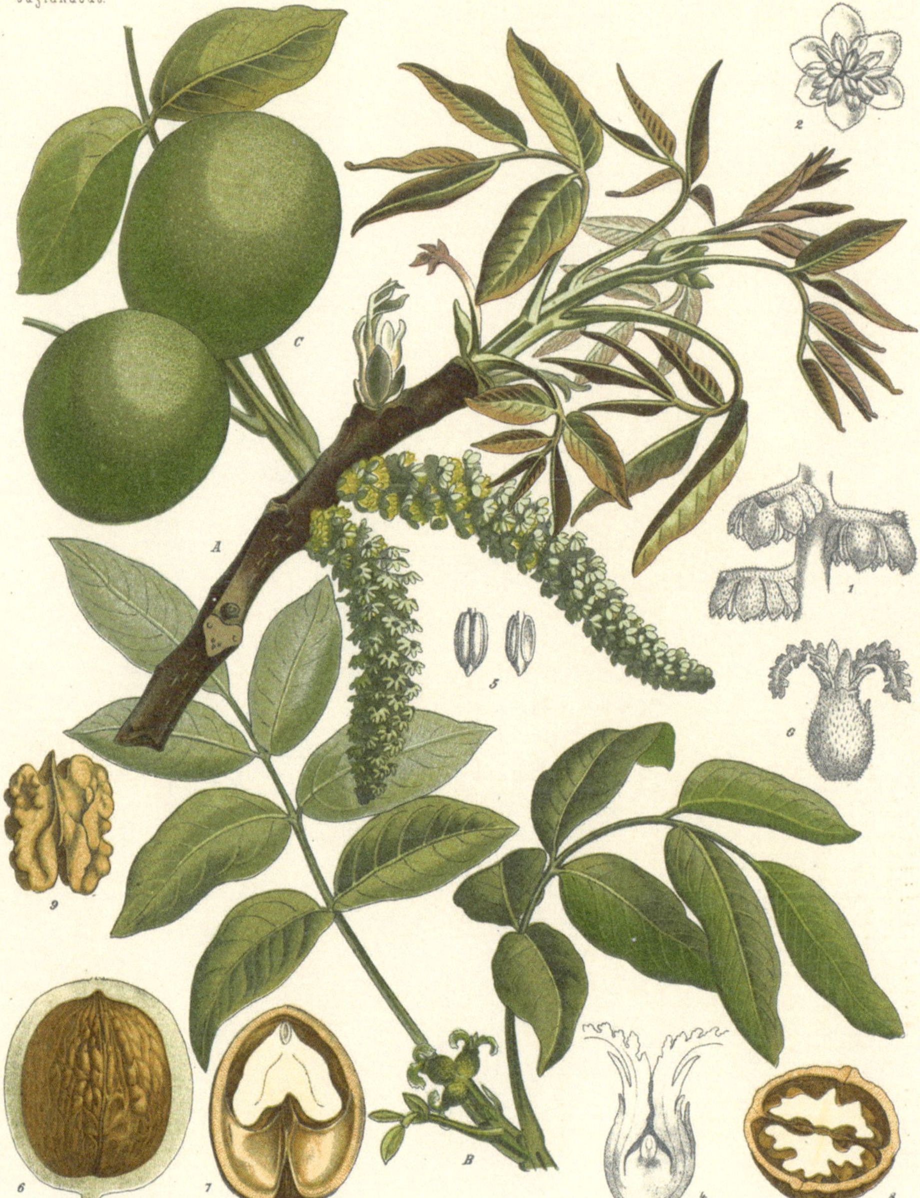

Juglans regia L.

Dieser Ansatz birgt einige Probleme, und es herrschte nicht einmal Einigkeit darüber, welchem Organ eine bestimmte Pflanze ähnelte. Manchmal war die Behandlung allerdings tatsächlich hilfreich. Man nahm an, dass mittelalterliche Kräuterkundige dieses System eher als Gedächtnisstütze nutzten. Augentrost (*Euphrasia*) beispielsweise schien bei einigen Augenproblemen tatsächlich zu helfen. Es ähnelt einem Auge, deshalb nutzte man seine physische Gestalt, um sich daran zu erinnern, wofür es gut war.

Im späten 17. Jahrhundert etablierte sich das Wort »Herbarium« für Sammlungen getrockneter Pflanzenexemplare, nachdem der Botaniker Joseph Pitton de Tournefort (1656–1708) so seine eigenen Exemplare beschrieben hatte. Auch der schwedische Botaniker Carl von Linné (1707–1778), der die botanische und zoologische Nomenklatur begründete, bevorzugte diese Bezeichnung gegenüber *hortus siccus* (»getrockneter Garten«). Viele der sehr alten Herbarien werden von wissenschaftlichen oder Bildungseinrichtungen aufbewahrt. Das Muséum national d'Histoire naturelle in Paris besitzt 9 500 000 Exemplare, die Royal Botanic Gardens in Kew verwahren 7 000 000 Stück, davon 330 000 Typusexemplare und etwa 95 Prozent der weltweit bekannten Gefäßpflanzenarten (nichtvaskuläre Exemplare wie Moose werden im Natural History Museum aufbewahrt). Jährlich werden der Sammlung in Kew etwa 25 000 Präparate hinzugefügt.

Die Herbariumsammlung in Kew geht auf William Hooker, Direkter des Kew ab 1841, zurück, der sein eigenes Herbarium (zu Hause) für Besucher und Mitarbeiter ausstellte. 1852 zog es ins Hunter House innerhalb der Gärten um und wurde mit der Sammlung von Dr. William Arnold Bromfield zusammengeführt. Stück für Stück wurde Kews Herbarium durch gespendete Sammlungen und Pflanzen, die Botaniker auf Expeditionen sammelten, zu einer der weltweit bedeutendsten Sammlungen.

Herbarien sind auch heute noch sehr wichtig. Die ersten wurden in Buchform gebunden. Moderne Präparate werden einzeln aufbewahrt, aber sie alle erzählen etwas über die Geschichte und die Evolution der Pflanzen. Alte Herbarien helfen uns bei der Bestimmung von Exemplaren mit mehr als ihrem Namen, der sich über die Jahrhunderte verändern kann. Die getrocknete Pflanze bleibt die gleiche. So können wir genau sagen, was ein Autor zu einem bestimmten Zeitpunkt in der Geschichte mit einem Namen meinte. Wir können sogar die DNA testen, um Pflanzenfamilien neu zu ordnen, und aktuelle Probleme wie den Klimawandel und Umweltverschmutzung durch den Vergleich heutiger Pflanzen mit Exemplaren aus der vorindustriellen Zeit nachvollziehen.

Links Echte Walnuss (*Juglans regia*) aus *Köhler's Medizinal-Pflanzen*, 1887. Walnüsse halfen angeblich bei Kopfschmerzen.

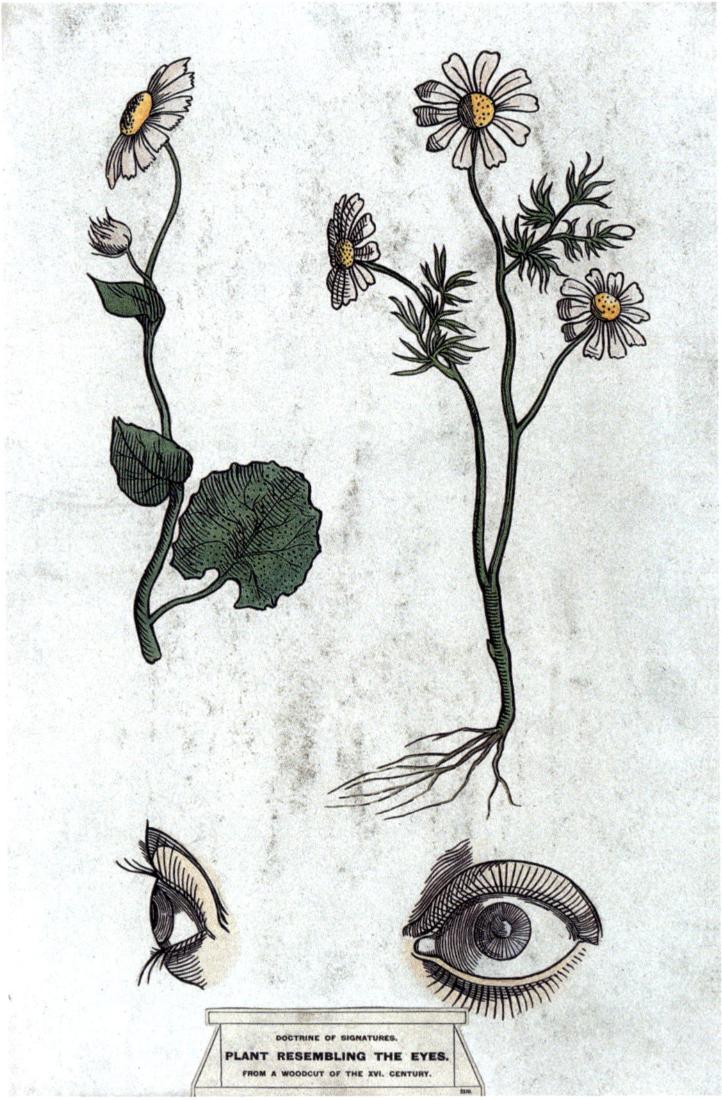

Oben und rechts Zwei Illustrationen, um 1923, nach G. B. Della Porta (ca. 1535–1615) zeigen die Signaturenlehre: Die Blüten links ähneln einem Auge, der Fruchtstand rechts erinnert an den menschlichen Mutterleib.

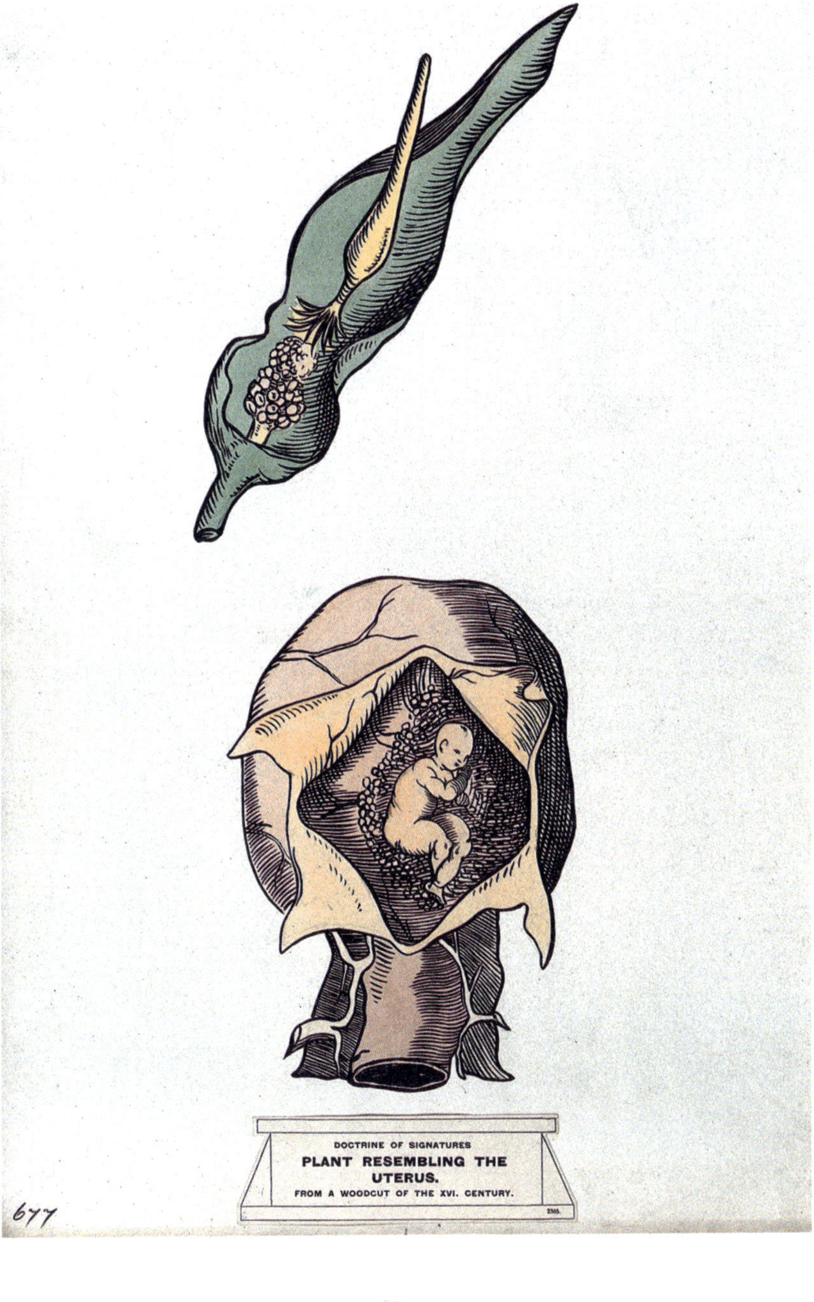
DOCTRINE OF SIGNATURES
PLANT RESEMBLING THE UTERUS.
FROM A WOODCUT OF THE XVI. CENTURY.
677

Augentrost

Euphrasia

Wenn jemand wissen will, ob seine Begleiter die Wahrheit sagen, soll er einen Zweig Augentrost in der Tasche tragen.

Dieser schottische Volksglaube erklärt allerdings nicht, wie das funktioniert: Zwingt Augentrost die Begleiter dazu, nicht zu lügen, oder deckt er auf andere Art Falschheit auf? Das ist ein häufiges Problem über Generationen überlieferter Bräuche: Sie sind irgendwann nicht mehr nachvollziehbar. In diesem Fall mag das kein großes Problem sein, bei Kräuterarzneien, deren Rezepturen oft mündlich weitergegeben wurden, können aber wichtige Teile verloren gehen und so Probleme entstehen.

Die Eigenschaften von Augentrost sind gut dokumentiert, nicht zuletzt, da es ein klassisches Beispiel für die Erklärung der Signaturenlehre ist (siehe Seite 44). Es gibt viele Unterarten dieser einjährigen Pflanze, auch bekannt als Wegleuchte, Zahnwehkraut, Lichtkraut und Augendank. Sie wächst auf offenem, kalkhaltigem Weideland. Ihre gezackten, hell- bis dunkelgrünen Blätter sind auch zwischen anderen Gräsern einfach auszumachen. Zwischen Juli und September ist die Pflanze mit kleinen weißen oder lilafarbenen Blüten übersät, die die berühmten knallgelben »Augen« mit schwarzen »Pupillen« zeigen.

Im antiken Griechenland benannte man die Pflanze nach Euphrosyne, der Göttin des Frohsinns und der Freude. Vielleicht wurde Augentrost deshalb über Jahrhunderte mit der Besserung des Augenlichts verbunden. Mittelalterlichen Autoren zufolge konnte das Kraut das Sehvermögen wiederherstellen, Entzündungen heilen und bei Kindern die Spätfolge einer Maserninfektion verhindern, bei der die Augen betroffen waren. Eingenommen als Aufguss oder Tinktur, sollte es dank seiner Gerbstoffe auch das Gedächtnis verbessern, Bronchitis lindern und Schleim trocknen. Gervase Markham empfiehlt in *Countrey Farme* von 1616 täglich einen kleinen Schluck Augentrostwein für die allgemeine Gesundheit.

Culpeper erklärte Augentrost zu einer Pflanze der Sonne. Er glaubte, sie bringe Licht und Klarheit des Sehvermögens. »Wenn das Kraut so viel genutzt würde, wie man es vernachlässigt, könnte es die Hälfte des Brillenmacherhandels vernichten«, schreibt er. Tatsächlich kennt man das Kraut in Frankreich als »Casse-lunette« (Brillenbrecher). Aufgrund der vielen Pflanzen mit sehr ähnlichen Namen war es wichtig, Augentrost sicher bestimmen zu können, besonders weil es am Auge eingesetzt wurde.

Augentrost hat den Ruf, in Gärten erst zu wachsen, wenn er von einem anderen Kraut »beschützt« wird. Wir wissen heute, dass das stimmt: Die Pflanze lebt »halbparasitisch« auf den Wurzeln ihrer Nachbarn.

Rechts Herbarbelege des Augentrosts (*Euphrasia*), gesammelt auf Orkney, Schottland, 1922.

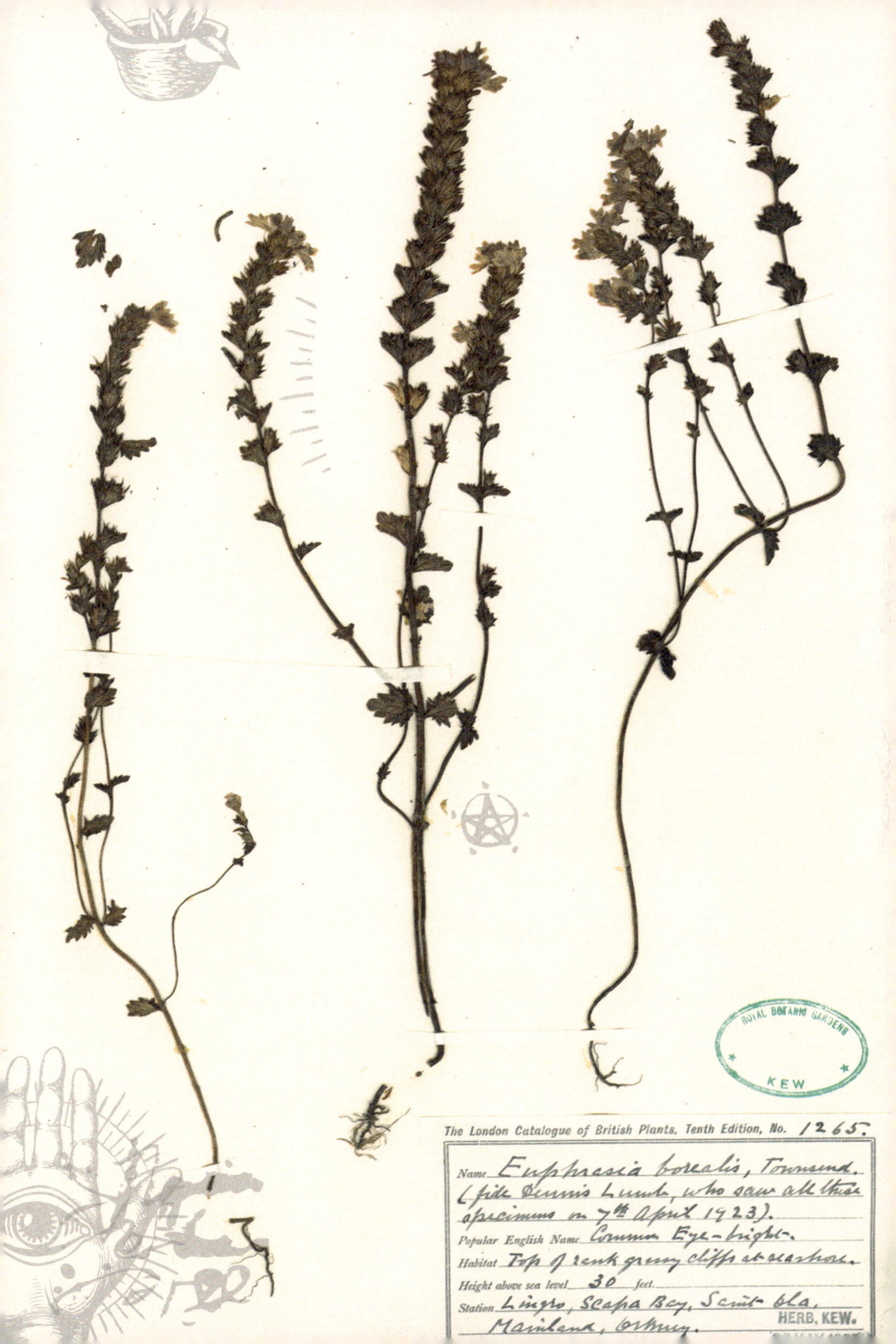
ROYAL BOTANIC GARDENS
KEW
The London Catalogue of British Plants, Tenth Edition, No. 1265.
Name Euphrasia borealis, Townsend.
(fide Dennis Lumb, who saw all these specimens on 7th April 1923).
Popular English Name Common Eye-bright.
Habitat Top of rank grassy cliffs at seashore.
Height above sea level 30 feet.
Station Lingro, Scapa Bay, Scarf-bla, Mainland, Orkney.
HERB. KEW.

Labiatae.

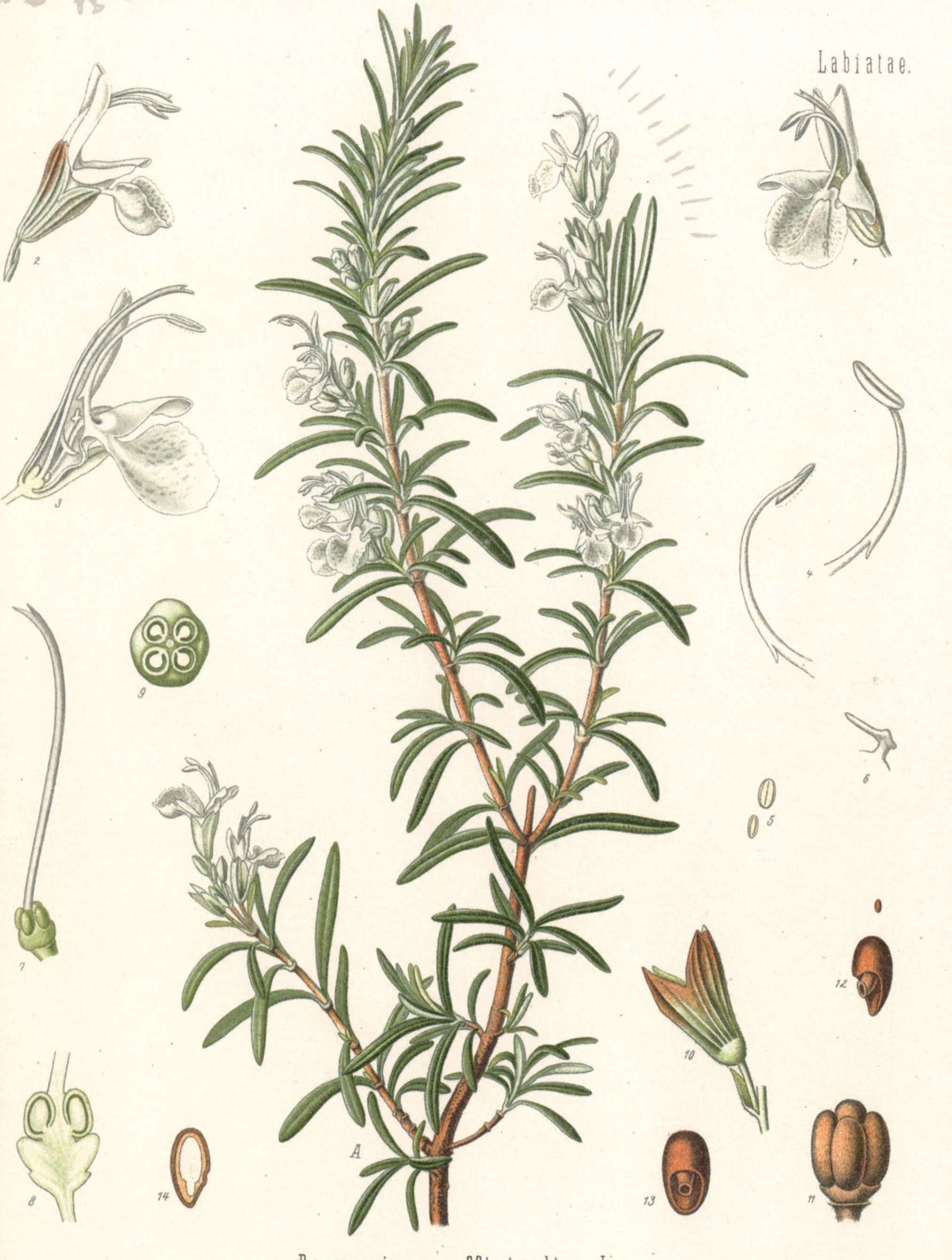

Rosmarinus officinalis L.

Rosmarin

Salvia rosmarinus

Rosmarin ist ein weiteres der großen Arzneikräuter, erstmals erwähnt auf 5000 Jahre alten sumerischen Keilschrifttafeln. Alle großen antiken Kulturen nutzten das Kraut.

Für die Ägypter, Griechen und Römer war Rosmarin heilig, und er ist es auch heute noch für viele Christen und Heiden.

Das immergrüne Kraut mit den kleinen Blüten und den Piniennadeln ähnelnden Blättern wächst wild in der Mittelmeerregion, lässt sich aber gut kultivieren und wurde wichtiger Bestandteil von Klostergärten. Nach der Legende sollen die lilablauen Blüten einst weiß gewesen sein, bis die Jungfrau Maria auf der Flucht nach Ägypten auf einem Rosmarinbusch ihre Kleidung trocknete und das Blau ihres Mantels die Blüten für immer färbte. Aus diesem Grund erblühe die Pflanze wundersamerweise, wenn man sie am Dreikönigstag um Mitternacht entdecke.

Es hieß, wer Rosmarin im Garten hat, habe immer Freunde und sei gegen Hexerei immun. In den USA galt es als besonders gutes Zeichen, wenn das Kraut neben der Haustür wuchs. Rosmarin ist ein weiteres der Kräuter, die in den Gärten dominanter Frauen besonders gut gedeihen sollen.

Rosmarin wurden viele positive Wirkungen zugeschrieben. Er schützte angeblich vor bösen Geistern, Feen, Blitzen und Verwundung und brachte Geschäftserfolg und Liebe. Ein Zweig unter dem Bett beruhigte Albträume, eine Haarspülung mit Rosmarin befreite von Schuppen. Ein Löffel aus seinem Holz neutralisierte Gifte, und eine Schnupftabakdose aus Rosmarin heilte die Pest. Mädchen benutzten das Kraut in Weissagungszaubern, um von ihren zukünftigen Ehemännern zu erfahren.

Nicholas Culpeper erachtete Rosmarin als Sonnenpflanze, die Schwindel, Schläfrigkeit und Zahnschmerzen lindern und Blähungen austreiben konnte. Rosmarinöl machte Sehnen und Gelenke geschmeidiger. Culpeper warnte vor übermäßiger Anwendung, nannte es »schnell durchdringend« und empfahl, nur kleine Mengen zu verwenden.

Die wichtigste, jahrhundertealte volkstümliche Verwendung von Rosmarin ist jene für das Gedächtnis. Neue wissenschaftliche Studien zeigen, dass Rosmarinöl das Erinnerungsvermögen fördert. Der Brauch, Schülern vor Prüfungen Rosmarinzweige zu geben, scheint also angemessen.

Als Pflanze des Andenkens wird sie mancherorts in weißes Papier gewickelt auf oder in den Sarg gelegt. In Australien trägt man Zweige am *ANZAC Day*, in Gedenken an die getöteten Soldaten auf der Halbinsel Gelibolu, wo das Kraut wild wächst.

Links Rosmarin (*Salvia rosmarinus*) aus *Köhler's Medizinal-Pflanzen*, 1890.

Gemeine Schafgarbe

Achillea millefolium

Der Dichter Homer beschreibt, wie Achilles ein magisches Kraut nutzt, um die blutenden Wunden seiner Soldaten zu stillen.

Auf Anraten des Zentauren Chiron, der berühmt für seine Weisheit und sein medizinisches Wissen war, trug Achilles Schafgarbe bei sich. Angelehnt an diesen Mythos nannte Carl von Linné das Kraut *Achillea*. Zuvor war es als *Herba militaris*, Soldatenkraut, bekannt.

In Europa war Schafgarbe (vom mittelhochdeutschen *garwe*) auf Schlachtfeldern beliebt als Blutstill- und Wundkraut. Im Volksmund wurde sie als »Bauchwehkraut« bezeichnet und bei Nasenbluten eingesetzt; zur Blutstillung stopfte man die Blätter in die Nase. Ein wenig seltsam ist daher die in einigen Büchern zu findende Erklärung, Schafgarbe könne Blutungen auslösen. Aber in der Volksheilkunde ist nichts einfach.

Die hochgewachsene Pflanze mit den rauen, »eckigen« Stängeln wächst fast überall. Der Zusatz *millefolium* verweist auf ihre vielverzweigten, fedrigen Blätter. Der Name könnte auch die Hunderte weißer oder rosafarbener Blütenköpfe beschreiben. Culpeper schlägt vor, diese zu kochen, um das »Auslaufen der Säfte« (Gonorrhoe), Geschwüre oder Fisteln und alle Krankheiten »voller Flüssigkeit« zu stoppen. Schafgarbe reguliere die Menstruation, heile Hämorrhoiden und senke den Blutdruck. Amerikanische Ureinwohner nutzten sie ebenfalls für viele Beschwerden. Allerdings kann das Kraut schwere allergische Reaktionen auslösen.

Dem Volksglauben zufolge hielt auf der Türschwelle verstreute Schafgarbe Hexen fern. Aß man sie bei einer Hochzeit, blieb das Paar mindestens sieben Jahre zusammen. Schmückte man die Wiege eines Kindes mit einem Schafgarbenkranz, wurde Böses abgehalten. Die Wirkung verstärkte sich, wenn die Pflanze am Abend des Johannistags (23. Juni) gesammelt wurde. Allerdings brachte es Unglück, sie ins Haus zu bringen.

Schafgarbe ist ein wichtiges Kraut für Weissagungen. So nutzt man seine Stängel noch heute manchmal bei der Befragung des chinesischen I Ging. In Großbritannien diente sie jungen Mädchen dazu, einen Blick auf ihre zukünftigen Ehemänner zu erhaschen. Dazu gab es verschiedenste Rituale. Manche mussten die Pflanze vom Grab eines jungen Mannes oder von einem unbekannten Friedhof pflücken, andere eine Grassode mit Schafgarbe unter das Kopfkissen legen. Wieder andere sollten die Pflanze in den rechten Strumpf stecken, der an das linke Bettbein gebunden wurde, und von der anderen Seite ins Bett steigen. Es bleibt zu hoffen, dass die daraus resultierenden Träume süß waren.

Rechts Wiesen-Schafgarbe (*Achillea millefolium*) aus *Köhler's Medizinal-Pflanzen*, 1887.

Compositae.

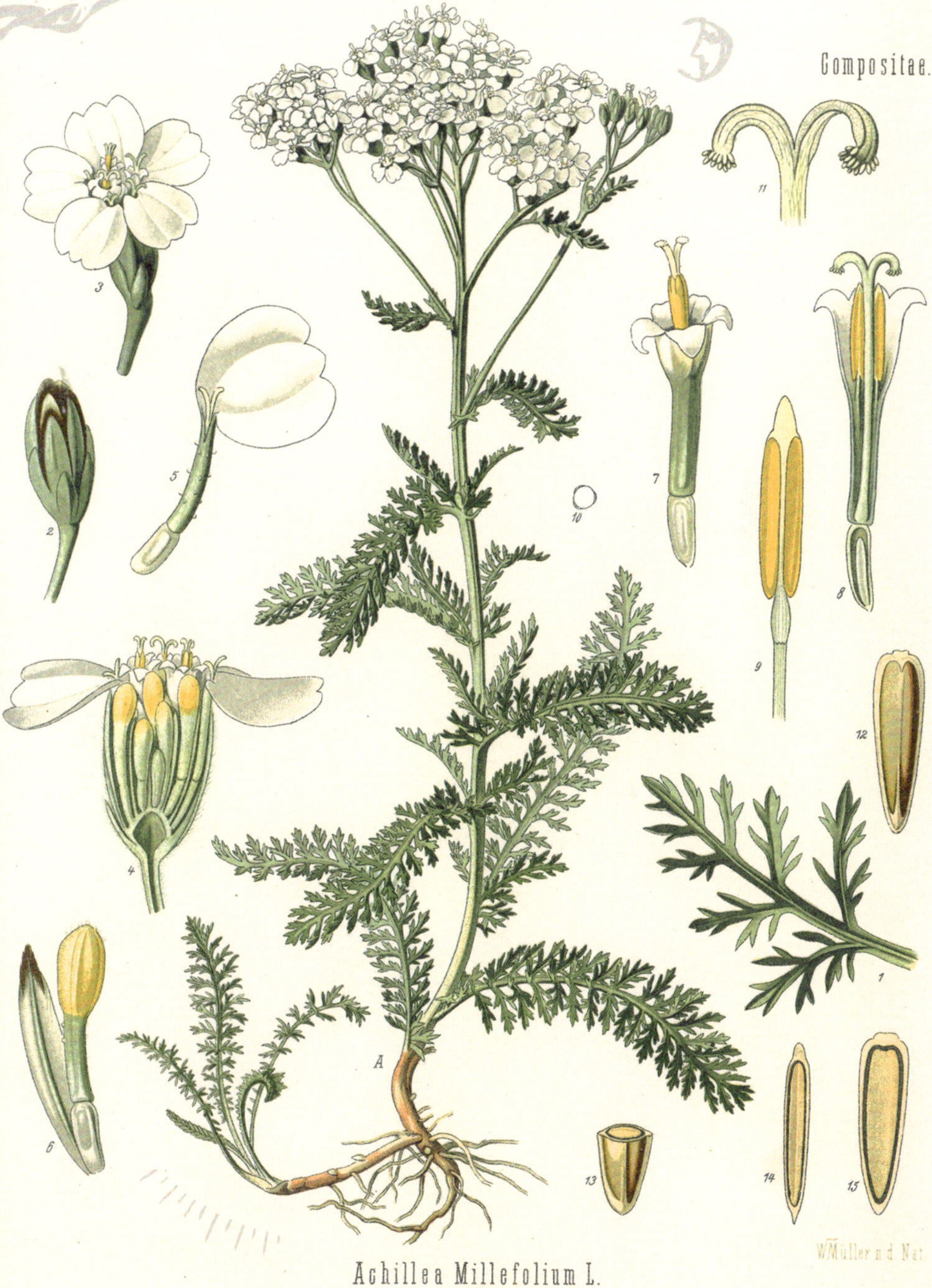

W.Müller n.d. Nat.

Achillea Millefolium L.

Umbelliferae
(Ammineae)

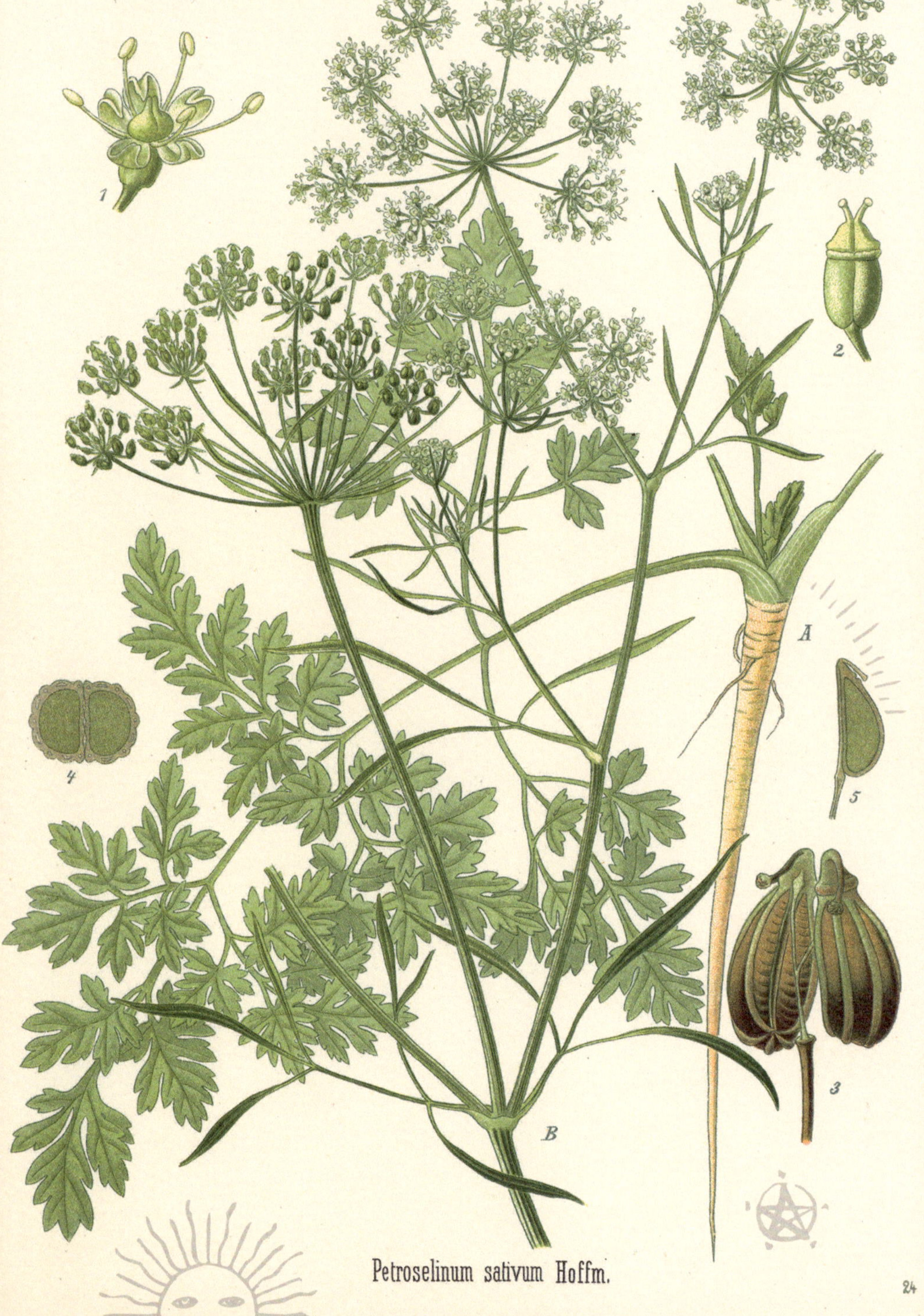

Petroselinum sativum Hoffm.

Petersilie

Petroselinum crispum

Gerüchte besagen, dass nur ein Schurke oder eine Hexe das »Kraut des Todes« erfolgreich anbauen kann.

Dieses Gerücht ist wahrhaft das kleinste Problem der Petersilie. In der griechischen Mythologie ging das Kraut nach dem Biss einer Schlange aus dem Blut des Helden Archemoros hervor. Römische Athleten trugen Petersilienkränze bei Leichenspielen, den Bestattungsritualen römischer Adliger, und verstreuten das Kraut auf den Gräbern.

Petroselinum kommt vom griechischen Wort für »Stein«, denn die zweijährige, mediterrane Petersilie wuchs auf steinigem Boden. Ihre dicken, weißen Wurzeln, die gefiederten Blätter und die kleinen, weißen Blütendolden verwendete man in Küche und Medizin. Allerdings gab es so große Vorbehalte gegenüber diesem Kraut, dass ihr Anbau fast schon an ein Wunder grenzt.

Der schlechte Ruf eilte der Petersilie voraus. Weil sie langsam keimt, sagt der Volksglaube, ihre Samen gingen mehrmals den Teufel besuchen (zwischen drei- und neunmal, je nach Quelle), bevor sie austreibt. Sie sollte an einem Feiertag, vorzugsweise am Karfreitag, ausgesät werden, sonst raubten sie die Feen. Umpflanzen brachte Unglück. Noch schlimmer war es allerdings, Petersilie geschenkt zu bekommen. Stehlen galt als der einzige sichere Weg.

Weil das Kraut am besten in den Gärten dominanter Frauen wuchs, weigerten sich einige Männer in East Anglia, es überhaupt im Garten zu haben, falls sie Töchter statt Söhne hatten. Die Ernte war ebenfalls problembehaftet. Schnitt man Petersilie, während man verliebt war, so stürbe der Geliebte. Ebenso würde derjenige sterben, dessen Namen man während des Pflückens aussprach.

Nach der Ernte aber galt sie als sehr nützliches Kraut. Petersilie ist eine wichtige Zutat in der Küche und Teil des traditionellen französischen *Bouquet garni*. Seit den Römern wurde sie als Atemerfrischer verwendet und bei ihren Banketten im falschen Glauben aufgetischt, sie verhindere Trunkenheit. Nach Culpeper unterstützte Petersilie die Erholung nach der Geburt, linderte Magen- und Menstruationsschmerzen, war harntreibend und »öffnete den Körper, um Winde zu lassen«. In Butter gebraten, linderte sie angeblich Brustschmerzen und Hämatome nach Stürzen.

Im Judentum ist die Petersilie ein Symbol für die Wiedergeburt und den Frühling und wird oft zu Pessach als *karpas* genutzt, eine der symbolischen Speisen beim Festmahl *Seder*.

Links Petersilie (*Petroselinum crispum*) aus *Köhler's Medizinal-Pflanzen*, 1898.

Kapitel 4

Die Jahres-zeiten

Selbst in unserer schnelllebigen
Zeit nehmen die meisten
den Wechsel der Jahreszeiten
bewusst wahr. In der
Vergangenheit war das Wissen
über die Jahreszeiten
überlebenswichtig. Den besten
Zeitpunkt für die Aussaat
zu verpassen oder zur falschen
Zeit zu ernten, konnte zur
Hungersnot führen.

Als um 1700 nach den katholischen auch die protestantischen Länder Europas vom alten julianischen zum gregorianischen Kalender übergingen, rebellierte vielerorts das Volk und verlangte die elf verlorenen Tage zurück, aber es gab noch andere Auswirkungen.

Alle Feiertage, die sich nach dem Mond richteten, blieben zwar unverändert, aber feste Daten wie Mittsommer oder Weihnachten fielen nun auf die »falschen« Tage. Das hatte Einfluss auf das Brauchtum und macht manche Überlieferungen für uns heute noch schwerer nachvollziehbar.

Der Frühling hatte für unsere Vorfahren eine besondere Bedeutung. Die Römer feierten Flora, die Göttin der Blumen, die Griechen verehrten Penelopes Rückkehr aus der Unterwelt. Die Tage wurden ab der Wintersonnenwende wieder länger und die Menschen hatten das Wurzelgemüse, die getrockneten Bohnen und Kräuter satt. Sie sammelten die frischen, süßen Sprossen des Frühlingsgrüns wie Guten Heinrich (*Blitum* oder *Chenopodium bonus-henricus*), Löwenzahn (*Taraxacum officinale*) und Vogelmiere (*Stellaria media*) als Nahrung und für Heilmittel.

Gärtner hielten Ausschau nach den ersten Trieben einheimischer Pflanzen, die anzeigten, dass es Zeit für die Aussaat war. Aber das war keine unfehlbare Methode. Ein nochmaliger Kälteeinbruch mit Frost konnte junge Setzlinge schädigen, galt aber gleichzeitig als Zeichen für ein gutes Wachstum. Später Schnee wurde für gut befunden, zumindest für die Zwiebelernte. Manche Gärtner richteten sich nach den Vögeln, um den richtigen Moment für das Säen zu finden. Die Bachstelze ist noch heute in einigen Gegenden bekannt als »Kartoffelsetzer«. In Schottland war die erste Schwalbe ein Signal, mit der Aussaat zu beginnen.

Ostern ist ein Mondfeiertag, der auf den ersten Sonntag nach dem ersten Vollmond am oder nach dem Frühlingsanfang, bei Tagundnachtgleiche, fällt. Für Gärtner war Ostern ein Dreh- und Angelpunkt. Auch heute noch ist die Karwoche für jedes Gartencenter die geschäftigste Woche im Jahr. Karfreitag war besonders wichtig, an diesem Tag war nach dem Volksglauben der Teufel machtlos. Säte man Goldlack (Landnelken, *Dianthus caryophyllus*) am Karfreitagmittag, würden sie wundersamerweise mehrmals blühen.

Frühlingskräuter gab es viele und reichlich. Die leuchtend gelben Blüten des Stechginsters mit ihrem leichten Kokosduft bedeuteten mancherorts, dass die Zeit des Küssens gekommen war. Man legte sie auch in Bäche, um Gold anzuziehen. Die Schminkwurz (*Alkanna tinctoria*) blüht im Sommer, aber Culpeper merkt an, dass man ihre lange Pfahlwurzel, die für das Färben und für diverse Salben genutzt wurde, am besten erntet, bevor die Pflanze austreibt.

Obwohl der späte Frühling und Frühsommer mit so viel Grün auftrumpfte, war diese Zeit überraschenderweise als »Hungerlücke« bekannt: Die Vorräte gingen zur Neige, während die neuen Pflanzen und ihre Früchte noch auf sich warten ließen.

Rechts Herbarbelege der Gewöhnlichen Vogelmiere (*Stellaria media*), gesammelt in Kew, 2008. Diese Pflanze ist eines der ersten Frühlingskräuter.

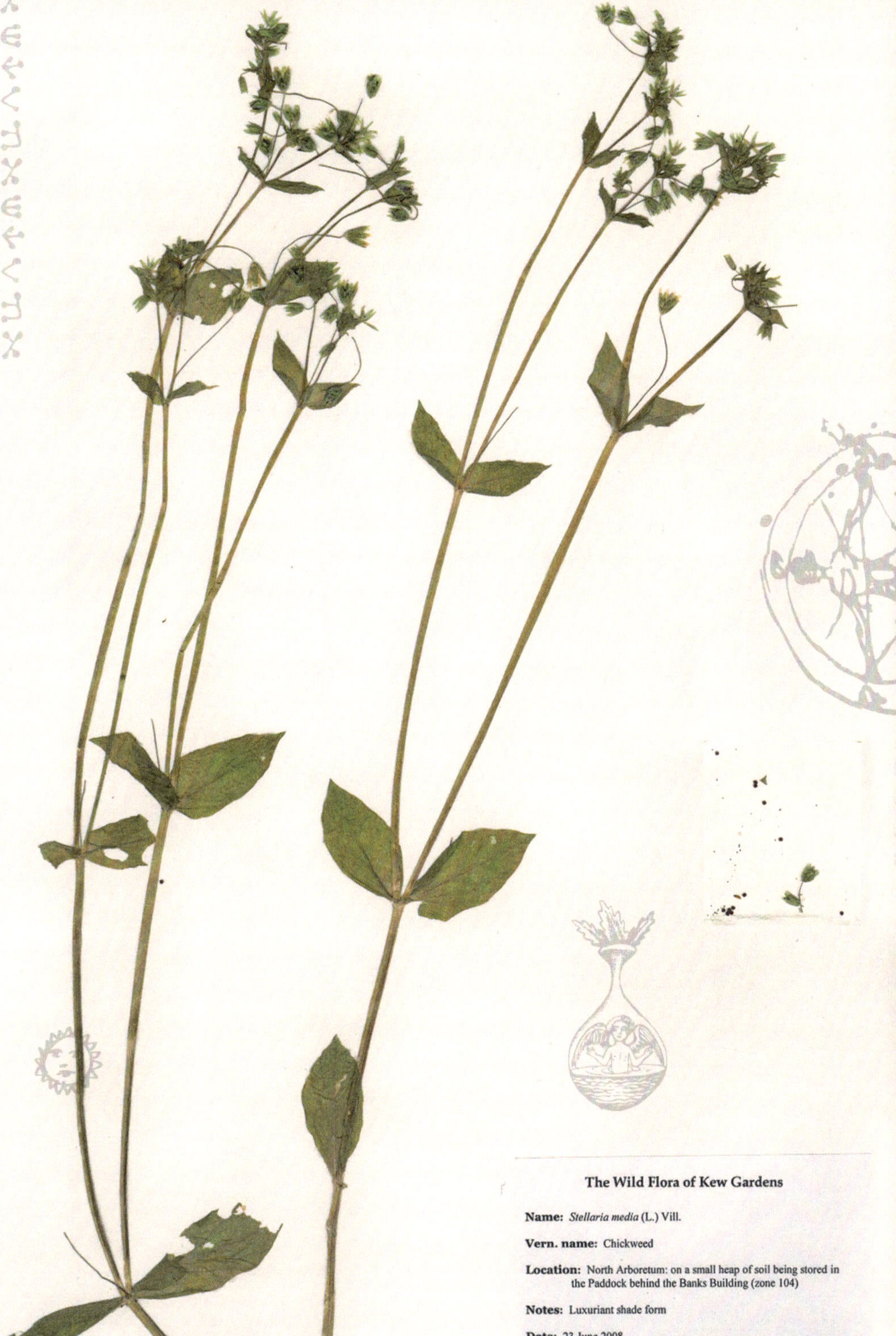

The Wild Flora of Kew Gardens

Name: *Stellaria media* (L.) Vill.

Vern. name: Chickweed

Location: North Arboretum: on a small heap of soil being stored in the Paddock behind the Banks Building (zone 104)

Notes: Luxuriant shade form

Date: 23 June 2008

Collector: T.A. Cope **No.:** RBG 115

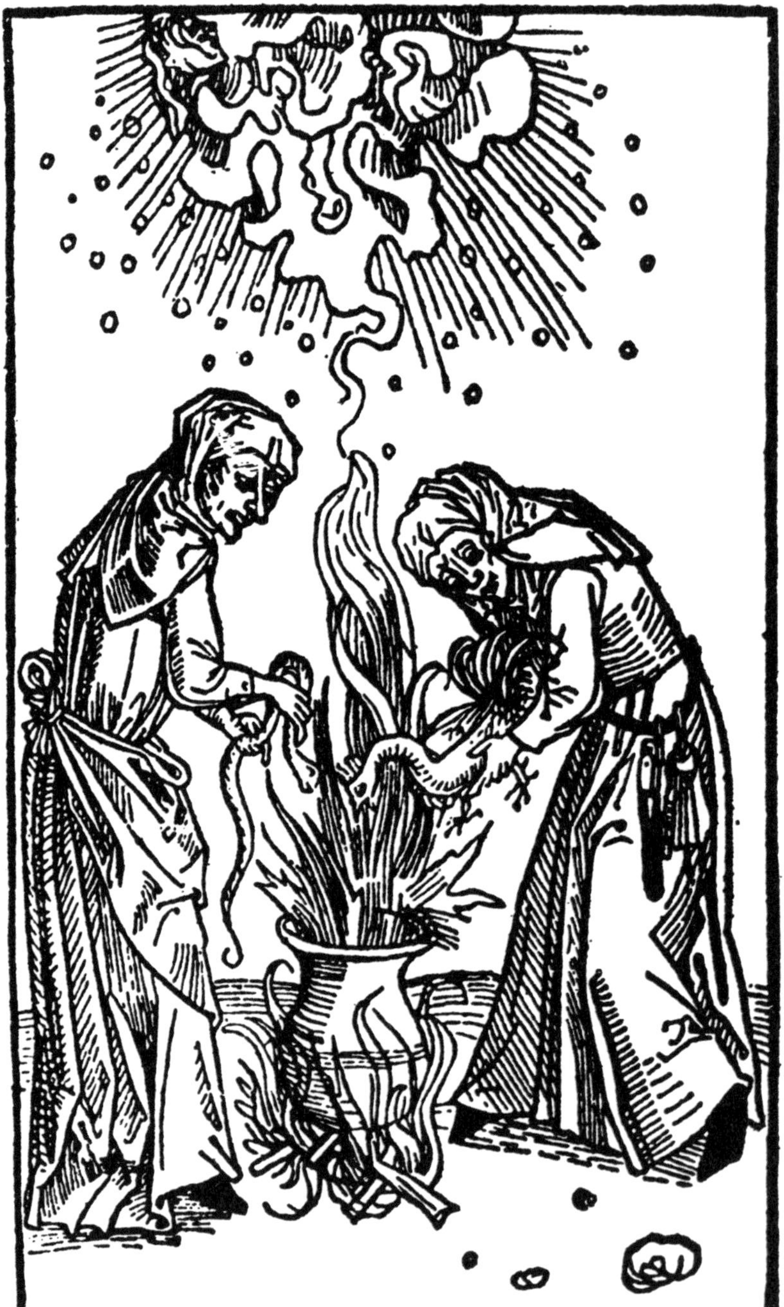

Mittsommer wird von vielen Menschen noch immer als wichtigster Zeitpunkt des Jahres betrachtet, ihm folgen drei Monate der Fülle. Allerdings ist unklar, welcher Tag genau gemeint ist. Das lateinische Wort *solstitium* bedeutet »die stillstehende Sonne«. Echte Sonnenwenden sind die kurzen Momente im Winter und Sommer, wenn die Sonne den nördlichsten bzw. südlichsten Punkt erreicht und der Tag darum der kürzeste oder längste des Jahres ist. In der nördlichen Hemisphäre fällt die Sommersonnenwende auf die Zeit zwischen dem 20. und 22. Juni, aber einer der wichtigsten Feiertage des christlichen Kalenders ist der Johannistag am 24. Juni. Dazu kommt der Johannisabend am 23. Juni sowie der alte Mittsommertag am 6. Juli. In dieser Zeit liegen einige günstige Termine, um Feen zu sehen, von künftigen Ehemännern zu träumen, den Teufel zu meiden, das Böse auszutreiben und verschiedene Leiden zu heilen.

Viele Kräuter, zum Beispiel Echtes Eisenkraut (*Verbena officinalis*), Weißer Salbei (*Salvia apiana*), Schwarzer Holunder (*Sambucus nigra*) und natürlich Johanniskraut (*Hypericum*) erreichen ihre größte Kraft angeblich zum Feiertag des heiligen Johannes. Unkräuter sollte man zum Vollmond rund um den 22. Juni mähen, weil sie dann am schwächsten seien. Und: Regnets am Margaretentag (dem 20. Juli), folgt noch viel mehr Regen nach, so hieß es. Oder: Margaretenregen bringt Segen.

Im Lauf des Sommers bemühten sich Kräuterkundige, die Pflanzen dann zu sammeln, wenn sie am wirkkräftigsten waren. Vom Mutterkraut (*Tanacetum parthenium*), das Gänseblümchen ähnelt, glaubte man, dass es bei Fieber, Entzündungen und Kopfschmerzen half. Nach alter Überlieferung stillt das Klebkraut (Kletten-Labkraut, *Galium aparine*) den Blutfluss und hilft als Gegengift bei Natternbissen. Die Eselsdistel könne zwar den Fingern wehtun, helfe aber dem Körper, notiert Culpeper. Man nahm an, dass sie besonders wirksam bei steifem Nacken sei.

Auf milde Nächte und einen vollen Erntemond folgen die Hundstage, die den Herbst ankündigen, aber es gibt noch viel zu tun. Die Bauern haben ihr Getreide eingebracht, traditionell werden weitere Vorräte angelegt. Hecken werden nach Kräutern, Beeren, Früchten und Pilzen abgesucht, die in Alkohol und Sirup eingelegt oder getrocknet werden. Die Beeren des Gefleckten Aronstabs (*Arum maculatum*) linderten angeblich Gicht, wenn man sie mit Ochsendung mischte. In deutschen Sagen mag die Maulbeere (*Morus*) als böse gelten, weil der Teufel seine Stiefel mit der Wurzel putzt, aber ihre Rinde sollte Würmer im Magen abtöten, die Blätter Hämorrhoiden lindern und ein Sirup aus den Beeren wunde Stellen in Mund und Hals heilen.

Es ist eine Zeit der körperlichen und spirituellen Reinigung. Mit Räucherungen reinigen die amerikanischen Ureinwohner Körper und Räume. Bündel aus Kräutern, darunter Tabak (*Nicotiana*), Salbei (*Salvia officinalis*), Zeder (*Cedrus*), Lavendel (*Lavandula*) und Gräser, werden angezündet und der Rauch mit einer Feder oder einem Federfächer zum Körper gewedelt.

Die Herbstsonnenwende fällt in die Zeit um den 21. September, es ist die Zeit der Erntefeste und der allgemeinen Fülle. In der Vergangenheit endete die Ernte traditionell am Michaelstag (29. September), vielerorts Gerichts- und Markttag. Die Berg-Aster (*Aster amellus*) ist eine der letzten Sommerblumen und deshalb mit dem Abschied verknüpft. Der kluge Mensch ist bis zu Halloween (31. Oktober) und Allerheiligen (1. November) auf dunkle Tage vorbereitet.

Traditionell sagt eine reiche Beerenfülle, besonders der Stechpalme (*Ilex aquifolium*), einen harten

Links Wetterhexen rühren in einem Topf über dem Feuer und beschwören ein Unwetter herauf. Stich aus dem 16. Jahrhundert.

Winter voraus, genau wie dicke Schalen bei Äpfeln und Zwiebeln. Es war die Zeit, zu Hause zu bleiben und Kräuter in allen Aufbewahrungsformen zum Würzen und zur Behandlung von Krankheiten während des Winters vorzubereiten.

Nachdem die Ernte eingefahren war, gab es in vorindustrieller Zeit in ländlichen Gegenden wenig zu tun. Der altrömische Feiertag Saturnalia, das nordische Julfest und das christliche Weihnachten fallen alle in etwa auf die Wintersonnenwende. Nach einem harten Arbeitsjahr war nun Zeit zum Feiern. Alle Pflanzen, die Farbe brachten, wurden als Schmuck verwendet, aber nur für die heiligsten Tage. Besonders Stechpalme und Efeu (*Hedera*) durften nicht vor dem Weihnachtsabend ins Haus gebracht werden und mussten vor dem 6. Januar wieder entfernt werden.

Einige Gartenpflanzen geben im Winter einen starken Duft ab, um die wenigen Insekten anzulocken. Eine der magischsten Winterpflanzen ist die Virginische Zaubernuss (*Hamamelis virginiana*), deren kleine, spinnenartige, blasse Blüten einen starken Duft absondern. Rinde und Blätter wirken adstringierend und wurden bei Hautproblemen genutzt. Auch heute finden sie sich in Hautpflegeprodukten.

Dann werden die Tage wieder länger. Vögel singen und Insekten summen. Ein neues Jahr lockt.

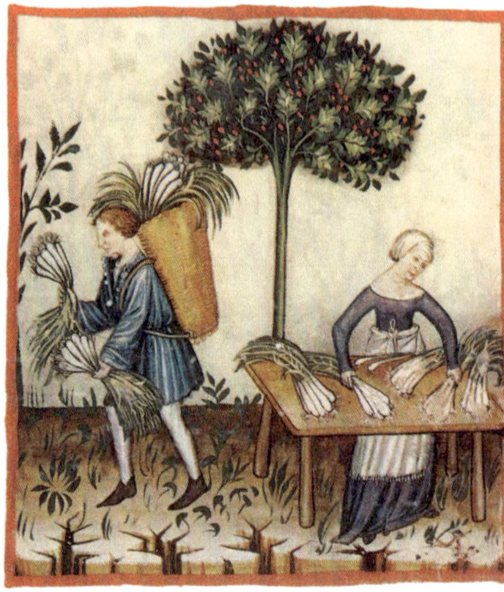

Oben Lauchernte, aus der mittelalterlichen Handschrift *Tacuinum Sanitatis*, eine Übersetzung der arabischen medizinischen Abhandlung *Taqwīm as-Sihha* aus dem 11. Jahrhundert. **Rechts** Landnelke (*Dianthus caryophyllus*) aus *Choix des plus belles fleurs*, 1824–1833.

Gegen Schmerzen

Nimm feuchten Taubendung und gut ein halbes Pfund Mutterkraut, gib sie in frische Butter, bis sie dick ist wie eine Paste. Leg diese auf die schmerzende Stelle.

(Aus dem *Book of Magical Charms*, 17. Jahrhundert)

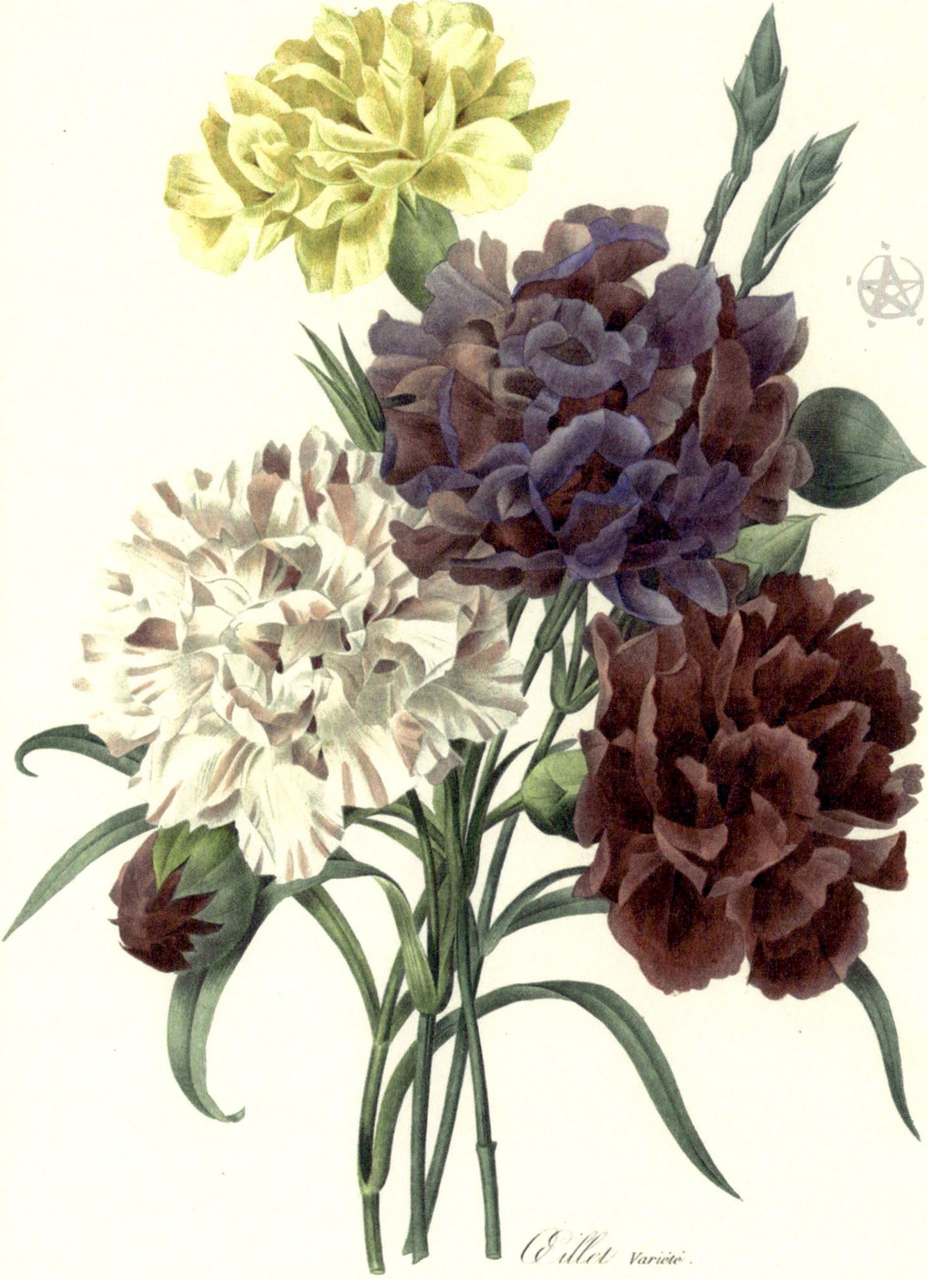

Œillet Variété.

P. J. Redouté. Langlois.

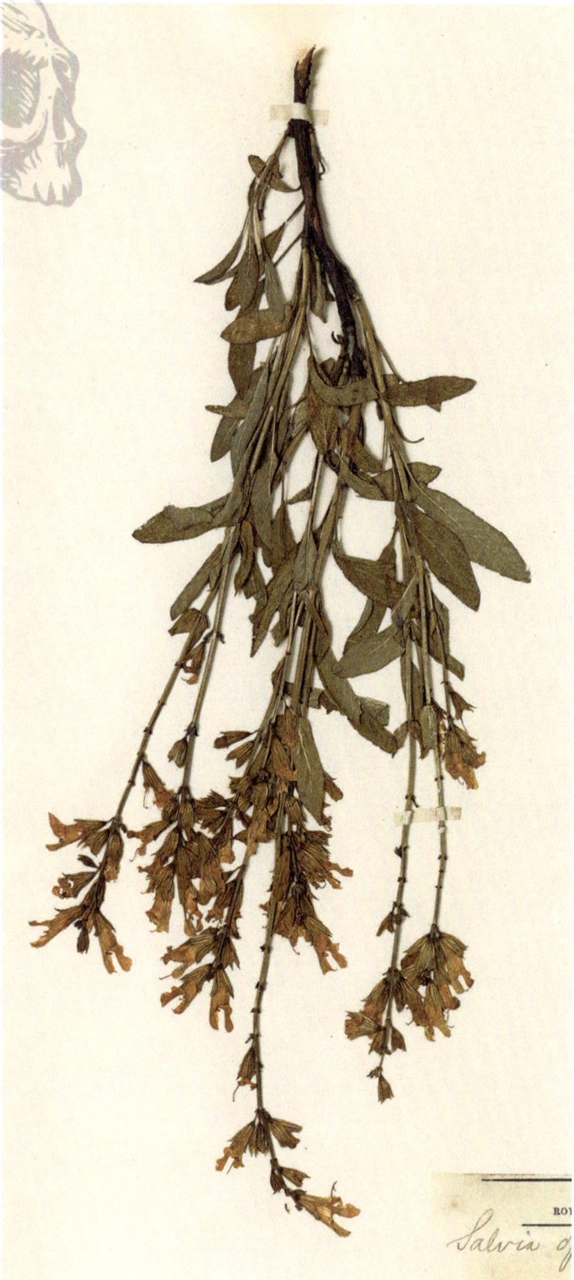

Links Herbarbeleg des Echten Salbeis (*Salvia officinalis*), gesammelt in Großbritannien, 1880.

Rechts Herbarbelege des Gemeinen Efeus (*Hedera helix*), gesammelt in Barham, Großbritannien, 1895. Als eine der wenigen immergrünen Pflanzen wurde Efeu für Weihnachtsschmuck gesammelt, aber seine Verwendung bei Winterfesten reicht wahrscheinlich weiter zurück.

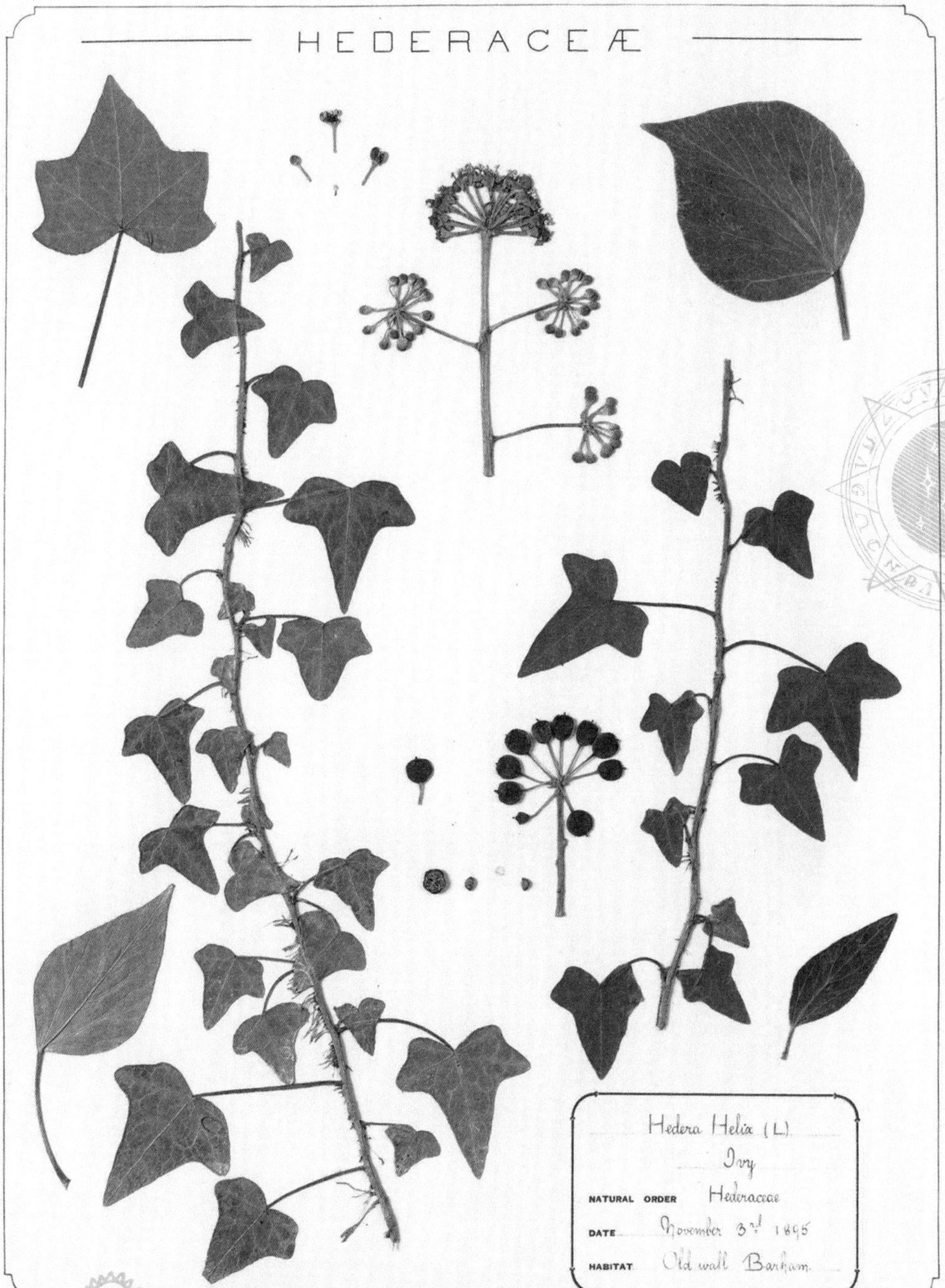
HEDERACEÆ
Hedera Helix (L.)
Ivy
NATURAL ORDER Hederaceae
DATE November 3rd 1895
HABITAT Old wall Barham.

Vogel-Kirsche

Prunus avium

Die Kirschblüte ist eines der großen Symbole des Frühlings. Nirgendwo ist sie wichtiger als in Japan, wo *sakura* nahezu magische Eigenschaften zugeschrieben werden.

Das Kirschblütenfest Hanami (wörtlich »Blüten betrachten«) gehört zu Japans wichtigsten Traditionen. Sie geht auf die Tang-Dynastie (618–907 n. Chr.) zurück. Der genaue Zeitpunkt, an dem die Frühlingsfee von Süden nach Norden über das Land fliegt und die Bäume mit ihrem warmen Atem aus dem Schlaf erweckt, kann in den Fernseh-Wetterberichten verfolgt werden. Möglich ist das – trotz vieler Kultur- und Wildformen, die zeitlich versetzt blühen –, weil die vorherrschende Variante, die *Yoshino-Kirsche* (*Prunus × yedoensis*), ein Klon ist; alle Bäume teilen dieselbe DNA.

Für die Japaner ist *sakura hanami* eine Zeit der Freude und des Innehaltens. Die zarten Kirschblüten blühen weniger als eine Woche. Sie erinnern an die flüchtige Zeit, die dem Menschen zuteil ist. Die Kirsche war die Blume der Samurai-Krieger, Symbol für eine kurze und glorreiche Existenz.

Kodama sind Geister, die in uralten Kirschbäumen wohnen. Jeder Baum hat seine Legende. Die *uma-sakura* oder »Ammenkirsche« etwa beherbergt den Geist einer Amme, die ihr Leben für ein Kind gab. Die *juu-roku-sakura*, »Kirsche des 16. Tags«, blüht jedes Jahr zur gleichen Zeit, dank eines alten Samurai, der sein Leben für sie gab. In der chinesischen Mythologie steht die Kirsche für Unsterblichkeit, nicht zuletzt, weil der legendäre Phönix auf einem Bett aus Kirschblüten schläft.

Im Westen war der Ruf des Kirschbaums eher zwiespältig. In manchen Gegenden galt er als Hexenbaum. Ein altes englisches Lied handelt von einem Streit der Heiligen Familie: Beim Spaziergang durch den Kirschgarten weigert sich Josef, Blüten für seine Frau zu pflücken. Sie solle sich an denjenigen wenden, der sie geschwängert habe. Jesus, noch ungeboren, bittet die Kirschen, ihre Äste zu senken, und Maria pflückt ihre Blumen selbst. Vielerorts gibt es die schöne Tradition, sich am 4. Dezember, dem Barbaratag, kahle Kirschzweige ins Haus zu holen, damit sie am Weihnachtstag blühen.

Kirschen fanden viele Anwendungen. Kinder kauten das Harz aus dem Stamm wie Kaugummi, Färber nutzten die Rinde für cremebraune Farbtöne und die Wurzeln für rötlich-violette Schattierungen. Kirschsaft wurde gegen Husten und Bronchitis eingesetzt, die Kirschen selbst waren beliebt als fruchtige Erfrischung und in allerlei Speisen.

Rechts Sauerkirsche (*Prunus cerasus*), Holzschnitt aus *Traité des arbres et arbustes qui se cultivent en France en pleine terre*, Duhamel du Monceau, 1755.

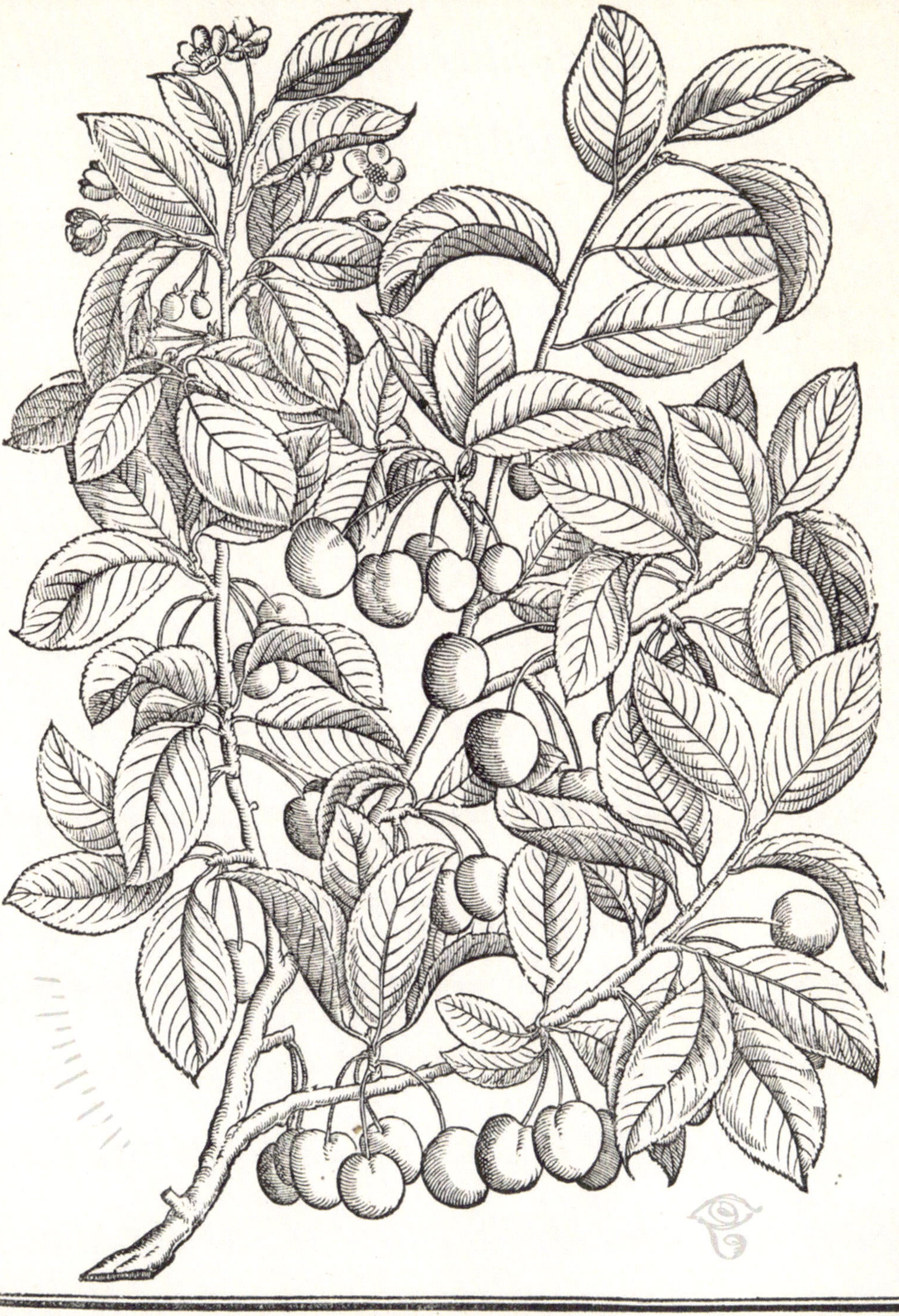

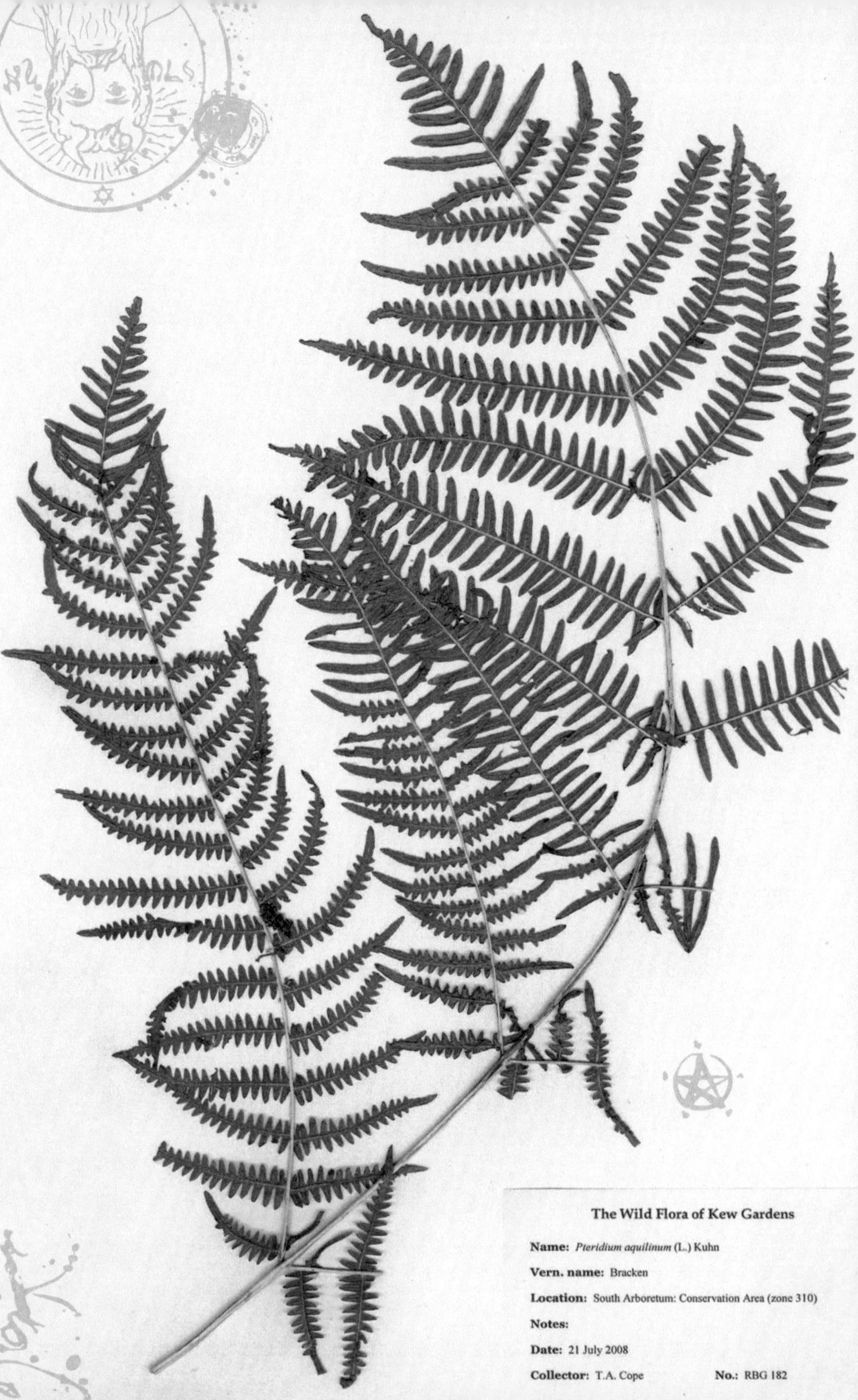

The Wild Flora of Kew Gardens

Name: *Pteridium aquilinum* (L.) Kuhn

Vern. name: Bracken

Location: South Arboretum: Conservation Area (zone 310)

Notes:

Date: 21 July 2008

Collector: T.A. Cope **No.:** RBG 182

Farne

Polypodiaceae

Farne gehören zu den ältesten Pflanzen unseres Planeten. Unsere Vorfahren fanden sie sehr geheimnisvoll, sowohl spirituell als auch botanisch.

Der Begriff »Farn« beschreibt eine Reihe nicht blühender Gefäßpflanzen (diese Pflanzen enthalten spezielle Gewebe, die Wasser und Mineralstoffe durch die Pflanze leiten). Manche Arten stammen aus der Karbonzeit vor etwa 350 Millionen Jahren. Oft findet man versteinerte Exemplare, aber auch Haine »lebender Fossilien« wurden entdeckt: 500 Jahre alte Fliegende Klammeraffenfarne (*Alsophila spinulosa*) in abgelegenen Gebieten Chinas.

Großbritannien wurde im 19. Jahrhundert von einer wahren *Pteridomanie*, einem »Farnfieber«, erfasst. Vornehme Leute suchten das Land mit Körben und Schaufeln ab, um ihre Totholzgärten und Wintergärten um exotische, fremde Farne zu erweitern. Glücklicherweise sammelten sie nur ausgewachsene Farne und übersahen die Sporen, die lange brauchen, um zu keimen. So konnten die Farne dennoch überleben.

Dass Farne keine Blüten haben, verwirrte die frühen Botaniker; sie nahmen an, diese seien unsichtbar. Und nach der Signaturenlehre bedeutete dies, dass jeder, der einen Farn in voller Blüte fand, unsichtbar werden könne. Manche gingen noch weiter und behaupteten, wer die Farnblüte fände, könne auch Vögel und Tiere verstehen, verborgene Schätze finden und erlange die Kraft von vierzig starken Männern. Andere sagten, wenn man zur Sommersonnenwende am Mittag auf die Sonne schieße, würde es Farnsamen regnen. Anderswo platzierten Suchende zwölf Zinnplatten unter der Farnpflanze. Um Mitternacht am Johannistag würde eine blaue Blume erblühen, deren Samen durch die ersten elf Zinnplatten wandern und auf der zwölften liegen bleiben würden.

Wenn sie auch nicht unsichtbar machten, waren Farne dennoch nützlich. Die eingerollten Triebe mancher Arten wurden »Fiedelköpfe« genannt und als Nahrung und Arznei gesammelt. Knabberte man die ersten Fiedelköpfe im Frühling, konnte man Zahnschmerzen verhindern. Dioskurides führt eine lange Liste von Wirkungen für den Frauenhaarfarn (*Adiantum capillus-veneris*) an, unter anderem soll er gegen Glatzenbildung und Schuppen helfen. Adlerfarn (*Pteridium aquilinum*) nutzte man im Mittelalter für Bettzeug und medizinisch bei Rheuma, Blut- und Blasenproblemen. Aktuelle Studien deuten auf krebserregende Verbindungen hin, aber es gibt noch viel über diese uralten Pflanzen zu erforschen.

Links Herbarbeleg des Adlerfarns (*Pteridium aquilinum*), gesammelt in Kew, 2008.

Eiche

Quercus

Die mächtige Eiche ist eine der wichtigsten Pflanzen im Volksglauben und wurde von Griechen, Römern, Kelten, Slawen und Germanen verehrt.

Die Eiche steht in Verbindung zu den mächtigsten Göttern: Zeus, Jupiter, Dagda, Perun und Thor, die alle Herr über Blitz und Donner waren.

Die Eiche spielt in vielen alten und neuen Mythen eine Rolle. Laut Homer waren die rauschenden Blätter der uralten Eiche in Dodona das älteste Orakel Griechenlands. Einer ihrer Äste beschützte Jason und die Argonauten auf ihren Reisen. Nachdem Philemon und Baucis, das betagte Paar in Ovids Erzählung, den verkleideten und daher von ihnen nicht erkannten Göttern Zeus und Hermes trotz ihrer Armut ihre Gastfreundschaft erwiesen hatten, durften sie sich eine Belohnung aussuchen. Sie baten darum, gleichzeitig zu sterben und wurden, als ihre Zeit kam, in eine Eiche und eine Linde (*Tilia*) verwandelt.

Aus den rundlichen kleinen Galläpfeln, eine durch Gallwespen verursachte Wucherung an den Blättern, gewann man die tiefschwarze Eisengallustinte und Gerbstoff zum Gerben von Leder. In England feiert man am 29. Mai, dem Gallapfeltag, den Tag der Wiederherstellung der Monarchie unter Karl II. im Jahr 1660. Der Prinz hatte sich in einer Eiche vor seinen Feinden versteckt.

In manchen Gegenden nagelte man bei Fieber und Schüttelfrost eine Haarsträhne an eine Eiche, um das Fieber an den Baum zu übergeben. Um Zahnschmerzen zu heilen, trieb man einen Nagel in die Rinde. In Wales reichte das Reiben der Rinde am Mittsommertag, um im Folgejahr gesund zu bleiben. Trieb die Esche vor der Eiche Blätter aus, würde es ein nasser Sommer werden. Eicheln in der Tasche schützten vor Blitzen.

Ein Zauberstab aus Eiche erweiterte das Bewusstsein des Magiers, aber auch Kräuterkundige verehrten den Baum für seine Heilkraft. Eine in Milch geriebene Eichel half bei Durchfall. Wasser, das mit sechs Eichenblättern abgekocht wurde, befreite von Hautflechte. Die innere Rinde der Eiche half, gemischt mit gemahlener Eichelschale, Patienten, die Blut spuckten, während gemahlene Eicheln in Wein harntreibend und gegen Gifte wirkten. Das destillierte Wasser aus Blatttrieben regulierte die Menstruation.

Für den Bau der englischen Kriegsschiffe wurde derart viel Eichenholz geschlagen, dass der Bestand in der Tudor-Zeit drastisch abnahm. Berühmtheit erlangte die *Major Oak* im Sherwood Forest, die mit dem legendären Robin Hood in Verbindung steht.

Rechts Stieleiche (*Quercus robur*) aus *The North American Sylva*, 1865.

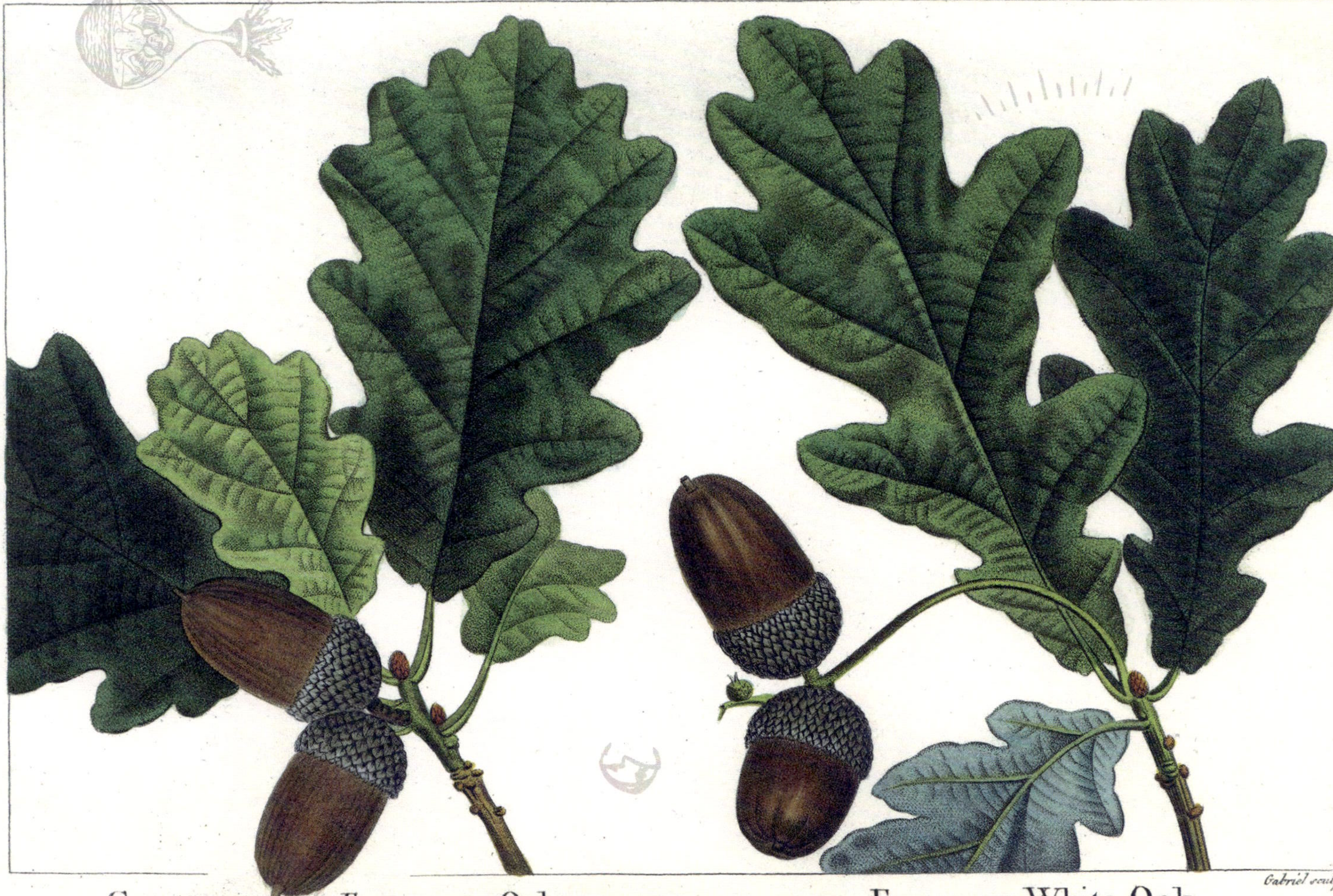

Gabriel sculp.

Pl. 2.

Common European Oak.
Quercus robur.

European White Oak.
Quercus pedunculata.

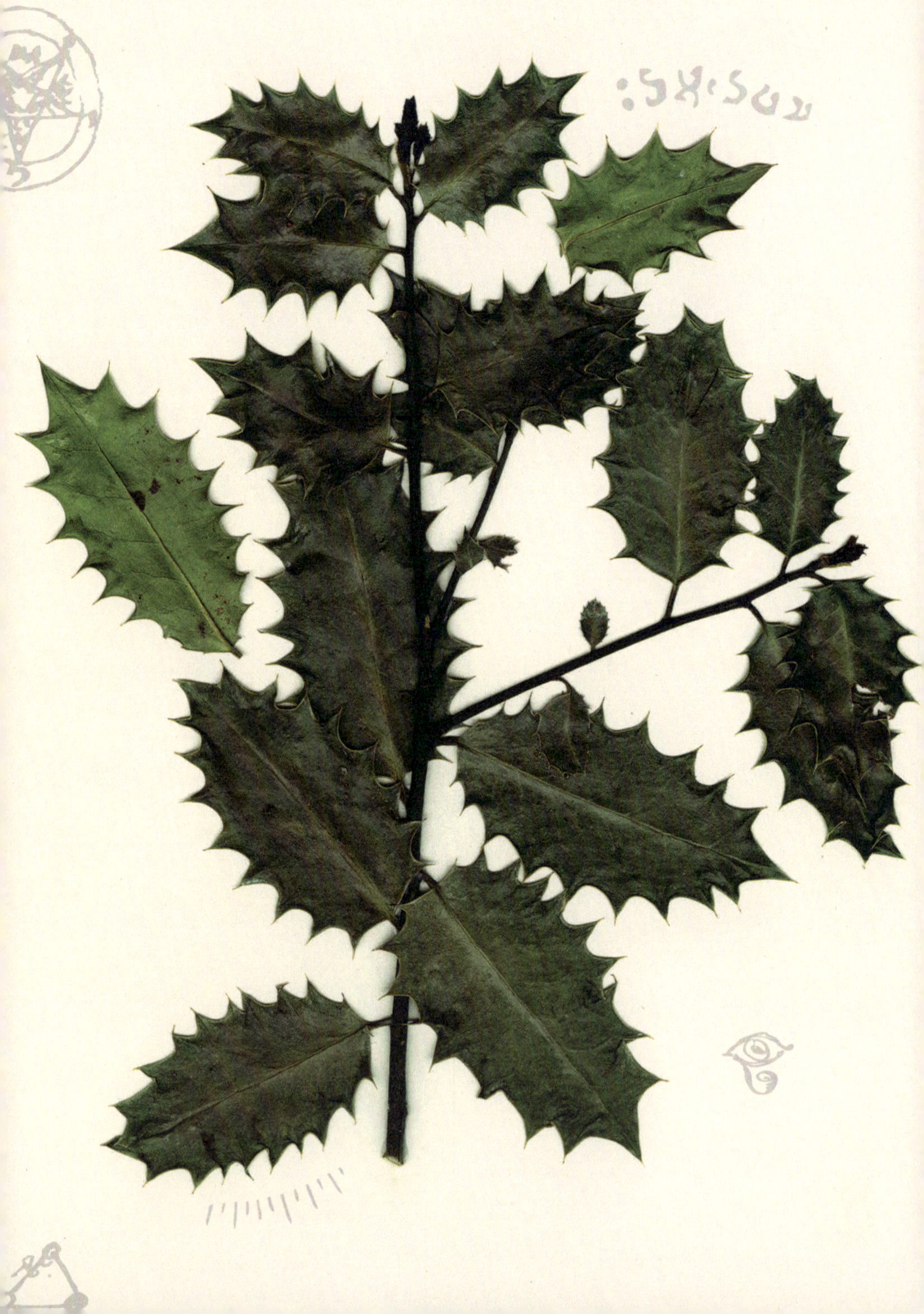

Europäische Stechpalme

Ilex aquifolium

Es gibt über fünfhundert *Ilex*-Arten. Am bekanntesten ist die Europäische Stechpalme, die mit ihren leuchtend roten Beeren und dunklen, glänzenden Blättern viele Weihnachtskarten ziert.

Die Stechpalme umranken unzählige Mythen, die oft mit dem Brauchtum der Wintermonate verbunden sind.

Die Römer sammelten das stachlige Grün für ihre Feste an den Saturnalien, frühe Christen sahen die Stechpalme als Symbol des ewigen Lebens. Ihr Status als hochverehrtes Immergrün wurde dadurch untermauert, dass sie das Jesuskind vor den Soldaten des Herodes verbarg. Ursprünglich waren ihre Beeren weiß, so heißt es, sie wurden erst rot, als ihr Holz für die Dornenkrone Jesus verwendet wurde. In der nordischen und keltischen Mythologie wird die Pflanze den Donnergöttern Thor und Taranis zugeordnet. Nach wie vor glaubt man, dass *Ilex* an der Tür das Haus vor Sturm, Feuer und dem bösen Blick schütze, eine alte Tradition, die schon Plinius d. Ä. erwähnt. Auch zum Schutz vor Feenstreichen schmückte man die Häuser mit Stechpalmenzweigen und legte, um die Geister zu besänftigen, oft eine Gabe (meist eine Silbermünze) an den Fuß des Baums.

Alle Pflanzenteile der Stechpalme sind giftig, dennoch ist sie für den Volksglauben unentbehrlich. Blätter wurden als Räuchermittel verbrannt, um die Wirkung eines Zaubers zu stärken, ein Zauberstab aus Stechpalme sollte während des Rituals für Schutz sorgen.

Stechpalmentee war ein altes Hausmittel bei Keuchhusten; allein schon das Trinken von Arzneien aus einem Becher aus Stechpalmenholz sollte heilend wirken. Patienten mit Frostbeulen »schlugen« die Ärzte buchstäblich mit Stechpalmenzweigen, um schlechtes Blut abzulassen. Das war immer erfolgreich, niemand wünschte eine zweite Behandlung. Aufgrund ihrer Giftigkeit verursacht die Pflanze Erbrechen und wurde deshalb manchmal als gefährliches Brechmittel verwendet. Culpeper empfiehlt eine Salbe aus *Ilex*-Blättern und -Rinde für Knochenbrüche und ausgerenkte Gelenke.

Zu früh vor Weihnachten ins Haus getragen, brachte sie Unglück. Noch mehr Unglück aber bedeutete es für den Diener, der am Weihnachtsabend ohne einen Zweig nach Hause zurückkehrte. Die Dienstmädchen durften seine Kniehosen stehlen und sie an die Torpfosten nageln. Er bekam nicht einmal den traditionellen Weihnachtskuss.

Wer einen Zweig zur Christmette trug, riskierte den Fluch der Voraussicht. Die Träger würden wissen, welche Mitglieder der Kirchengemeinde im Folgejahr sterben würden. Versäumten sie es, bis zum Dreikönigstag sämtliche Stechpalmenzweige aus dem Haus zu entfernen, konnte das auch sie selbst treffen.

Links Herbarbeleg der Europäischen Stechpalme (*Ilex aquifolium*), gesammelt in Kew, 2009.

Kapitel 5

Die Stationen des Lebens

Es gibt nichts Grundlegenderes für Menschen als die großen Lebensphasen, die wir alle teilen. Ob Kaiser oder Bettler, jeder wird geboren, altert und stirbt. Jede Kultur hat ihre eigene Art, diese Abschnitte zu markieren und den körperlichen und seelischen Schmerz zu lindern, der uns sagt, dass wir leben.

Für die meiste Zeit, die Menschen unseren Planeten bevölkerten, war das Leben hart und kurz. Sterben geschah auf vielerlei Art, Schmerz gehörte meist dazu. Man war dankbar für jede Hilfe, sei es durch göttliche Fügung oder die Natur.

Auch um Leben zu empfangen, suchte man Hilfe in der Natur. In vielen antiken Kulturen war alles, was einem Geschlechtsorgan ähnelte (auch ohne Signaturenlehre) einen Versuch wert, um die Fruchtbarkeit zu steigern: Avocado (*Persea americana*), abgeleitet vom aztekischen Namen *ahuacacuauhitl*, »Hoden-Baum«, nach den oft paarweise wachsenden Früchten; Gemeine Alraune (*Mandragora officinarum*), zur Förderung der Empfängnis über die Tür oder an die Decke gehängt; Spargel (*Asparagus officinalis*), der laut Culpeper »in Wein gekocht die körperliche Lust in Mann und Frau entfacht, auch wenn andere anderes geschrieben haben«. Nach keltischer Tradition waren die phallischen Eicheln ebenfalls nützlich, zumal sie von der betont männlichen Eiche (*Quercus robur*) stammten: Nachts gesammelt waren sie am wirksamsten. Pinienzapfen hatten den gleichen Effekt: Pinien (*Pinus*) wurden in Südeuropa als »Heiratsbäume« für Kinderreichtum gepflanzt. Beim vielkernigen Granatapfel (*Punica granatum*) ist die Verbindung zur Fruchtbarkeit offensichtlich. In Athen aßen Bräute in der Nacht vor der Hochzeit für eine schnelle Empfängnis Quitten (*Cydonia oblonga*). Bis in die frühe Moderne standen viele Kulturen dem Gartensalat (*Lactuca sativa*) skeptisch gegenüber, da man glaubte, er führe bei beiden Geschlechtern zu Unfruchtbarkeit. Die Weiße Taubnessel (*Lamium album*) galt als Glücksbringer für Liebende. Hält man sie kopfüber, sehen die Staubblätter aus wie zwei Menschen in einem Himmelbett.

Doch manchmal war es auch ungünstig, schwanger zu werden. Die Römer wie auch schon die Griechen waren nahezu besessen von einem Kraut namens *Silphium*. Die Wurzeln dieser mysteriösen Pflanze nutzten sie als schmackhaftes Gemüse, seine Blüten als Parfüm und seinen Saft, als Laser bekannt, für Saucen zu allerlei Gerichten. *Silphium* war ein Allheilmittel für verschiedenste Leiden, von Hühneraugen bis Hundebisse. Und es hatte noch eine weitere Wirkung: Es rief Menstruationsblutungen hervor und war damit ein wirksames Abtreibungs- und Verhütungsmittel. Die Pflanze ließ sich nicht kultivieren und musste wild geerntet werden. Kyrene im heutigen Libyen erlangte dank dieses Krauts großen Reichtum. Es zierte sogar kyrenische Münzen. Es gab strikte Regeln für die Ernte, doch der Schmuggel florierte.

Silphium verschwand bereits in römischer Zeit und gilt heute als ausgestorben. Einige Botaniker vermuten jedoch, dass es das Kraut noch gibt und es sich irgendwo zwischen den anderen wilden Pflanzen Kyrenes versteckt. Eine spannende Vorstellung. Und welche anderen Kräuter warten dann auch noch auf die (Wieder-)Entdeckung ihrer heilenden Kräfte?

Wenn die Verhütung versagte und die Frau das Kind nicht wollte, wurde es gefährlich. Nach Hippo-

Rechts *Cydonia oblonga* (oder *C. communis*) aus *Traité des arbres et arbustes que l'on cultive en France en pleine terre* von Henri Louis Duhamel du Monceau. Stich von Mlle. Janinet, 1801–1819.

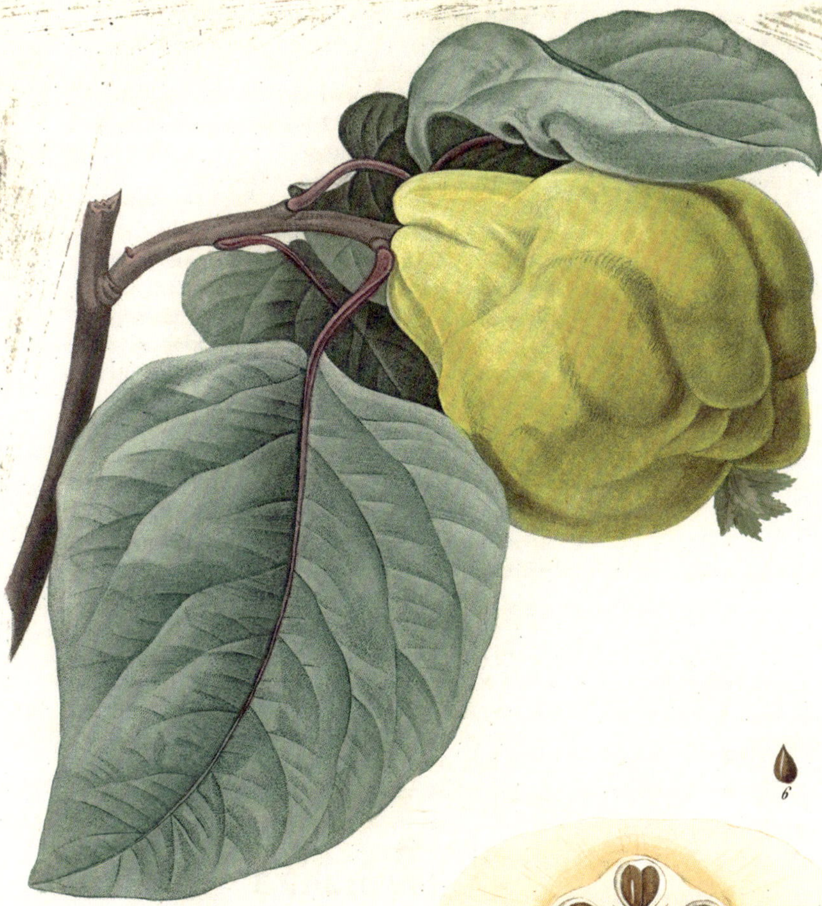

CYDONIA communis. COIGNASSIER commun.

P. J. Redouté pinx. Mlle Janinet Sculp.

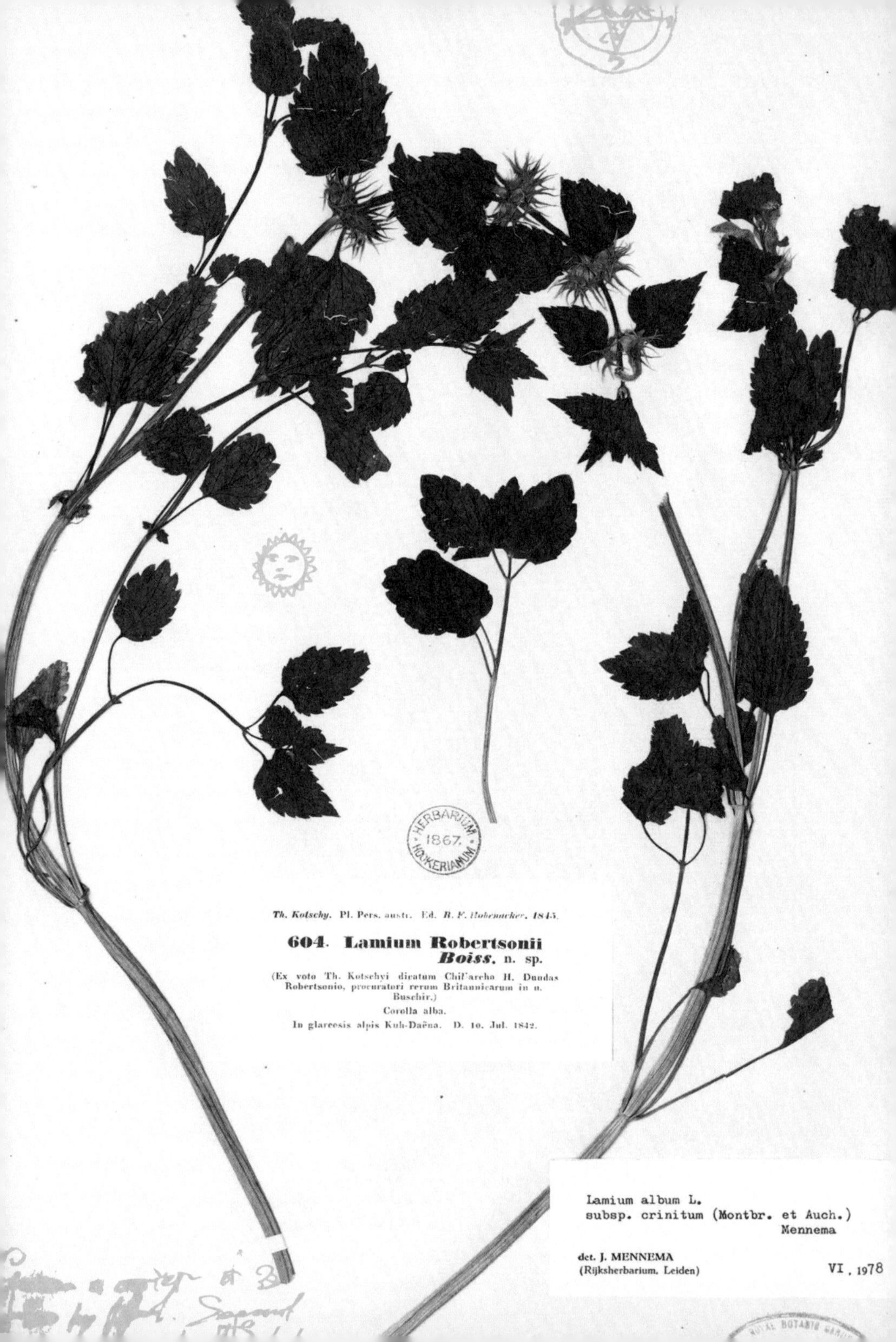
HERBARIUM 1867. HOOKERIANUM
Th. Kotschy. Pl. Pers. austr. Ed. R. F. Hohenacker. 1845.
604. Lamium Robertsonii
Boiss. n. sp.
(Ex voto Th. Kotschyi dicatum Chil'archo H. Dundas Robertsonio, procuratori rerum Britannicarum in u. Buschir.)
Corolla alba.
In glareosis alpis Kuh-Daëna. D. 10. Jul. 1842.
Lamium album L.
subsp. crinitum (Montbr. et Auch.)
Mennema
det. J. MENNEMA
(Rijksherbarium, Leiden)
VI, 1978

krates ist die Spritzgurke (*Ecballium elaterium*) als Abtreibungsmittel der Polei-Minze (*Mentha pulegium*) vorzuziehen. Obwohl Letztere das Risiko des Todes der Mutter barg, wurde sie mit oft tragischen Folgen noch jahrhundertelang von verzweifelten Frauen als Mittel zur Abtreibung verwendet.

Um eine Schwangerschaft festzustellen – oft war das erst nach einigen Monaten möglich –, gab es verschiedene Wege. Im alten Ägypten urinierte die Frau auf zwei Getreidesorten: Gerste (*Hordeum vulgare*) und Emmer (*Triticum dicoccon*). Trieben sie aus, war sie schwanger. Gerste deutete auf einen Jungen, Emmer auf ein Mädchen.

Die Geburtsvorbereitung war ein großes Ereignis. Im Alten Ägypten zogen sich Frauen in eine »Niederkunftslaube« zurück, die mit Säulen in Form von Papyrusstängeln (*Cyperus papyrus*) und anderen gesundheitsfördernden Ranken geschmückt war. In Küstenregionen Australiens wurden Blätter des Emustrauchs (*Eremophila longifolia*) verbrannt, um für eine sterile Umgebung zu sorgen. Der spanische Missionar Bernardino de Sahagún berichtete im 16. Jahrhundert, dass die aztekischen Frauen nicht nur schnellere Geburten mit weniger Schmerzen zu haben schienen, sondern sich auch besser davon erholten. Aztekische Hebammen, *tlamatlquiticitl*, bereiteten zur Schmerzlinderung für die werdende Mutter Dampfbäder aus heilkräftigen Pflanzen und Tee aus *cioapatli*, einem wehenfördernden Kraut, ähnlich wie bei uns ein Tee aus Himbeerblättern (*Rubus idaeus*) zur Wehenförderung eingesetzt wurde.

Im Japan der Heian-Zeit (794–1185) fürchteten die Frauen nicht nur medizinische Komplikationen. Hungrige Geister lauerten im Geburtszimmer, um einer Seele habhaft zu werden. Im Roman *Genji Monogatari* aus dem 11. Jahrhundert werden während der Niederkunft der Frau des Helden, Aoi, Mohnsamen verbrannt, um böse Geister auszutreiben. Wir wissen nicht, ob es sich um Samen des Schlafmohns (*Papaver somniferum*) handelte, diese hätten sie jedenfalls schläfrig und entspannt gemacht.

Links Herbarbelege der Weißen Taubnessel (*Lamium album* subsp. *crinitum*), gesammelt im Iran, 1842.

Auch bei der Nachsorge für Mutter und Kind nach der Geburt halfen Pflanzen. Die alten Griechen nutzten das der Göttin Artemis geweihte Wermutkraut (*Artemisia absinthium*) zur Austreibung der Nachgeburt. Myrrhe (*Commiphora myrrha*) bewirkte das Gleiche, ebenso Mönchspfeffer (*Vitex agnus-castus*), der eine schnelle Erholung bewirken, den Milchfluss und die Menstruation anregen soll. Eine andere antike Arznei, das Echte Herzgespann (*Leonurus cardiaca*), nutzte man noch zu Culpepers Zeit. Er schrieb, das Kraut »mache Mütter freudig und beruhige den Schoß«.

In China wurden Neugeborene nach drei Tagen in Wasser mit Zweigen des Johannisbrotbaums und Herzgespann gebadet. Australiens Ureinwohner nutzen einen harten, grellorangen Pilz (*Pycnoporus species*) als Beißring für Babys.

Die Geburt eines Kindes war ein Anlass zum Feiern. Vielerorts pflanzte man dazu einen Baum: einen Apfelbaum (*Malus*) für Jungen, einen Birnbaum (*Pyrus communis*) für Mädchen. In der hebräischen Tradition standen Zedern (*Cedrus*) für Jungen, Pinien (*Pinus*) für Mädchen. Auch Schulkindern dienten Pflanzen zur Unterstützung: Nach dem Tagebuchschreiber John Evelyn aus dem 17. Jahrhundert war Blauer Natternkopf (*Echium vulgare*) »gut für den Geist«, Rosmarin (*Salvia rosmarinus*) und Betonie (*Betonica officinalis*) für das Gedächtnis. Im antiken Griechenland badeten junge Athleten in Minze (*Mentha*), um ihre Muskeln zu stärken, die sie nach dem Training mit Öl aus den Samen der Kapuzinerkresse (*Tropaeolum*) einrieben.

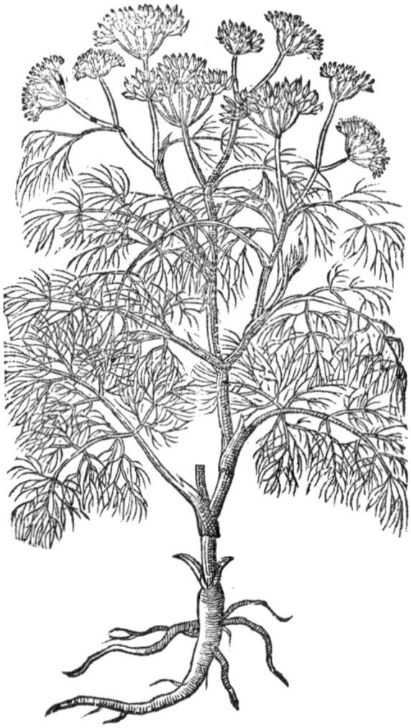

Initiationsriten sollen jungen Menschen in der schwierigen Zeit der Pubertät helfen. Akne wird schon lange mit der adstringierenden Virginischen Zaubernuss (*Hamamelis*) behandelt, im Iran nutzte man Berberitzensaft (*Berberis*). Bundjalung-Aborigines verwendeten seit Jahrhunderten das Öl des Teebaums (*Melaleuca alternifolia*), lange bevor seine antiseptische Wirkung in den 1920ern entdeckt wurden. Das Einsetzen der Menstruation ist ein Wendepunkt im Leben und wird oft von Schmerzen begleitet. Nach der Viersäftelehre der antiken Griechen hatten jene Frauen Schmerzen vor der Menstruation, die unter Melancholie oder zu viel Schwarzer Galle in der Milz litten. Einige der vielen Heilmittel dafür enthielten Engelwurz (*Angelica archangelica*), Mönchspfeffer, Schafgarbe (*Achillea millefolium*), Benediktenkraut (*Centaurea benedicta* oder *Cnicus benedictus*), Mutterkraut (*Tanacetum parthenium*), Herzgespann und Fenchelsamen (*Foeniculum vulgare*). Bauchschmerzen und Krämpfe konnten unter anderem mit Mönchspfeffer, Schafgarbe und Pfingstrosenwurzeln (*Paeonia officinalis*) gelindert werden.

Im Reservat der South Dakota Yankton Sioux, Ihanktonwan Oyate, werden Mädchen nach der ersten Blutung zu einem viertägigen »Mond-Camp« eingeladen. Die Mädchen bauen ein Tipi mit dreizehn Stangen, eine für jeden Mond im Jahr. Sie erlernen das Sammeln medizinischer Kräuter und Wildblumen, deren Nutzung sowie andere Traditionen. Die älteren Frauen baden sie in Salbei-Wasser (*Salvia officinalis*) und sprechen mit ihnen über Sex, Beziehungen und seelische Gesundheit.

Sich zu verlieben, ist das Vorrecht der Jugend. (Mehr zu Liebestränken und -kräutern auf Seite 126.) Dennoch kann die Liebe gelegentlich unangenehme Nebenwirkungen haben. Mittel gegen Geschlechtskrankheiten gibt es so lange wie die Krankheiten selbst. Culpeper empfiehlt Hundszunge (*Cynoglossum officinale*), Goldrute (*Solidago*), Sarsaparilla (*Aralia nudicaulis*) und Seifenkraut (*Saponaria officinalis*). In der traditionellen Maori-Medizin Neuseelands, Rongo, wurden solche Mittel erst seit Ankunft europäischer Seeleute benötigt. Genutzt wurden Dampfbäder aus den Blättern des Tahiti-Pfeffers (*Piper excelsum*).

Bei Hochzeiten gehören zum Schmuck der Braut fast überall Blumen und Kräuter. Im alten Griechenland trugen Bräute zur Abwehr böser Geister Knob-

Oben Fenchel (*Foeniculum vulgare*). Holzschnitt aus Gerards *Herball*, 1597. Culpeper empfahl Fenchel zur Anregung der Milchbildung.

Rechts Tristan und Isolde trinken einen Liebestrank. Ihre unglückliche Romanze inspirierte über Jahrhunderte Künstler und Dichter. Wald-Erdbeeren und Veilchen umrahmen die Illustration, sie stehen für die Liebe.

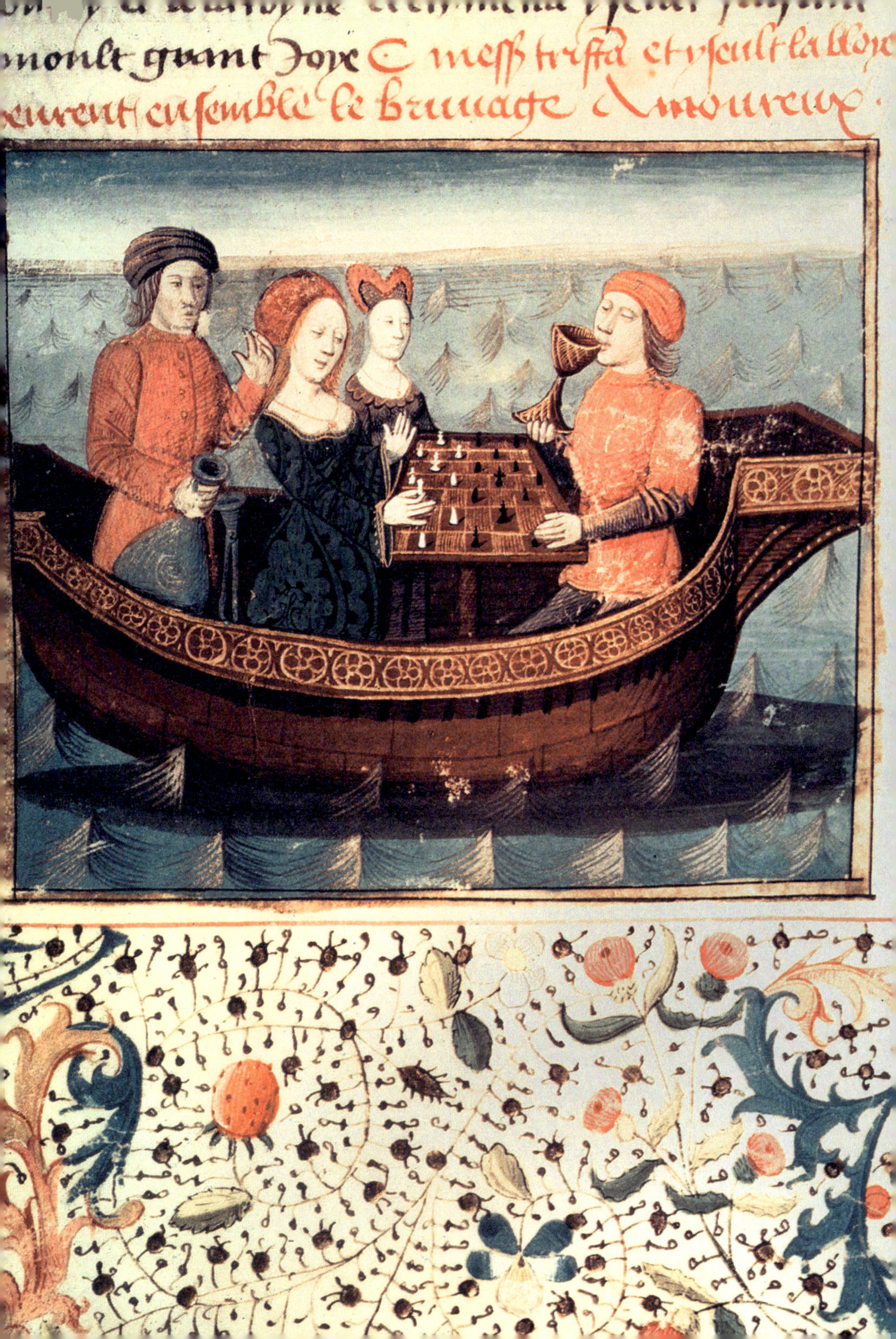
moult grant Joye
ensemble le bruuage amoureux.

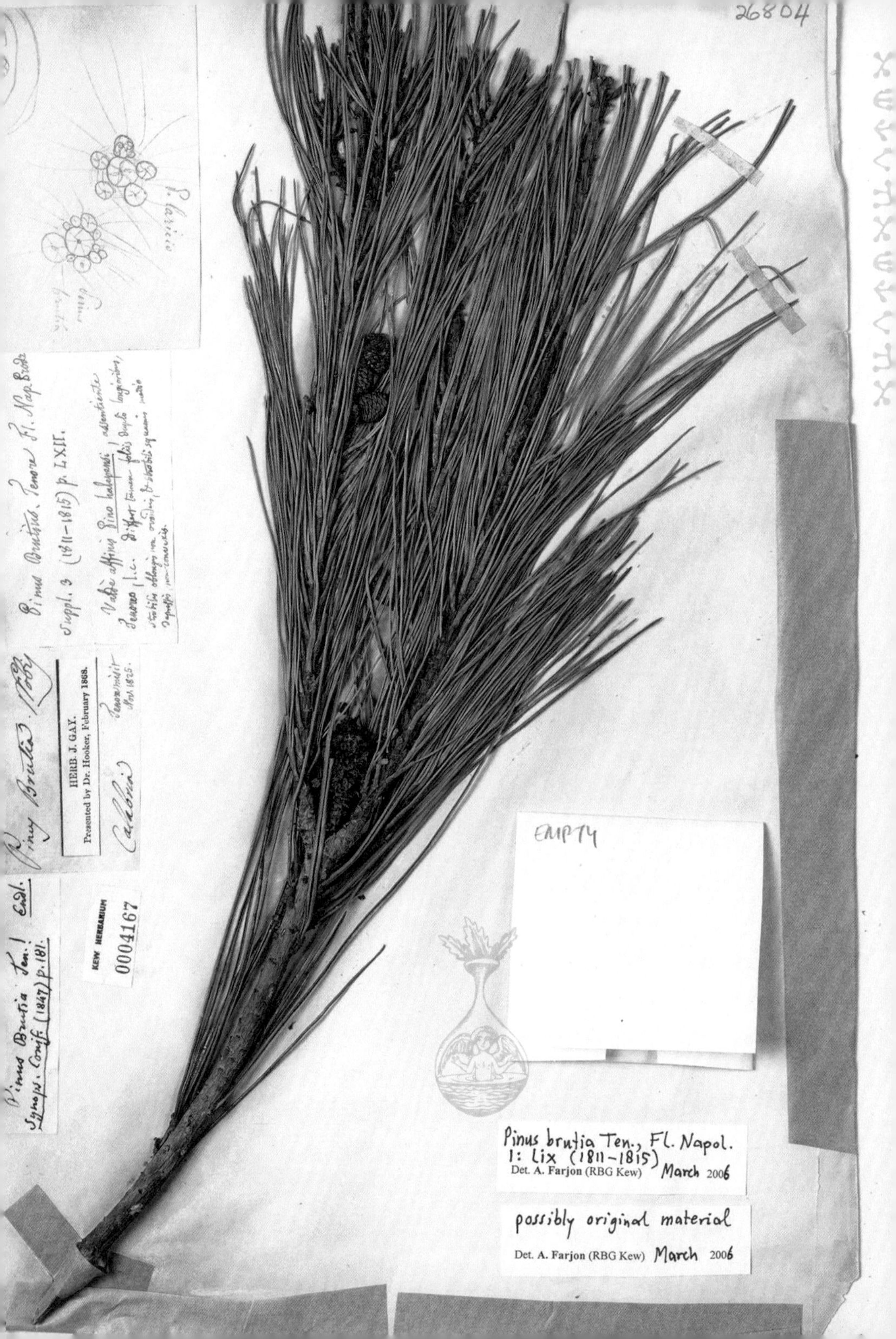
26804
EMPTY
HERB. J. GAY.
Presented by Dr. Hooker, February 1868.
KEW HERBARIUM
00041167
Pinus brutia Ten., Fl. Napol. 1: Lix (1811-1815)
Det. A. Farjon (RBG Kew) March 2006
possibly original material
Det. A. Farjon (RBG Kew) March 2006

lauch (*Allium sativum*) in ihren Sträußen, Gäste hielten während der Zeremonie Weißdornzweige (*Crataegus*) über das Paar. Später leuchteten Fackeln aus Weißdorn den Weg zum Brautgemach. Die Orangenblüte (*Citrus × sinensis*) zierte als Symbol für Keuschheit oft den Kopfschmuck der Braut. In Frankreich durften ihn nur Jungfrauen tragen. Eisenkraut wurde im 19. Jahrhundert wegen des süßen Dufts in englischen Brautbouquets verwendet, aber versteckt, weil es als gewöhnlich galt; vorn steckte Myrte (*Myrtus*), die auch Königin Victoria bei der Hochzeit mit Prinz Albert trug, ebenso wie alle königlichen Bräute nach ihr. Viele Europäer werfen Reis (*Oryza sativa*) über das Paar, eine Hindu-Braut streut einige Hände voll hinter sich, wenn sie das Haus der Eltern verlässt, und bedankt sich so bei ihnen. Reis steht für Wohlstand. Dem Bräutigam lässt die Braut eine Schale Reis durch einen männlichen Verwandten übergeben, als Symbol der Vereinigung der beiden Familien. Die iranische Hochzeitstafel, *Sofreh Aghd*, biegt sich unter Speisen, von denen viele symbolische Bedeutung haben, darunter *Khoncheh*, sieben Kräuter und Gewürze gegen den bösen Blick: *khashkhash* (Mohnsamen), *berenj* (Reis), *sabzi khoshk* (Engelwurz), *namak* (Salz), *raziyane* (Schwarzkümmel, *Nigella sativa*), *cha'i* (Schwarzer Tee, *Camellia sinensis*) und *kondor* (Weihrauch, *Boswellia sacra*).

Neigt sich der Lebenskreis dem Herbst zu, stehen noch heute Anti-Aging-Kräuter hoch im Kurs. Die alten Griechen glaubten, Salbei wehre den Tod ab. Der Känguruapfel (*Solanum laciniatum*), ein Mitglied der Nachtschattengewächse aus den kälteren Regionen Australiens, wurde gegen Hautalterung und Pigmentstörungen eingesetzt. In Nordaustralien zerstieß man Goldweinblätter (*Hibbertia scandens*) für eine Salbe bei Gelenkarthritis, während die Heiler Hawaiis *awapuhi* (Bitteren Ingwer, *Zingiber zerumbet*) als Mittel gegen Rückenschmerzen verwendeten. Nicholas Culpeper listet viele Kräuter gegen die Bürden des Alters auf: Malve (*Malva*) und Kohl-Gänsedistel (*Sonchus oleraceus*) bei Schwerhörigkeit, Aronstab (*Arum maculatum*) und Schöterich (*Erysimum*) gegen Gicht und Wermutkraut bei Ischiasbeschwerden. Gegen Falten helfen Gartenbohne (*Phaseolus vulgaris*) und Wiesen-Schlüsselblume (*Primula veris*).

Ein alter Aberglaube ist, dass weiße Blumen ein Symbol für den Tod sind und es Unglück bringt, sie ins Haus zu holen. Zantedeschien oder Calla-Lilien (*Zantedeschia*) gehören als wunderschöne, elegante Grabblumen dazu. Gleiches gilt für Schneeglöckchen (*Galanthus*), ein Strauß in einer Vase auf einer Fensterbank draußen soll allerdings Unglück abhalten.

In Nordamerika und Europa war es Brauch, Bäume und Bienenstöcke in den Obstgärten formell über einen Tod in der Familie zu informieren. In manchen Ländern legte man Pflanzen Trauerkleidung an, während in einigen Gegenden Deutschlands alle Blumentöpfe hinausgestellt wurden, um einen Todesfall zu verkünden.

Im antiken Griechenland und Rom gab man den Toten Rosmarin und Majoran (*Origanum majorana*) in die Hand, und Minze kam bei Begräbniskulten zum Einsatz, weil sie mit dem Gott der Unterwelt in Beziehung stand. Jüdische und frühe christliche Traditionen verboten Grabblumen als heidnisch, im Christentum wurde diese Regel später gelockert. Im 19. Jahrhundert hatte sich die »Sprache der Blumen« bis auf die Grabsteine ausgedehnt. Eine geschlossene Knospe markierte den Grabstein eines Kindes, eine halb geöffnete den Grabstein einer oder eines Jugendlichen. Die Darstellung einer Weizen-

Links Herbarbeleg der Kalabrischen Pinie (*Pinus brutia*), gesammelt in Italien, 1825. Immergrüne Pinien stehen für ein langes Leben, Frieden und Sicherheit.

ähre auf dem eigenen Grabstein deutete auf ein erfülltes Leben voller Erfolge hin. Selbst die Bäume auf dem Friedhof hatten symbolischen Gehalt. Uralte Eiben (*Taxus baccata*), oft älter als die Friedhöfe selbst, schützten den heiligen Grund, während Weiden (*Salix*) vor Trauer weinten. Weißdorn stand für Hoffnung, Brombeerranken hielten den Teufel von den Gräbern fern. In Südeuropa standen Zypressen (*Cupressus*) am Eingang Wache.

Die Studentenblume wird als *flor de muertos* (Totenblume) verehrt. Sie ist der aztekischen Göttin Mictecacihuatl geweiht, die über die Knochen wacht. Am 2. November, dem *Día de Muertos* (Tag der Toten), verstreut man sie in großen Mengen auf bunt geschmückten Altären. Der Tag, an dem die Lebenden und die Toten gemeinsam feiern, steht für die Zerbrechlichkeit des Lebens. Der Tag im Jahr, an dem sich der Lebenskreis schließt.

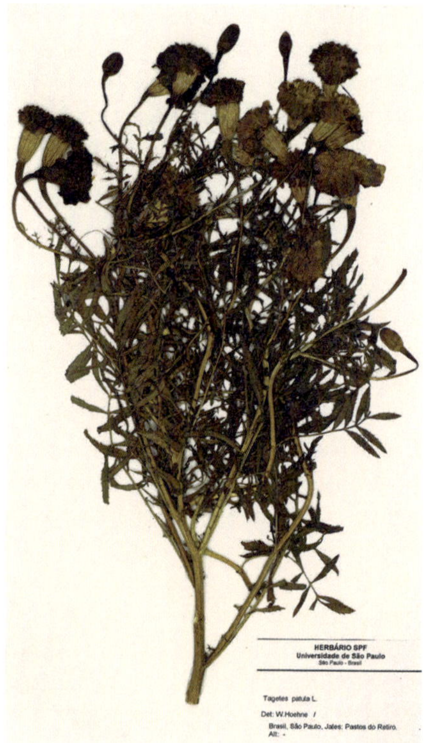

Eine blutende Wunde stillen

Nimm die roten Blüten der Brennnessel, gestampft und geseiht in Essig, und leg sie auf die Wunde, um die Blutung zu stillen.

(Aus dem *Book of Magical Charms*, 17. Jahrhundert)

Oben Herbarbeleg der Aufrechten Studentenblume (*Tagetes erecta*), gesammelt in Brasilien, 1950.

Rechts Mosaik eines Skeletts aus Pompeji, ca. 79 n. Chr., ein Appell, das Leben zu genießen, solange man kann. Das Skelett hält in jeder Hand einen Weinkrug.

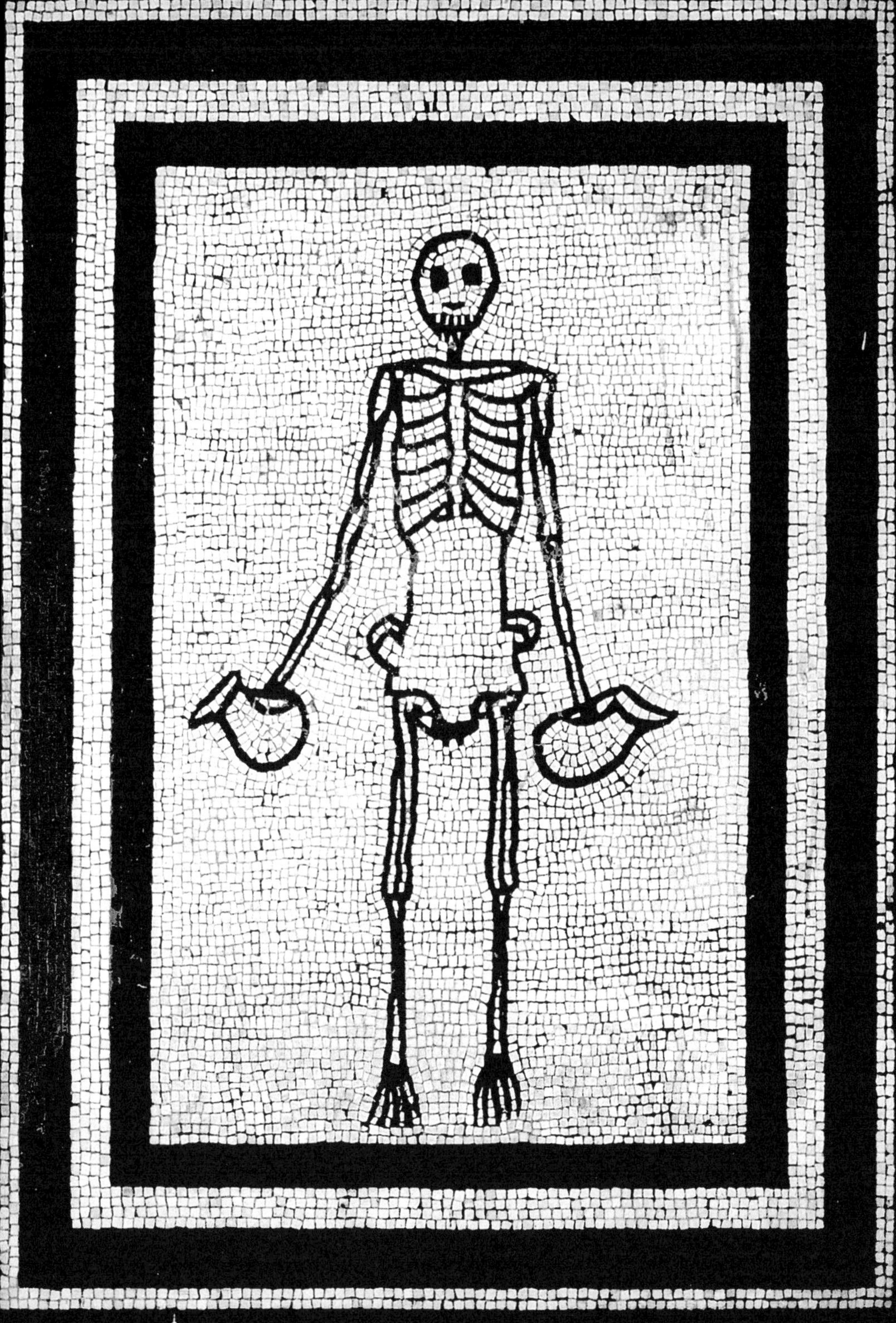

Große Brennnessel

Urtica dioica

Nicholas Culpeper bemerkt etwas spöttisch, man könne Brennnesseln finden, indem man »in dunkelster Nacht herumtaste«.

Culpeper erklärt weiter, die Brennnessel verzehre ein »Übermaß phlegmatischer Säfte« nach der kalten, feuchten Winterzeit.

Brennnesseln sind häufig in Hecken und Wäldern zu finden. Sie waren einst sehr viel bedeutender als heute. In Dänemark fanden Archäologen eine 2800 Jahre alte Urne aus Bronze mit den Gebeinen eines Stammesoberhaupts, die in ein Grabtuch aus Brennnesselfasern eingewickelt waren. Die Ägypter nutzten Brennnesseln gegen Arthritis; aktuelle wissenschaftliche Befunde zeigen dadurch tatsächlich eine leichte Besserung der Symptome. Hippokrates berichtet von einundsechzig Heilmitteln auf der Basis von Brennnesseln.

In Irland hieß es, nur diejenigen bleiben das ganze Jahr gesund, die mindestens dreimal im März Brennnesseln pflücken und essen. In Schottland waren Brennnesseln am wirksamsten, wenn man sie schweigend um Mitternacht pflückte. Man aß Brennnesseln wie Spinat, nutzte sie für die Käsegerinnung und als Käsegewürz, zum Abdichten undichter Fässer und zur Abwehr von Fliegen. Im Ersten Weltkrieg wurden deutsche Uniformen aus Brennnesselfasern gewoben, im Zweiten Weltkrieg in einigen Ländern Tarnmaterialien mit Brennnesselsud gefärbt.

Man nutzte Brennnesseln für Gurgellösungen, als schleimlösendes und harntreibendes Mittel und zur Linderung von Blähungen. Ein Trank aus den Samen sollte ein Gegenmittel bei Hundebissen sowie Vergiftungen durch Schierling, Tollkirsche und Alraune sein. Das stimmt jedoch nicht. Ebenso wenig wirkt Nesselsaft bei der Behandlung einer Glatze, wie man im Mittelalter glaubte.

Dass nur blühende Brennnesseln brennen, ist, wie jeder Gärtner weiß, Unsinn. Ein fester Griff am Stängel verursacht den geringsten Schmerz. Immerhin wächst oft Stumpfblättriger Ampfer (*Rumex obtusifolius*) in der Nähe, ein bekanntes Volksheilmittel gegen das Brennen.

Am besten geeignet sind junge, zarte Nesseln. So sammelt sie auch der Teufel im Mai, um daraus seine Hemden zu weben. Danach sind sie nicht mehr zu gebrauchen. Später im Jahr machten die Kinder Flöten aus den getrockneten, hohlen Stängeln.

Rechts Illustration einer Weißen Taubnessel (*Lamium album*) aus John Curtis, *British Entomology*, 1823–1840.

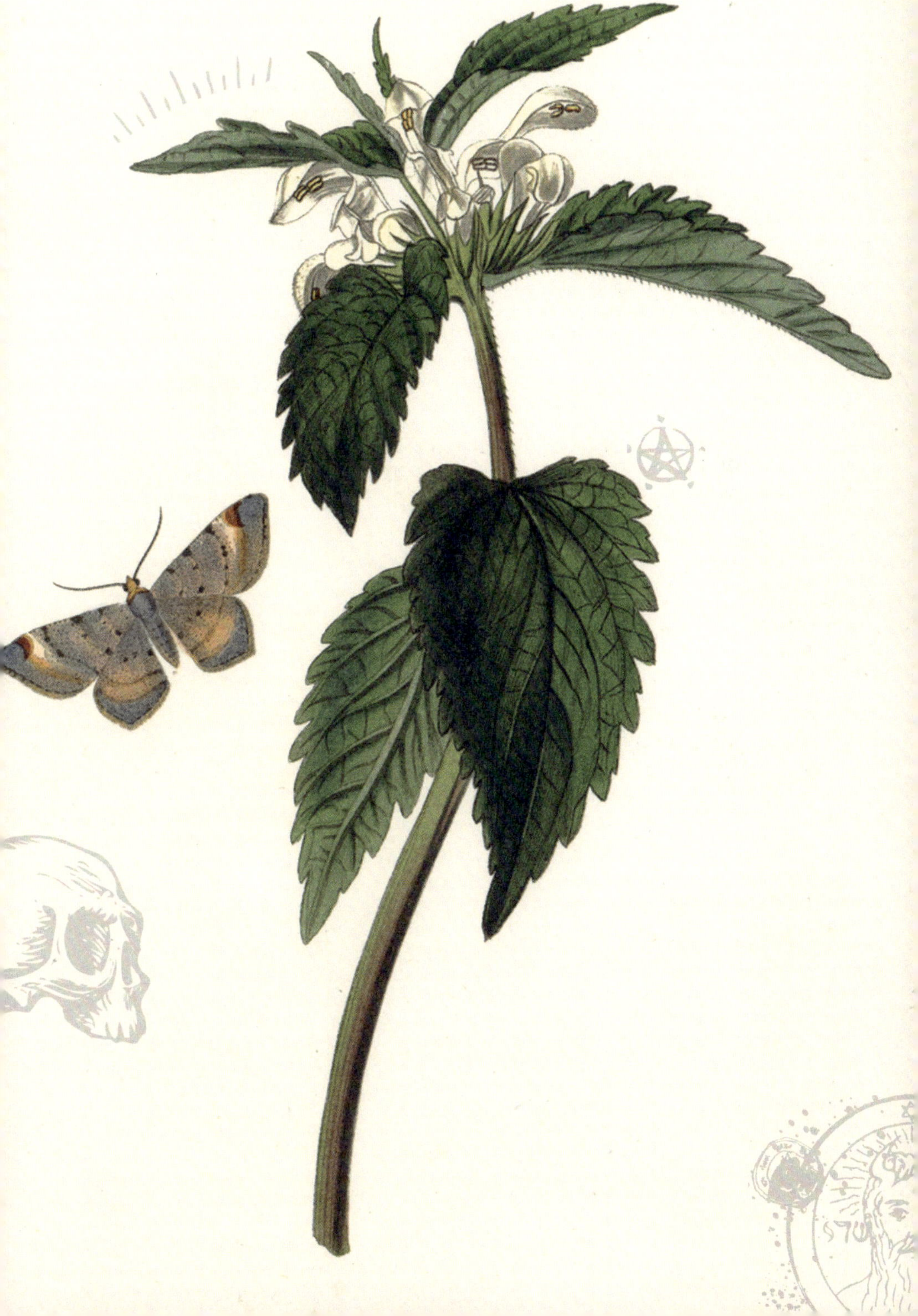

Tab. 412.

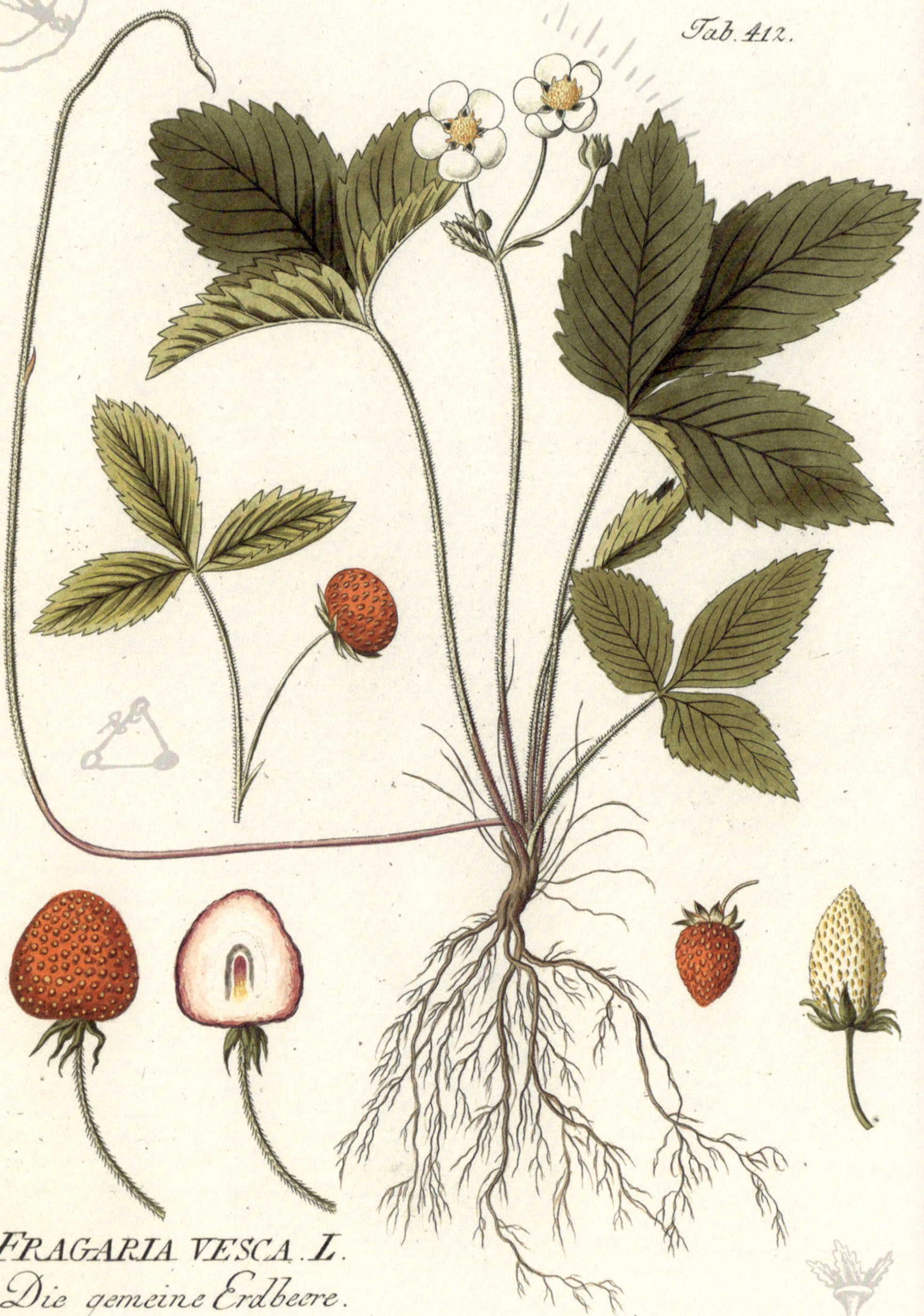

FRAGARIA VESCA. L.
Die gemeine Erdbeere.

Wald-Erdbeere

Fragaria vesca

Stark duftend, mit vollem Geschmack und nicht größer als ein kleiner Fingernagel ist die Wald-Erdbeere weit entfernt von den auffälligen, aufgeblähten Monstern im Supermarkt.

Dennoch ist die Wald-Erdbeere als Symbol der Liebe kaum zu übertreffen. Wie sie schüchtern aus dem dichten Unterholz hervorlugt. Allein sie zu finden, wird zur köstlichen Herausforderung für die Liebhaber in spe.

Der römische Dichter Vergil nannte Erdbeeren »Kinder der Erde«. Auch bei Ovid, Plinius d. Ä. und dem römischen Senator Cato werden Erdbeeren erwähnt, aber erst im Mittelalter entfaltete die Frucht ihr volles, leidenschaftliches Potenzial. Vergebens ernannte die christliche Kirche die Erdbeere zur Frucht der Jungfrau, wies auf die dreigeteilten Blätter (Symbol der heiligen Dreifaltigkeit), die reinweißen Blüten mit fünf Blättern (die Wunden Jesu) und die rote Frucht als Symbol seines Blutes hin. Die üppige, herzförmige Frucht verführte und ließ den Puls rasen …

Frisch Verheirateten servierte man Erdbeeren mit Sahne und himmelblauen, sternförmigen Borretsch-Blüten (*Borago officinalis*). Sir Robert Dudley, Earl of Leicester, füllte seinen berühmten Garten in Kenilworth Castle mit Erdbeeren, in der Hoffnung, Elizabeth I. zu erobern. Der Erdbeerlikör seines späteren Konkurrenten, Sir Walter Raleigh, enthielt eine Gallone Erdbeeren und ein Pint gesüßten Aquavit.

Nicht nur in Europa waren Erdbeeren eine Speise der Liebe. Eine Legende der Cherokee erzählt vom Streit zwischen dem ersten Mann und der ersten Frau, den der Schöpfer beendete, indem er Erdbeeren auf die Erde sandte. Das Paar versöhnte sich gebührend, und die Menschheit überlebte.

Laut Culpeper ist die Erdbeere die Frucht der Venus. Er rät dazu, entzündete Augen mit Erdbeersaft zu spülen oder gewässerte Wurzeln und Blätter in Wein zu kochen, um Leber, Milz und Blut »zu kühlen«. Der Volksglaube kannte weitere Anwendungen. Die Säure geschnittener Erdbeeren könne Zähne aufhellen und Sommersprossen beseitigen. Die leicht adstringierenden Blätter eigneten sich angeblich gut für das Gurgeln bei Mundgeschwüren und als Salbe für Wunden. Als Badezusatz linderten sie Hüftschmerzen.

William Coles empfiehlt in *The Art of Simpling* (1656), Borretsch neben Erdbeeren zu pflanzen, um größere Früchte zu erhalten. Allerdings waren damals bereits Kreuzungen mit neuen, nordamerikanischen Sorten im Kommen. Die Frucht der Liebe wurde schon bald röter, größer und auffälliger, nicht aber süßer.

Links Wald-Erdbeeren (*Fragaria vesca*) aus *Icones Plantarum Medicinalium*, Joseph Jacob von Pleck, 1792.

Echtes Süßholz

Glycyrrhiza glabra

Der aus dem Griechischen stammende Name *Glycyrrhiza* steht für »süße Wurzel«. Das Rhizom der Pflanze enthält Glycyrrizhin, das fünfzigmal süßer ist als Zucker.

Das blieb auch Generationen von Schulkindern nicht verborgen, die die holzigen Süßholzwurzeln kauten. Auch in den Armeen von Alexander dem Großen und Cäsar war Süßholz beliebt, und Napoleon aß so viel davon, dass seine Zähne schwarz wurden. Überraschenderweise wurden aufgefaserte Süßholzwurzeln auch als Zahnbürste verwendet.

Die fedrige, luftige Pflanze mit leuchtend grünen Blättern, die ein wenig an die junger Eschen erinnern, gehört zur Familie der Erbsen (Leguminosae/Fabaceae). Sie kann in einem Jahr eineinhalb bis zwei Meter hoch und bis zu einem Meter breit werden. Ihre Pfahlwurzel sendet läuferartige Rhizome aus, aus denen die begehrte, mit Anis gewürzte Lakritze hergestellt wird. Süßholz wächst wild an Flussufern in Südosteuropa und Südwestasien. Sie gedeiht in vielen Klimazonen von Skandinavien bis Spanien.

Erstmals erwähnt wird es vor etwa 4000 Jahren im babylonischen *Codex Hammurabi* und fand Anwendung in der antiken chinesischen und hinduistischen Medizin. Große Mengen Lakritz lagen im Grab von Tutanchamun. Theophrast spricht von der »Skytischen Wurzel«, die nützlich ist bei Asthma, Husten und Brustschmerzen. Dioskurides empfiehlt Süßholz bei Heiserkeit.

Möglicherweise kam Süßholz mit zurückkehrenden Kreuzfahrern nach Westeuropa. Aufgrund seiner großen Beliebtheit besteuerte Eduard I. ab 1305 den Import, um mit dem Erlös die London Bridge zu reparieren. Als Antwort darauf wurde es in Großbritannien angebaut. Nachdem Lakritztaler zuerst nur zu Heilzwecken hergestellt wurden, fügte 1760 der Apotheker George Dunhill seiner Rezeptur Zucker und Mehl hinzu; so entstanden die »Pomfrets«, die kleinen schwarzen Pastillen, die später als *Pontefract Cakes* berühmt wurden. Mitte des 20. Jahrhunderts nahmen die Süßholzgärten in Yorkshire große Flächen ein. Heute sind sie verschwunden, allerdings werden einige wieder aufgebaut.

Nicholas Culpeper liebte Süßholz und meinte, es passe in praktisch jede Mischung, egal zu welchem Zweck. Süßholz lindert Husten, Giemen, Kurzatmigkeit, Brust- und Lungenschmerzen, senkt Fieber und wirkt verdauungsfördernd bei Kindern. Es wirkt abführend und sollte nur in Maßen eingenommen werden, vor allem bei Bluthochdruck. Nichtsdestotrotz haben Wissenschaftler auch heute ein Interesse an den potenziellen medizinischen Eigenschaften der Pflanze.

Rechts Echtes Süßholz (*Glycyrrhiza glabra*) aus *Köhler's Medizinal-Pflanzen*, 1890.

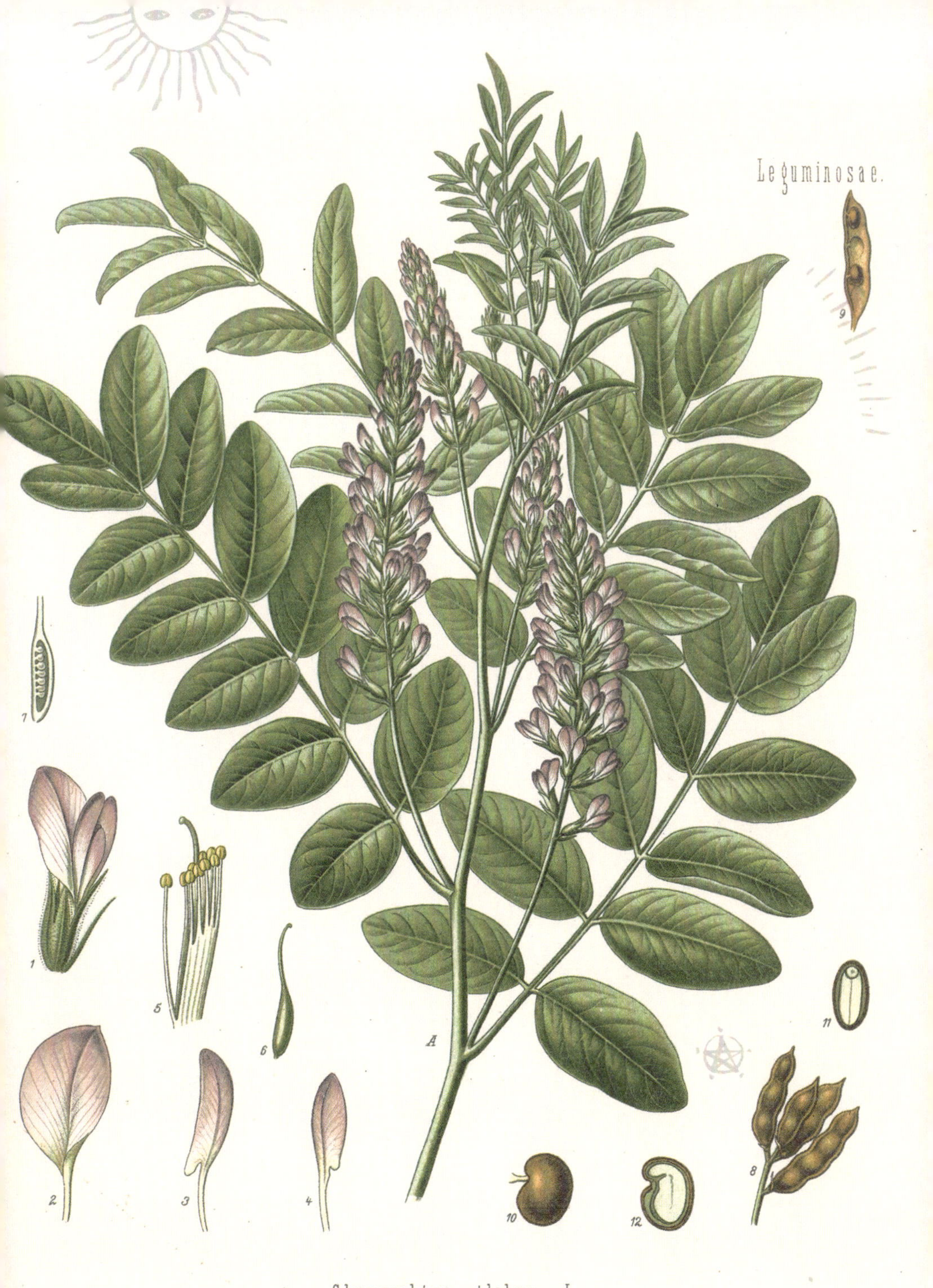

Glycyrrhiza glabra L.

L.

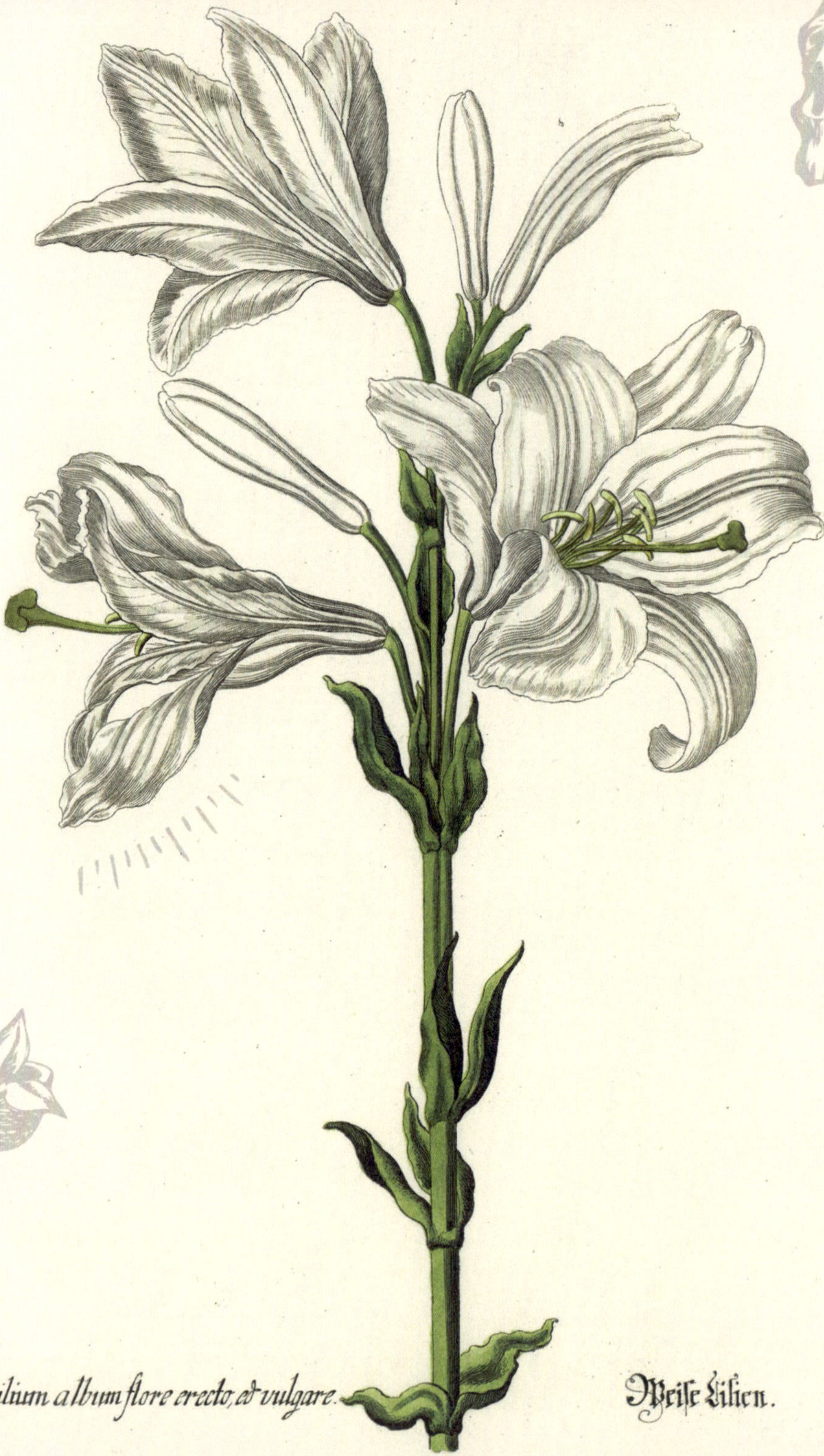

Lilium album flore erecto, et vulgare. Weisse Lilien.

Lilie

Lilium

Lilien gibt es in vielen Formen, von der bezaubernden weißen oder purpurrosa Türkenbundlilie (*Lilium martagon*) bis zu den Exoten aus dem Osten wie der Riesen-Lilie (*Cardiocrinum giganteum*).

Die klassische Madonnen-Lilie (*Lilium candidum*) ist eine eigentümliche Blume und Symbol für Jungfräulichkeit, Reinheit, Unschuld und Tod. Sie wurde von der Kirche mit der Jungfrau Maria in Verbindung gebracht; der Erzengel Gabriel trägt in Renaissancedarstellungen von Mariä Verkündung einen Strauß Lilien. Man sagt, sie wächst nur dort, wo die Frau Herrin im Haus ist. Vermuteten Eltern, ihre Töchter seien unkeusch, gaben sie ihnen Lilienpulver. Waren die Mädchen keusch, mussten sie sofort Wasser lassen. Trat ein Mann auf eine Lilie, würde seine Familie ihre Unschuld verlieren. Lilien hielten Geister aus dem Garten fern; von ihnen zu träumen, brachte Glück.

Vierzig Blütenblätter der Madonnen-Lilie, in Branntwein eingelegt, heilten Furunkel, die gerösteten Wurzeln zusammen mit Rosenöl ließen Falten verschwinden und hellten die Haut auf. Culpeper mischte die geröstete Wurzel mit Schweinefett zu einer Salbe, die Pestbeulen reifen und platzen ließ. Sie heile außerdem durchtrennte Sehnen, lindere Verbrennungen und Schwellungen an den »Weichteilen«. Mädchen warnte man, dass das Riechen an Lilien Sommersprossen verursachen würde. Wichtig für Katzenbesitzer: Selbst der Verzehr kleinster Mengen von Pollen, Blättern, Blütenblättern oder sogar des Blumenwassers ist für Katzen hochgiftig.

Die Ägypter schätzten Lilien so sehr, dass sie sie ihren Toten mit ins Grab gaben. Nach der griechischen Mythologie soll der Säugling Herakles so kräftig an Heras Brüsten gesaugt haben, dass sie ihn wegstieß; ein Schwall Milch wurde zur Milchstraße, aber einige Tropfen fielen zur Erde und wurden zu Lilien. Die römische Mythologie kennt eine noch seltsamere Geschichte: Die Göttin Venus war so eifersüchtig auf die schöne Lilie, dass sie die mittlere Spitze länger wachsen ließ, um sie zu entstellen. Gemeint war vielleicht die elegante Calla oder Zantedeschie (*Zantedeschia aethiopica*).

Im heidnischen Volksglauben gilt Calla als Symbol für sexuelle Harmonie, da sie, aus dem phallischen Stachel (Spadix) und dem weißen Hüllblatt (Spatha) bestehend, die männlichen und weiblichen Organe repräsentiert. Die »Calla-Lilie« ist keine echte Lilie, sondern gehört zur Familie der Araceae und ist damit enger mit dem Aronstab verwandt. Wird die Lilie mit dem Tod verbunden, so ist Calla eine echte Grabblume. Trotzdem wird sie oft zu Ostern für Kirchendekorationen genutzt. Auch heute weigern sich viele Menschen, Lilien im Haus zu haben.

Links Lilie (*Lilium*) aus dem *Thesaurus rei herbariae* von Georg Wolfgang Knorr, ca. 1772.

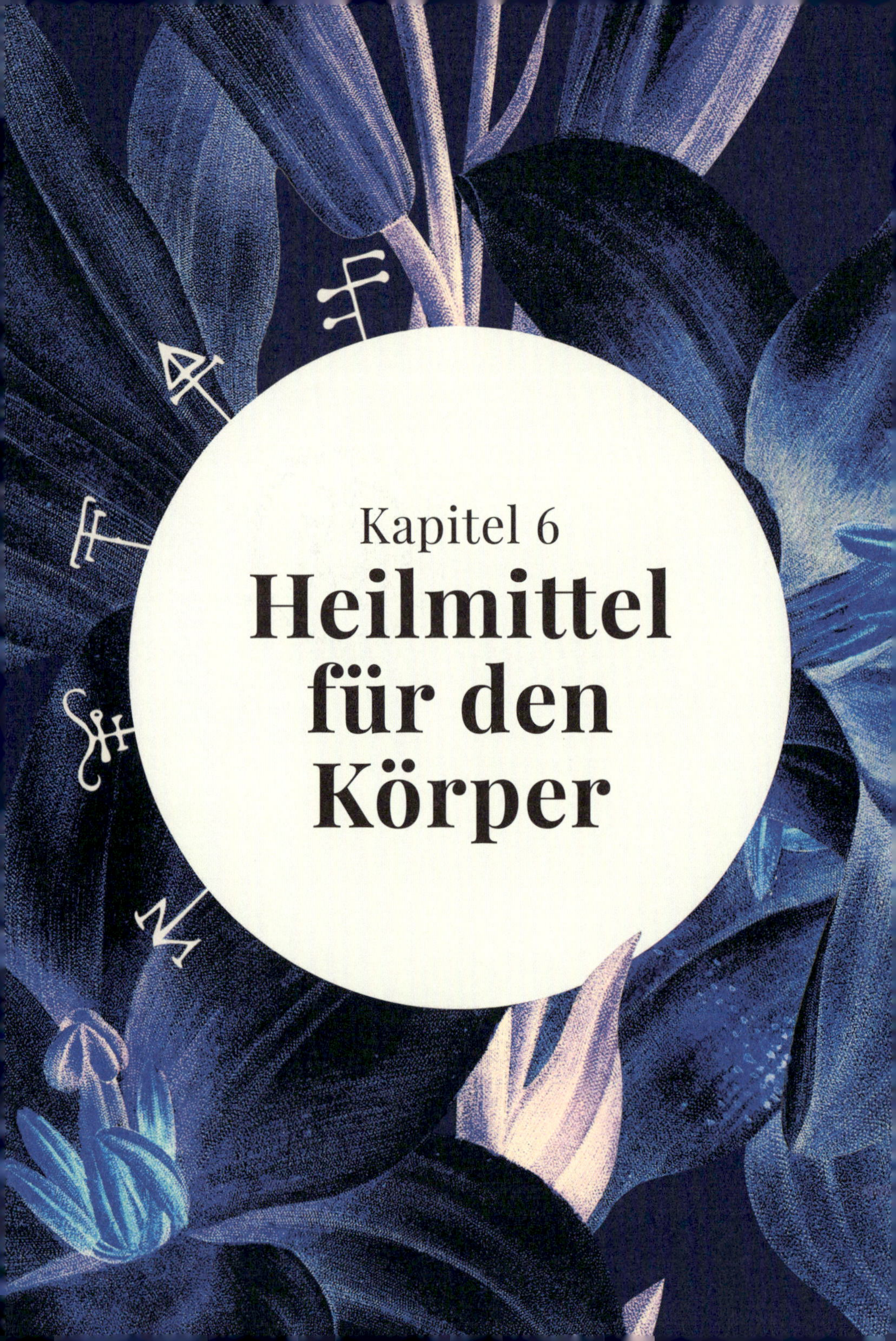

Kapitel 6

Heilmittel für den Körper

Von einem einfachen weichen
Blatt auf einer Kriegswunde
bis zu komplexen Rezepturen,
von Heilern überliefert
und unterstützt durch
Zaubersprüche, Gebete und
Rituale – die Idee von
heilenden Kräutern begleitet
uns seit den Anfängen
der Menschheit.

Egal, in welcher Kultur und zu welchem Zeitpunkt der Geschichte oder in vorgeschichtlicher Zeit – stets waren es die gleichen Beschwerden, für die Menschen Linderung suchten: Verbrennungen, Flechten, Warzen, Knochenschmerzen, Furunkel, Halsschmerzen, Zahnschmerzen, Mundgeruch, Blähungen und Bauchschmerzen.

Erst seit Kurzem, mit der Entdeckung der Antibiotika und anderer wirksamer Mittel, sind einige Leiden besser behandelbar. Viele der Kräuterheilmittel der Kelten, Römer, Griechen oder der amerikanischen Ureinwohner wurden bis ins frühe 20. Jahrhundert noch genutzt, manche noch heute. Ayurveda und TCM werden breit praktiziert. Mindestens einer ihrer Leitsätze, die individuelle Behandlung jedes Menschen, gewinnt auch in der »neuen« westlichen Medizin des 21. Jahrhunderts immer mehr an Bedeutung.

Für die Menschen der Antike war es von Belang, ob man den ganzen Patienten, das befallene Organ oder den Körperteil oder die Krankheit an sich behandeln sollte. Wenn ein Pflanzenblatt einer Hand ähnelte, konnte es dann heilen, was diese verletzt hatte – vom gebrochenen Finger bis zur entzündeten Handfläche? Konnte der gebrochene Finger eines melancholischen Patienten genauso behandelt werden wie der eines phlegmatischen, wenn beide Verletzungen gleich aussahen? Wie sollte die Dosierung gewählt werden? Zu viel konnte einen Patienten töten, zu wenig war möglicherweise wirkungslos. War die Dosierung für Kinder anders zu bemessen als für erwachsene Krieger? Was passierte, wenn man nur winzige Mengen Gift nahm, die der Körper abbauen konnte? Wird er dann zukünftig dieses Gift erkennen und größere Mengen tolerieren? Konnte man jeden Tag kleine Mengen nehmen und immun werden? In einer Welt ohne Regeln muss jemand solche festlegen, und es überrascht wenig, dass die großen »Väter« der Medizin wie Hippokrates und Dioskurides über Jahrhunderte Einfluss behielten. Die wenigsten wollen experimentieren, wenn sie krank sind. Ähnlich war es in der Volksmedizin: Die Erfahrungen der Vorfahren wurden mündlich weitergegeben, dann von Autoren wie Culpeper und John Gerard festgehalten. Mit der Abwanderung vom Land in die Stadt ging viel der alten »Volksweisheit« verloren, selbst im England des 17. Jahrhunderts. Culpepers *Herball* war eine der wenigen erschwinglichen und halbwegs verlässlichen Quellen für Heilmethoden.

Behandlungen auszuwählen, bedurfte einer Qualifikation. Oft war es eine Mischung aus Wissenschaft und Mystik. Trotzdem haben einige Kräuter ihren Ruf durch die Jahrtausende behalten, »gut für« etwas zu sein. Der wohl geläufigste Zustand ist der am banalsten klingende: »Schmerzen«.

Mutterkraut (*Tanacetum parthenium*) wurde seit der Antike von Griechen und Ägyptern als Schmerzmittel genutzt. Die Pflanze wurde seit dem 10. Jahrhundert in den großen Benediktinerklöstern angepflanzt und siedelte sich langsam auch in den

Rechts Holzschnitt aus dem 15. Jahrhundert, Apotheker in einer Apotheke. Ein Lehrling arbeitet im Hintergrund mit Stößel und Mörser.

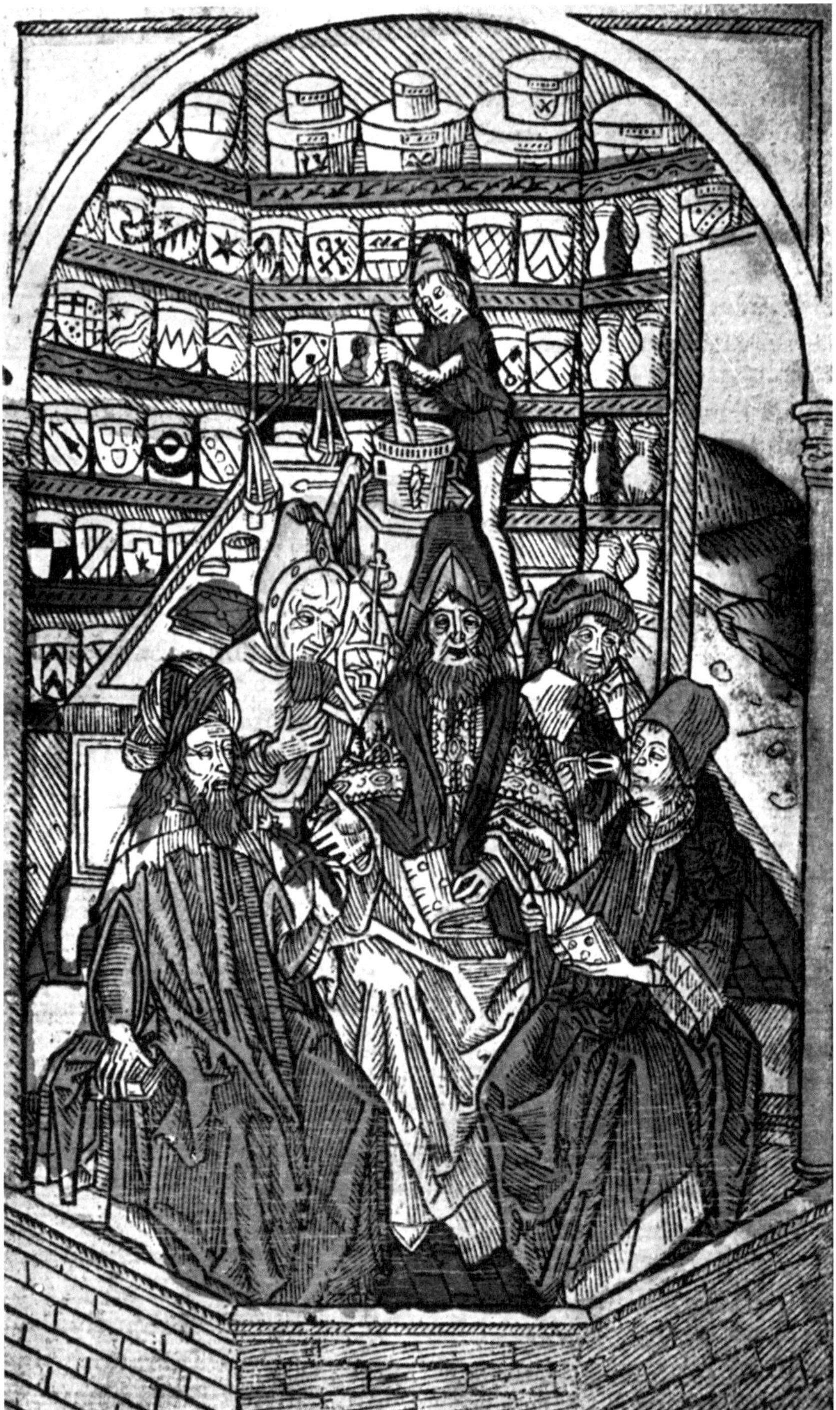

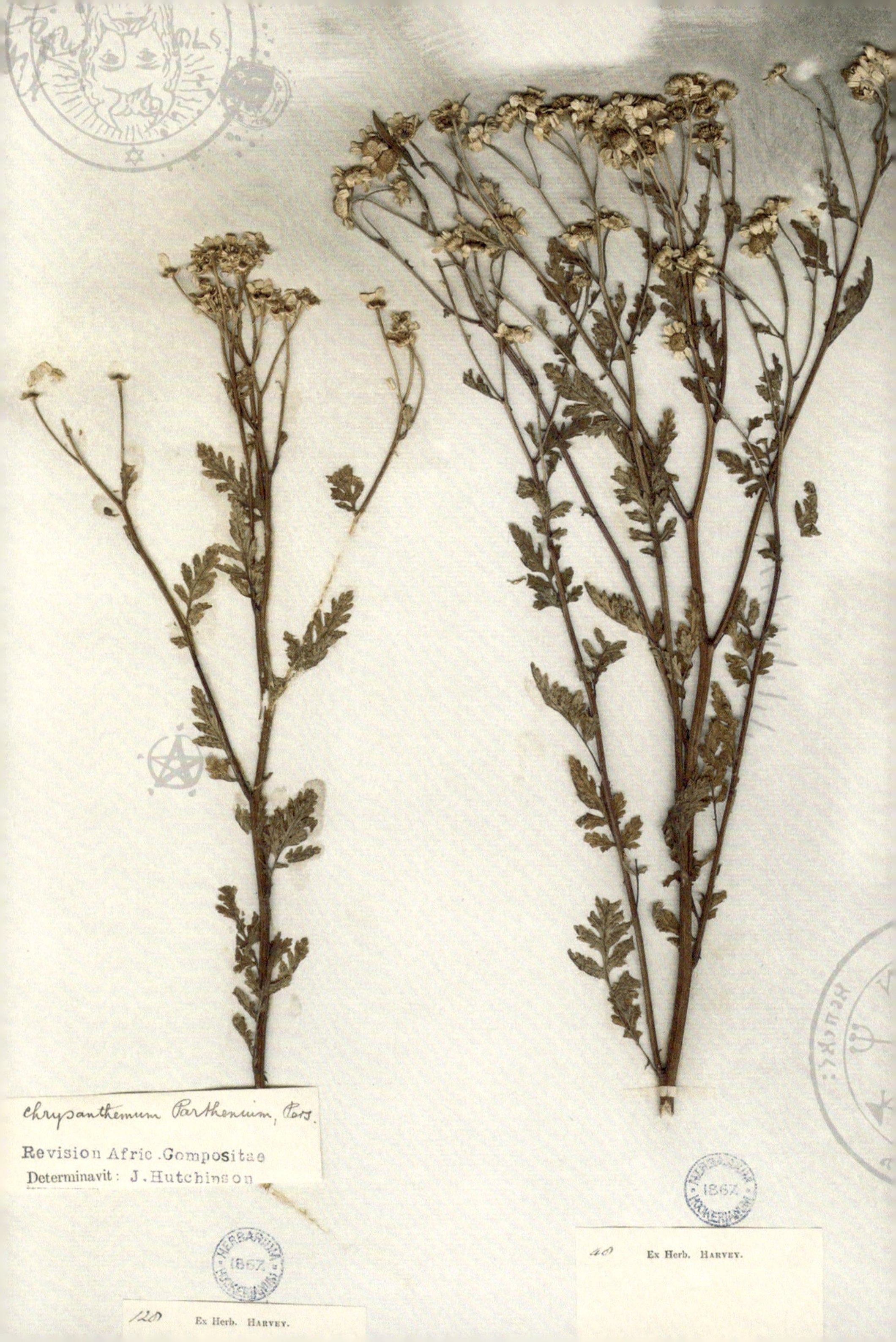
Chrysanthemum Parthenium, Pers.
Revision Afric. Compositae
Determinavit: J. Hutchinson
HERBARIUM 1867 HOOKERIANUM
40 Ex Herb. Harvey.
HERBARIUM 1867 HOOKERIANUM
120 Ex Herb. Harvey.

mittelalterlichen Bauerngärten an. Die Pflanze wuchs schnell und wurde nahezu für alles genutzt – von Menstruationsschmerzen über Fieber bis zur Melancholie. Außerdem soll sie beim sogenannten »Elfenschuss« geholfen haben, ein plötzlicher, intensiver Schmerz, ausgelöst von unsichtbaren Elfen, die Menschen und Tiere mit Pfeilen beschossen, wenn man sie beleidigte. Manchmal fanden die Menschen diese »Elfenpfeile« (steinzeitliche Pfeilspitzen aus Feuerstein). Heute nimmt man an, dass es sich bei den Symptomen um Muskelzuckungen oder -krämpfe handelte. Obwohl längst bekannt war, dass Mutterkraut Kopfschmerzen lindert, widmet man dieser Eigenschaft erst seit relativ kurzer Zeit Aufmerksamkeit. Es wird heute deutlich öfter für Migräne genutzt als früher.

Die alten Griechen kannten die beruhigende Wirkung des Schlafmohns (*Papaver somniferum*), aber sie wussten nicht, wie sie die mächtigsten (und gefährlichen) chemischen Verbindungen wie Morphin, Kodein und Thebain aus dem Saft gewinnen konnten. Opium wurde als »Mohnsaft« eingenommen, der aus der unreifen Samenkapsel gewonnen wurde.

Minze (*Mentha*) wurde ebenfalls oft genutzt, um bei Migräne einen klaren Kopf zu bekommen, doch sie war kein besonders effektives Mittel. Antike Kulturen experimentierten schon seit 3000 v. Chr. mit Weidenzubereitungen (*Salix*) als Schmerzmittel. Erst im 19. Jahrhundert wurde ein Stoff aus der Rinde isoliert, der anschließend zur Entwicklung von Aspirin führte.

Die Menschen der Antike wussten, dass das Herz mit dem Pumpen des Blutes zu tun hatte. Der Blutkreislauf ist aber erst seit den Erkenntnissen des britischen Anatomikers William Harvey (1578–1657) bekannt. Blut war eine magische Kraft, die gefürchtet und geehrt wurde. Römische Zenturionen tranken das Blut ihrer Feinde, die Ägypter badeten darin, um sich von Krankheiten zu erholen, und die Griechen glaubten, zu viel Blut verursache bestimmte Krankheiten. Der Aderlass wird sogar auf antiken Vasen dargestellt.

Zu wenig Blut verursacht eine Anämie, die durch die Verwendung von Pflanzen, die »bluten« wie Rote Bete, behandelt werden kann. Kurioserweise hilft dieser »Klassiker« der Signaturenlehre tatsächlich, da Rote Bete viel Eisen enthält. In der traditionellen chinesischen Medizin wird das Herz selbst mit dem »Geist« verknüpft, es muss mit Respekt und mit Blick auf den gesamten Körper behandelt werden. Traumatische Erlebnisse und Freudlosigkeit konnten Arterien genauso verhärten wie mangelnde Bewegung und falsche Ernährung.

Die Vorteile von Herzgespann spiegeln sich in seinem lateinischen Namen *Leonurus cardiaca* wider. Bei Dioskurides und Theophrast wird es nicht erwähnt. Im 17. Jahrhundert wurde es sehr populär, wahrscheinlich aufgrund des Einflusses aus dem Osten, wo es seit Jahrhunderten verwendet wurde. Herzgespann hat einen natürlichen Betäubungseffekt, der Patienten beruhigte und bei »Herzzittern« half. Trotz seines leicht unangenehmen Geruchs wurde es ab 1600 bei Herzklopfen, Bluthochdruck und Herzrhythmusstörungen sowie einer Reihe anderer Beschwerden verwendet. Gerards Liste der Indikationen umfasst Zuckungen, Krämpfe, Magenwürmer und »Mühen mit dem Kind«. Culpeper schreibt: »Es gibt kein besseres Kraut, um die melancholischen Dämpfe vom Herzen zu nehmen, es zu stärken und eine ausgelassene, fröhliche und unbekümmerte Seele zu bewirken als dieses.«

Als Lebensmittel noch nicht gekühlt oder pasteurisiert werden konnten, handelte es sich bei Krank-

Links Herbarbelege des Mutterkrauts (*Tanacetum parthenium*), gesammelt in Südafrika, 1867.

heiten des Verdauungstrakts manchmal nur um Lebensmittelvergiftungen. Gelegentlich war diese Vergiftung Absicht oder »ein gewollter Unfall« durch Verunreinigung. Skrupellose Müller streckten Mehl mit Kreide oder Gips, Fleischer ließen ihre Ware durch Karmin (Koschenille) frischer aussehen. Abführmittel waren nützlich, um verdorbene Nahrung loszuwerden (wenn sie nicht sowieso einen Brechreiz auslöste).

Die Brechwurzel (*Carapichea ipecacuanha*) ist eine Blühpflanze, die 1649 als Mittel gegen Ruhr aus Brasilien nach Europa gebracht wurde. Der französische Arzt Helvétius wurde darauf aufmerksam und kaufte alle Bestände auf, um sein eigenes, geheimes Rezept zu kreieren. Andere darin enthaltene Kräuter waren wirkungslos und machten seinen Trank nur »besonders«. Mit diesem Trank heilte Helvétius den Sohn von König Ludwig XIV. von der Ruhr und war danach ein wohlhabender Mann. Culpeper wusste, dass das Kraut für die meisten seiner Leser unerschwinglich war, und empfahl stattdessen Spreizende Melde (*Atriplex patula*), auch wenn diese nicht so stark wie Ipecacuanha sei und anschließend nicht stopfend wirke.

Jedem, der Culpepers Werk kennt, dürfte die unglaubliche Anzahl der Kräuter bekannt sein, die Urin befördern, stoppen oder »blutigen« Urin behandeln. Blasenprobleme waren gefährlich und schmerzhaft, die Leute waren verzweifelt auf der Suche nach Behandlungsmöglichkeiten. Die Griechen wussten, dass Urin in den Nieren entsteht und über die Blase abläuft. Sie waren die ersten, die Nierensteine operativ herausschnitten (»Steinschneider«). Hierzu machten sie einen Schnitt in die Blase und entfernten harte Mineralienansammlungen. Culpeper listet über sechzig Kräuter auf, die helfen sollten, Blasensteine aufzulösen und eine Operation zu vermeiden.

Für die meisten Gärtner ist Schachtelhalm (*Equisetum*) heute ein lästiges Unkraut. Unsere Vorfahren nutzten dieses urzeitliche Kraut mit den gefiederten und rauen Blättern allerdings auf vielfältige Weise. Giftig für Vieh und Mensch sollte es dennoch Durchfall stillen, frische Wunden zusammenhalten und, mit Wein gemischt, den Urinfluss fördern und Steine auflösen. Seine raue Oberfläche war zudem ein guter Pfannenkratzer.

Gärtner kennen Beinwell (*Symphytum officinale*) als sehr guten, aber stinkenden Dünger. Früher galt er als wirkungsvolles Kraut gegen Durchfall und wurde als Salbe gegen Geschwüre, Gicht, Arthritis, Wundsein, Schnittwunden und Blutergüsse eingesetzt. Die Salbe wurde auf Leder aufgetragen und über die betroffene Stelle gelegt. Viele lokale Namen wie »Wallwurz« und »Beinwurz« stammen von der ihm nachgesagten Wirkung, Knochen zu heilen. Laut jüngerer Forschung bestehen gewisse Zweifel an der Anwendung von Beinwell; zur Verwendung als Tonikum sind keine Berichte über Probleme bekannt – zu empfehlen ist aber eine Nasenklammer gegen den Gestank.

Krebs ist so alt wie die Menschheit. Man fand ihn in den Mumien des Alten Ägyptens, zum Beispiel beim ältesten verzeichneten Fall von Brustkrebs um 1500 v. Chr. Hippokrates verwendete für Krebs das Wort *karkinos* (»Krabbe«) und meinte damit eine Ansammlung veränderter Zellen. Er glaubte, dass Krebs durch ein Ungleichgewicht der Schwarzen Galle hervorgerufen werde. Es gab keine Heilung, nur palliative Behandlung, die in »Tempeln der Heilung« stattfand, einer Art frühem Hospiz. Dort nutzte man Kräuterbäder, Massagen und Musik, um Patienten zu beruhigen, die an unterschiedlichen Dingen litten – von unheilbaren Krankheiten bis zu inoperablen

Rechts Stich aus dem 15. Jahrhundert zur menschlichen Anatomie, mit Bezeichnung der Körperteile und der Kräuter, die sie heilen, in Latein. Das Volk nutzte Trivialnamen.

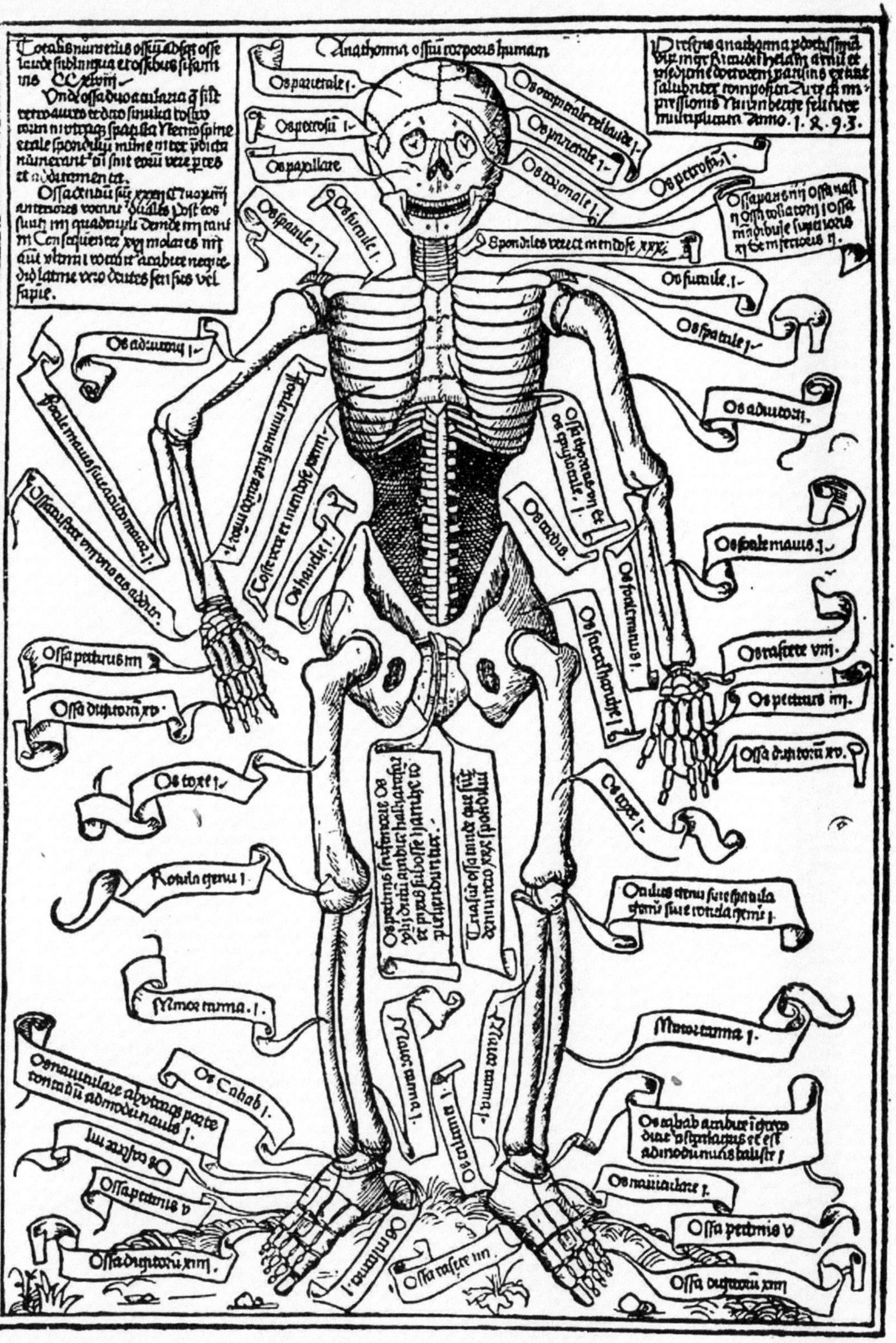
Anathomia ossium corporis humani
Os parietale i.
Os petrosum i.
Os papillare
Os spatule i.
Os furcule i.
Os adiutorii i.
Os adiutorii.
Os toxe i.
Os toxe i.
Rotula genu i
Ossa pectinis v
Ossa digitorum xiiii
Ossa digitorum xv
Os pectinis iiii.
Os Cahab i.
Os nauiculare i.
Os calcanei i.

Liber de arte Distil landi de Compositis.

Das büch der waren kunst zü distillieren die

Composita vñ simplicia/ vnd dz Büch thesaurus pauperū/ Ein schatz d armē ge- nāt Micariū/ die brösamlin gefallen vō dē büchern d Artzny/ vnd durch Experimēt vō mir Jheronimo brūschwick vff geclubt vñ geoffenbart zü trost denē die es begerē.

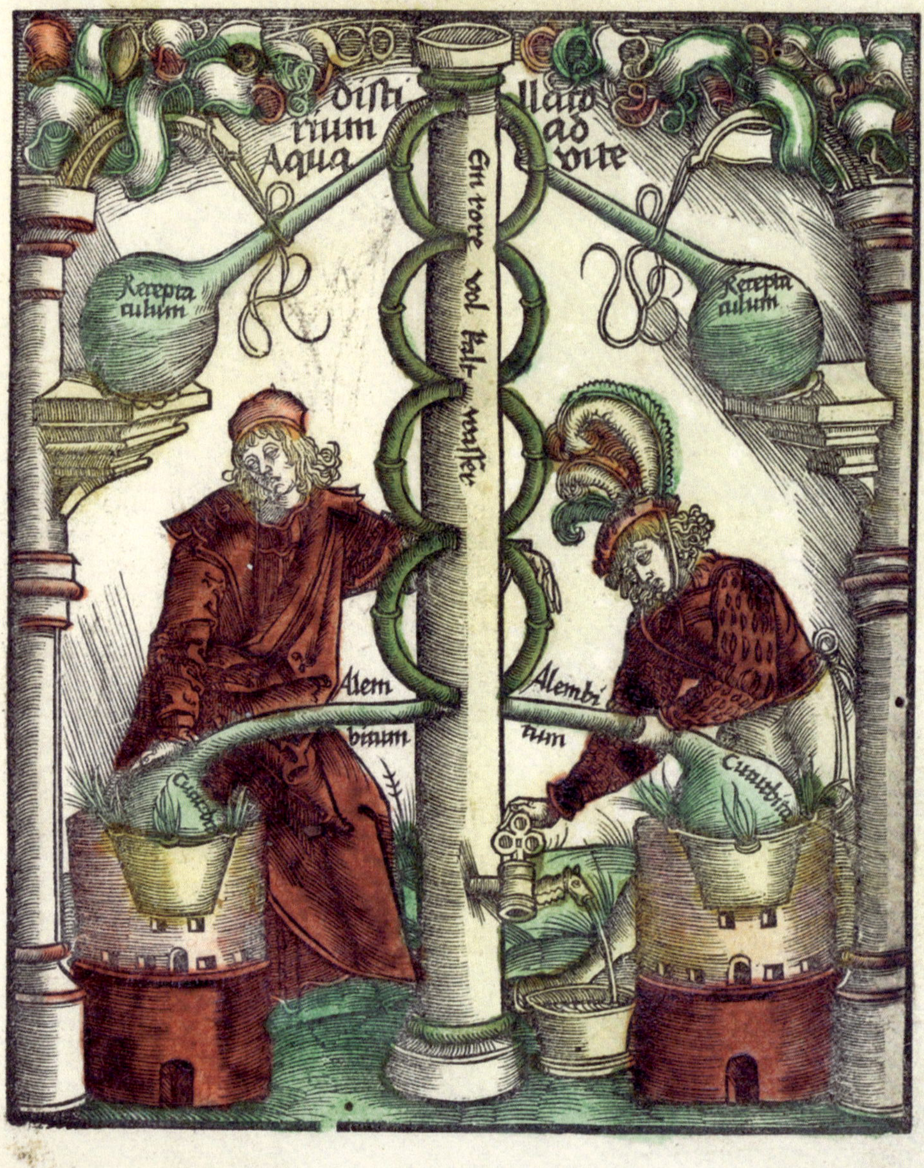

Kriegswunden. Die stärksten verfügbaren Schmerzmittel waren Alkohol, Weidenextrakte und Opium in seiner schwächsten Form als Milchsaft.

Wohl am schwersten zu finden ist ein effektives Heilmittel gegen die gute, alte Erkältung. Tausende Stunden und viel Geld wurden für die Suche aufgewendet, und doch leiden wir fast alle jedes Jahr darunter. Im alten Ägypten gab es Heilzauber gegen Erkältungen. Andere Kulturen erkannten, dass sie zwar störend waren, aber vorübergingen. So versuchte man nur, die Symptome zu lindern. Das antike griechische Mittel aus Alkohol, Zimt (*Cinnamomum verum*) und Honig gleicht den beruhigenden Getränken aus Whisky, Honig und Zitrone, auf die viele heute schwören. Die Griechen nannten Ysop (*Hyssopus officinalis*) das »heilige Kraut«, da er zur rituellen Reinigung von Tempeln und Leprakranken genutzt wurde. Es gibt Zweifel, ob es sich dabei um den gleichen Ysop handelt, den wir kennen, aber Studien haben gezeigt, dass sich auf den Blättern der Pflanze manchmal penicillinproduzierender Schimmel bildet. Die Römer behandelten damit Husten. Selbst 1655 wurde er noch vom mysteriösen W. M. verschrieben, Autor des Werks *The Queen's Closet Opened*, in dem angeblich die Geheimnisse der königlichen Küche von Königin Henrietta Maria, Gattin von Karl I., zu finden sind. Für sein Rezept »Sirup aus Ysop gegen Husten« werden eine Handvoll Ysop und jeweils eine Unze Feigen, Rosinen, Datteln und französische Gerste benötigt, aufgegossen mit drei Pints klarem Wasser, auf ein Quart reduziert, mit zwei Eiweiß geklärt und mit zwei Pfund Zucker zu einem Sirup eingekocht. Ärmere Menschen begnügten sich mit Ysop-Tee.

Galenos, der gerne nach dem Prinzip des »Gegenteils« verfuhr, behandelte Erkältungen mit Hitze durch Scharfes wie Pfeffer. Andere römische Ärzte bevorzugten Stachel-Lattich (*Lactuca serriola*). Culpeper stimmt dem zu und empfiehlt einen starken Tee aus Wildem Lattich (*Lactuca dregeana*).

Der Blaue Eukalyptus (*Eucalyptus globulus*) oder Gummibaum ist für die Aborigines als Ganzes nützlich. Seine Rinde nutzen sie für Boote, der knubbelige Wuchs ausgewachsener Exemplare eignet sich für Schalen. Mit dem Harz behandeln sie Schnitte und Wunden. Die Blätter des Eukalyptus haben Öldrüsen, die das berühmte Aroma beinhalten. Es ist sowohl für den Baum wie auch für Menschen ein Insektenschutzmittel. Das Öl der Rinde macht den Baum leicht entflammbar. Dies dient seinem Schutz, denn das Feuer brennt schnell und zieht weiter, sodass sich die Pflanze relativ leicht erholen kann. Die antibakteriellen und schmerzstillenden Eigenschaften von Eukalyptusöl helfen dabei, alles von trockener Haut und Pilzinfektionen bis zu Muskel- und Zahnschmerzen zu lindern. Seine berühmteste Verwendung findet es wohl dennoch bei Erkältungen. Die Einnahme ist nicht anzuraten, da es giftig sein kann. Aber ein Dampfbad mit Eukalyptus hilft gegen eine verstopfte Nase. Zwar können wir Erkältungen immer noch nicht heilen, aber wir können sie etwas erträglicher machen.

Links Ein Alchemist und sein Lehrling bedienen einen doppelten Destillierapparat. Illustration aus *Liber de arte distillandi de compositis* von Hieronymus Brunschwig, ca. 1512. In dem Handbuch werden Techniken zur Herstellung von Arzneien und Tinkturen beschrieben.

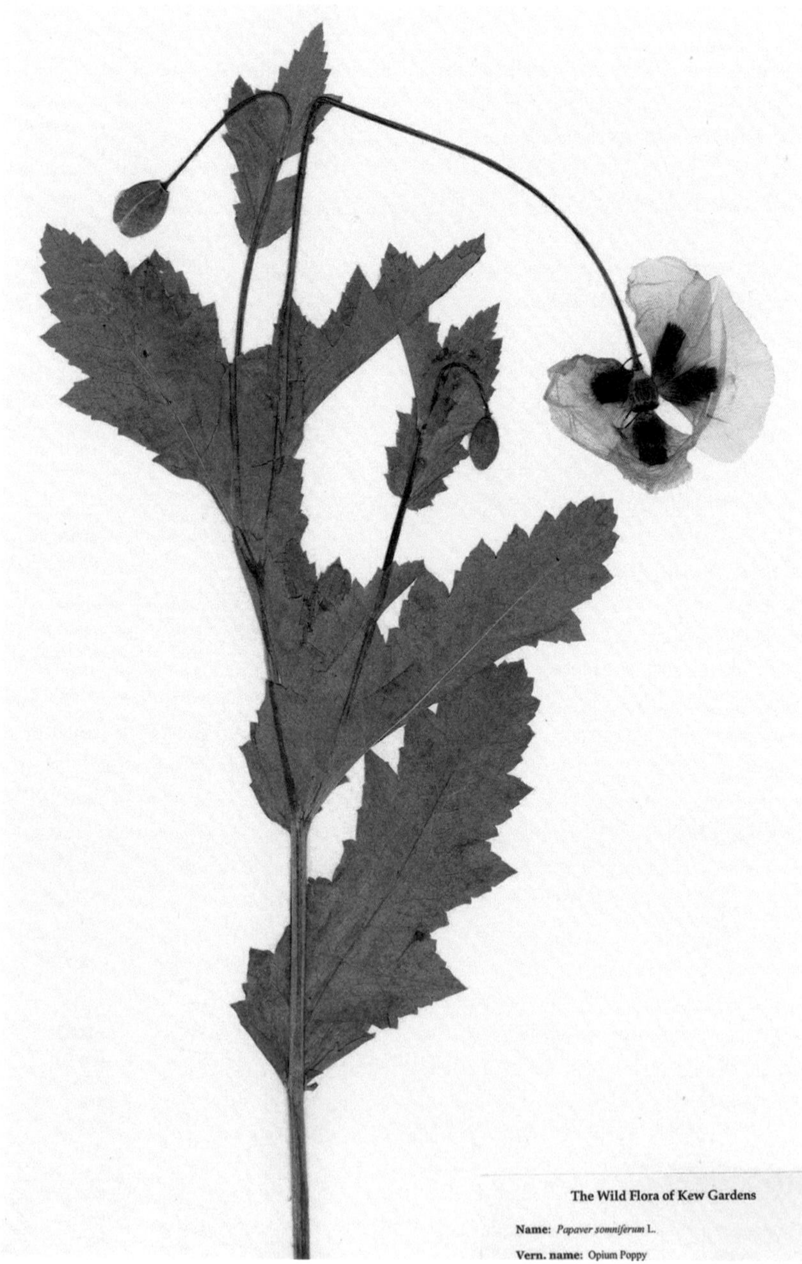
The Wild Flora of Kew Gardens
Name: Papaver somniferum L.
Vern. name: Opium Poppy

Oben Herbarbeleg des Schlafmohns (*Papaver somniferum*), gesammelt in Kew, 2009, eines der wenigen Schmerzmittel der Antike.

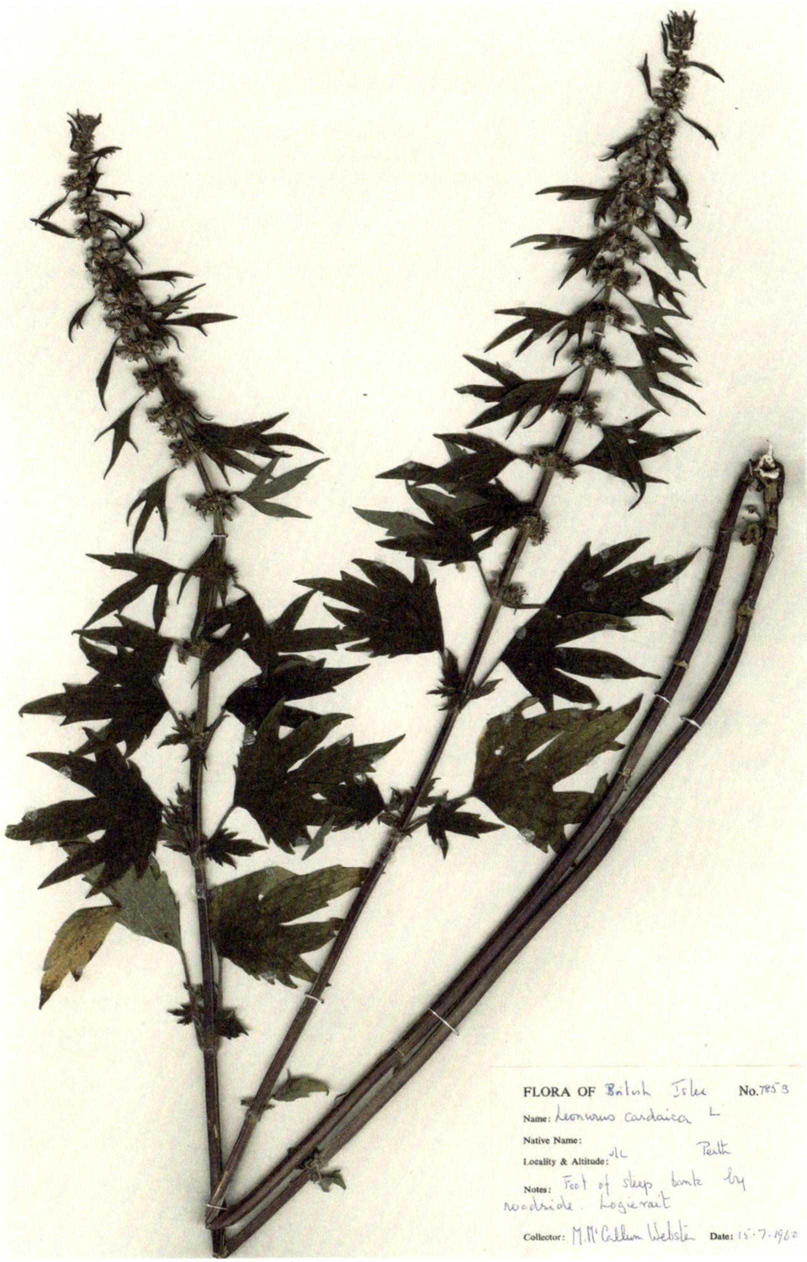
FLORA OF British Isles No. 785 3
Name: Leonurus cardaica L
Native Name:
Locality & Altitude: Perth
Notes: Foot of steep bank by roadside. Logierait
Collector: M. M'Callum Webster Date: 15 · 7 · 1962

Oben Herbarbeleg des Echten Herzgespanns (*Leonurus cardiaca*), gesammelt in Schottland, 1962. Es wurde bei Herzkrankheiten, Angst und Menstruationskrämpfen genutzt.

Gewöhnlicher Löwenzahn

Taraxacum officinale

Der Löwenzahn ist eine der am weitesten verbreiteten Wildpflanzen. Selbst Menschen, die sonst keine Pflanzennamen kennen, erkennen ihn.

Welches Kind hat noch nie die weißen Fallschirmchen des Löwenzahns weggepustet? In manchen Gegenden glaubte man, die Samen wären Feen, die man so aus ihrem Gefängnis befreie. Deshalb lohnte sich ein Wunsch vor dem Pusten. Woanders wünschte man sich etwas, wenn man die »Fee« fing und dann wieder freiließ.

Einer der vielen Spitznamen der Pflanze lautet »Pissblume«, englisch »Pissabed« oder französisch »Pissenlit« und erklärt sehr anschaulich, welche Wirkung sie hat. Löwenzahn wird seit Jahrhunderten als harntreibendes Mittel genutzt, das die Nieren reinigt und die Harnwege öffnet.

Culpeper nennt eine Reihe von Beschwerden, bei denen Löwenzahn nützlich sein kann, von Rheuma bis zu schwachen Herzen. Er behauptet zudem, er »helfe, auch ohne Brille besser in die Weite zu sehen«, und fährt fort, dass dies im Ausland längst bekannt sei – ein Seitenhieb auf seine Kollegen vom College of Physicians, die den Menschen Kenntnisse über gewöhnliche Pflanzen vorenthalten, damit das Volk ihre teuren Gebräue kaufen müsse.

Der milchige Saft aus den Löwenzahnstängeln wurde volksheilkundlich als Mittel gegen Warzen und für wunde Stellen eingesetzt. Der gesamten Pflanze wurde eine wirksame Hexenabwehr nachgesagt, wenn man sie am Johannisabend (23. Juni) sammelte. Auf der Wiese soll der Verzehr von Löwenzahn den Milchertrag der Kühe steigern, auch wenn das Vieh den bitteren Geschmack der Blume nicht unbedingt schätzt.

Als klassisches »Küchenkraut« ist Löwenzahn von Kreta bis Kairo nach wie vor beliebt. Die Wurzeln werden üblicherweise im Herbst und im Winter gesammelt, mehr Schärfe haben sie im Juli. Die jungen Blätter des Löwenzahns dienten seit jeher als würzige Beigabe zu Salaten. Während des Zweiten Weltkriegs nutzte man die gerösteten und gemahlenen Wurzeln als Kaffeeersatz, diese Methode war auch bei den Siedlern Nordamerikas im 19. Jahrhundert beliebt. In den 1970er-Jahren führte die Begeisterung für selbst gemachten Wein zur Wiederentdeckung alter Rezepte: Millionen goldener Blütenköpfe füllten Tausende Ballonflaschen, die in Garagen in ganz Großbritannien blubberten. Traditionell begann man damit am 23. April, dem St. George's Day.

Rechts Gemeiner Löwenzahn (*Taraxacum officinale*) aus *Flora von Deutschland, Österreich und der Schweiz*, O. W. Thomé, 1885.

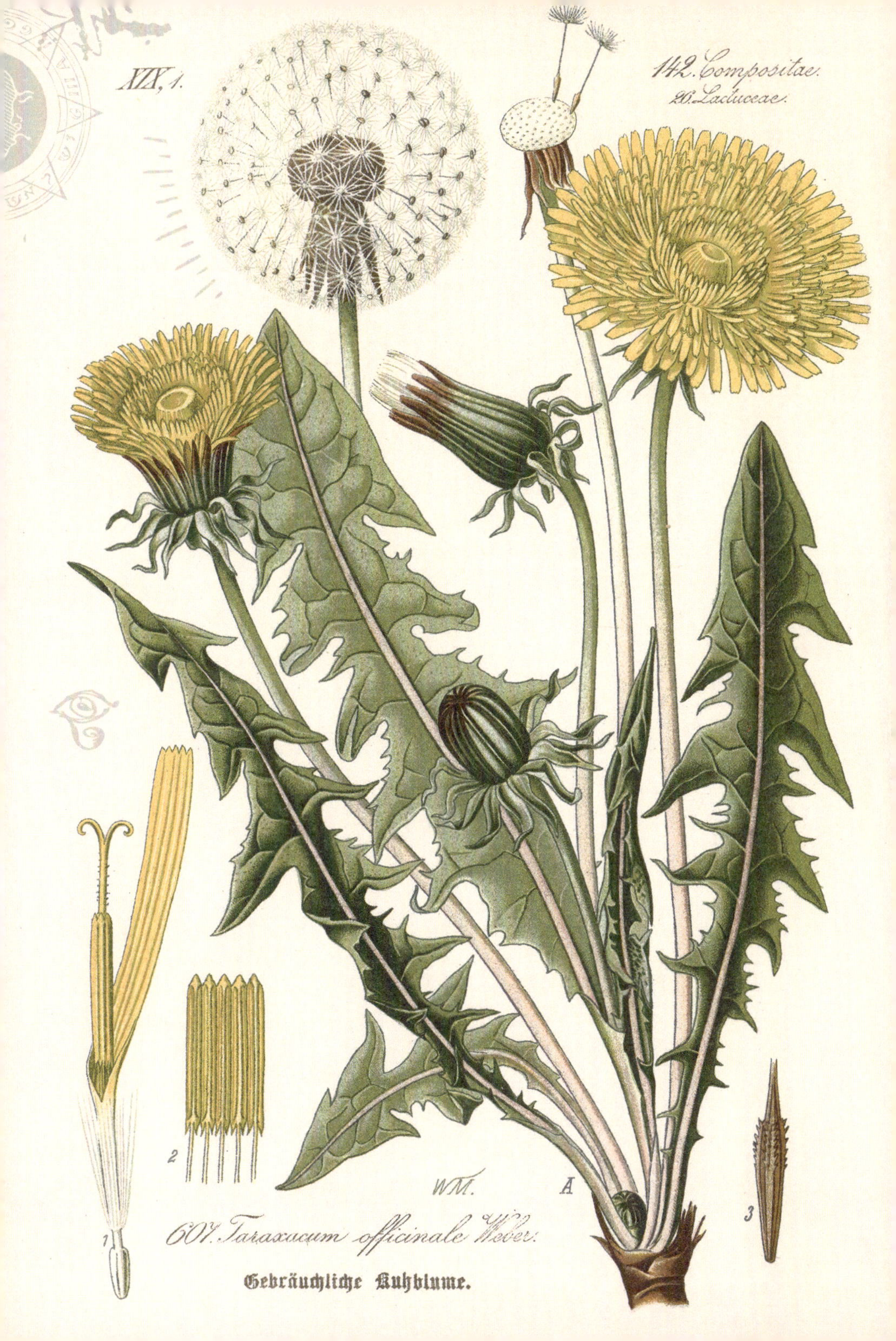
XIX, 1.
142. Compositae.
26. Lactuceae.
1
2
3
A
WM.
607. Taraxacum officinale Weber.
Gebräuchliche Kuhblume.

ARACEÆ

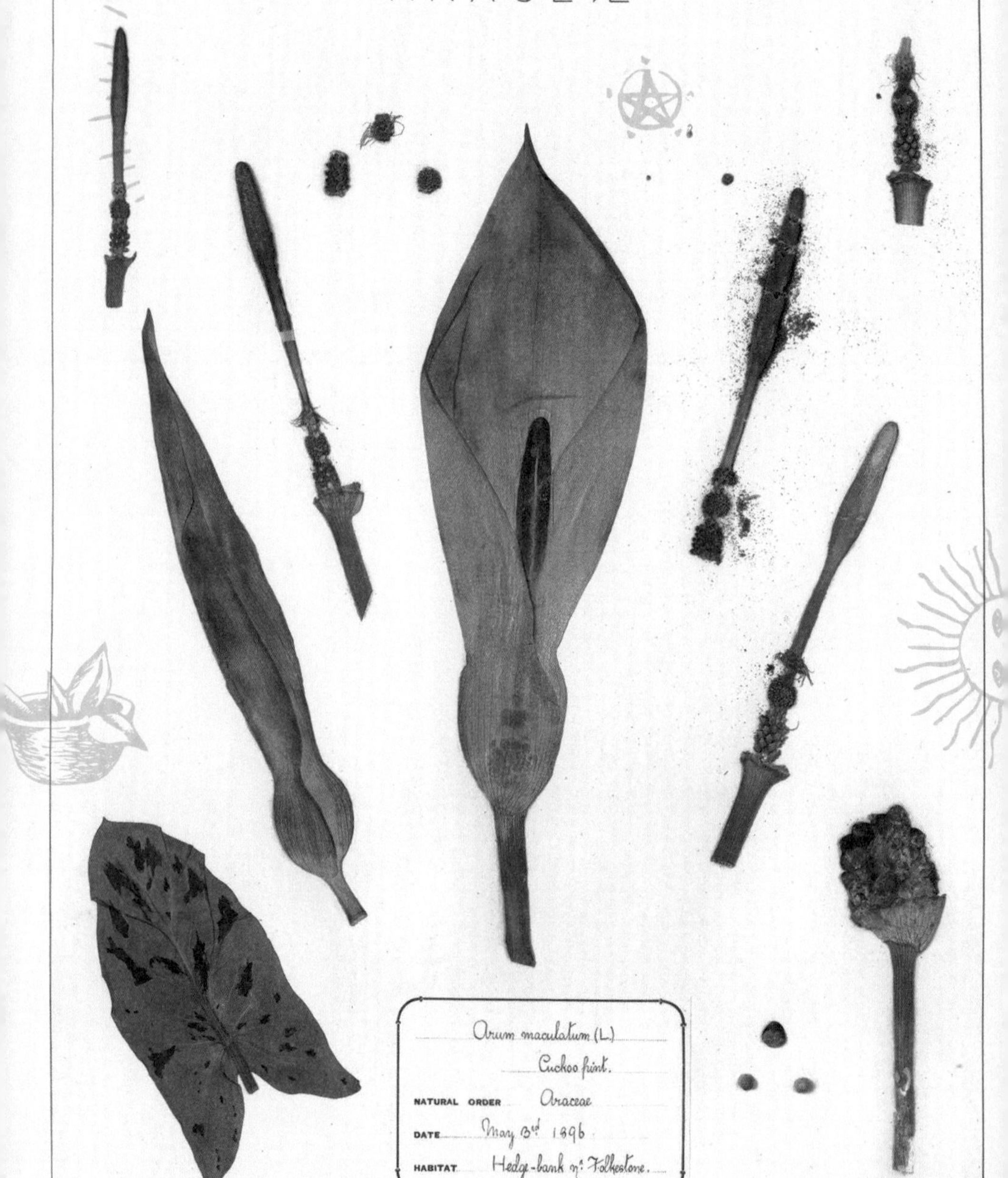

Arum maculatum (L.)

Cuckoo pint.

NATURAL ORDER Araceae

DATE May 3rd 1896

HABITAT Hedge-bank nr. Folkestone.

Gefleckter Aronstab

Arum maculatum

Als Fraßschutz sieht man einigen Pflanzen ihre Giftigkeit bereits an. Der unheimliche, leicht andersweltlich wirkende, giftige Gefleckte Aronstab gehört dazu.

Der Legende nach wuchs diese bemerkenswerte, niedrigwüchsige Pflanze unter dem Kreuz von Jesus Christus, daher seien ihre dunkelgrünen, pfeilartigen Blätter nun für immer mit seinem Blut besprenkelt. Die cremefarbenen, gelbgrünen Blüten (eigentlich ein Hüllblatt, eine Spatha) mit ihrem dickeren inneren Stab (Spadix) bezeichnete man im Englischen manchmal als »Pfarrer auf der Kanzel«. Die grünen und roten Beeren stehen wie kleine Ampeln für Feen auf den nackten Stängeln. Sie gaben der Pflanze den Namen »Schlangenbier«, da Vipern sie angeblich fraßen, um ihr Gift herzustellen.

Man findet Aronstab in Wäldern und Hecken. In seinen Zellen befinden sich kleine, nadelartige Kristalle, die hautreizend wirken. Er schmeckt zudem äußerst unangenehm. Das ist ein gutes Warnzeichen, denn schluckt man ihn, verursacht er Halsschwellungen, Erbrechen und Atemprobleme.

Aufgrund seines »männlichen« Erscheinungsbilds ist es nicht verwunderlich, dass der Aronstab sexuelle Konnotationen erhielt. Man kannte ihn mancherorts als Aphrodisiakum. Aß ein Mann davon, raubte ihm der Liebestaumel den Schlaf. Berührte ein Mädchen die Pflanze nur, beschwor (oder riskierte) sie eine Schwangerschaft.

Es überrascht wenig, dass Aronstab über die Jahrhunderte als Gift benutzt wurde, aber nicht alles an ihm ist schlecht. Die auch »Pfaffenpint« genannte Pflanze hat so viele positive wie negative Volksnamen (mehr als 150, darunter »Ronenkraut«, »Johanneshaupt« oder »Teufelshütchen«). Mancherorts kannte man ihn auch als *»fairy lamps«*, weil er angeblich nachts leuchtete. Die Pollen phosphoreszieren tatsächlich ein wenig bei Dämmerung.

Die Wurzel wurde, richtig zubereitet, gelegentlich gegessen und in viktorianischer Zeit gemahlen als »Portland Sago« und Ersatz für Pfeilwurz vermarktet. Die Hersteller von Halskrausen stärkten die Spitze manchmal mit Aronstab. Im 18. Jahrhundert fand die gemahlene Wurzel als Bestandteil von »Zypernpulver« Verwendung für Perücken.

Nicholas Culpeper fand den Aronstab sehr interessant. Er bereitete daraus zusammen mit heißem Ochsendung Umschläge gegen Gicht zu. Die zerdrückten Blätter sollten das Gift aus Furunkeln und Pestbeulen ziehen. Eine Mischung aus Wurzel und Blatt, aufgekocht mit Wein und Öl, half angeblich bei Hämorrhoiden. Als Heilmittel bei Ohrenschmerzen empfahl er, den Saft der Beeren in Rosenöl zu kochen. Nur wenige Kräuterkundige würden dem heute zustimmen.

Links Herbarbelege des Gefleckten Aronstabs (*Arum maculatum*), gesammelt vom britischen Naturforscher James John Giles, Großbritannien, 1896.

Weide

Salix

Seit der mythische griechische Sänger und Dichter Orpheus Weidenzweige mit sich in die Unterwelt trug, wurden Weiden mit Trauer und Verlust verbunden.

Psalm 137 des Alten Testaments berichtet von den Israeliten, die ihre Harfen in die Weiden an den Flüssen Babels hängten und weinten. Darauf geht der lateinische Name *Salix babylonica* zurück. Vielerorts zierten am Palmsonntag Weidenzweige die Kirchen, weil echte Palmzweige Mangelware waren. Auf der ganzen Welt werden traditionell (Trauer-)Weiden auf Friedhöfen gepflanzt. Chinesen legen beim jährlichen Qingming-Fest, dem Totenfest, Weidenzweige zur Ehrung der Toten und als Symbol für Wiedergeburt und Unsterblichkeit nieder. In Japan verbindet man die Weide mit Geistern, aber auch mit der schönen, herzzerreißend zarten Welt der »Blumen und Weiden« der Geishas. In Irland hieß es, die »Bewohnerin des Waldes« könne sich selbst entwurzeln, um bei Nacht einsamen Reisenden zu folgen.

Ab dem 16. und 17. Jahrhundert wurden Weidenblätter mit verlassenen Geliebten und Verrat in der Liebe verbunden. Vertraute man sich einer Weide an, würde das Geheimnis unweigerlich in alle vier Winde geflüstert werden. Weil die Weide traditionell als Galgenholz diente, brachte es Unglück, ihr Holz zu verbrennen. Allerdings vermochte ein Zauberstab aus Weide das Böse abzuwehren und eignete sich als Wünschelrute. Man sagte, aus der Silber-Weide (*Salix alba*) ließen sich die besten Cricketschläger fertigen. Für Schulkinder waren sie schmerzhafte Ruten.

Die Weide war seit Jahrtausenden also ein mit Unglück, Tod und Verderben belastetes Symbol, aber die Gattung *Salix* hat Besseres verdient. Ihre besonderen Heilkräfte waren schon bei den Ägyptern und Griechen bekannt. Hippokrates vermerkte, dass die Rinde Frauen bei der Geburt helfe, Dioskurides empfahl sie gegen Gicht. Amerikanische Ureinwohner stellten Weidensalben gegen Hautreizungen und Insektenstiche her. Kopf-, Zahn- und Ohrenschmerzen sollten durch das Kauen von Weidenzweigen gelindert werden. 1763 schrieb der Geistliche Edward Stone aus Oxfordshire an die Royal Society, er habe erfolgreich Fieber mit Weidenrinde behandelt. Im frühen 19. Jahrhundert wurde Salicin sowohl aus Weidenrinde als auch aus Mädesüß (*Filipendula ulmaria*) isoliert und in Salicylsäure umgewandelt, die als Basis für ein schmerzlinderndes und blutverdünnendes Medikament diente. Später wurde sie in viel größeren Mengen im Saft und in der Rinde der Weide gefunden, und es entstand ein Medikament, das wir alle als Aspirin kennen, auch wenn es heute synthetisch hergestellt wird.

Rechts Silber-Weide (*Salix alba*) aus O. W. Thomé, *Flora von Deutschland, Österreich und der Schweiz*, 1885.

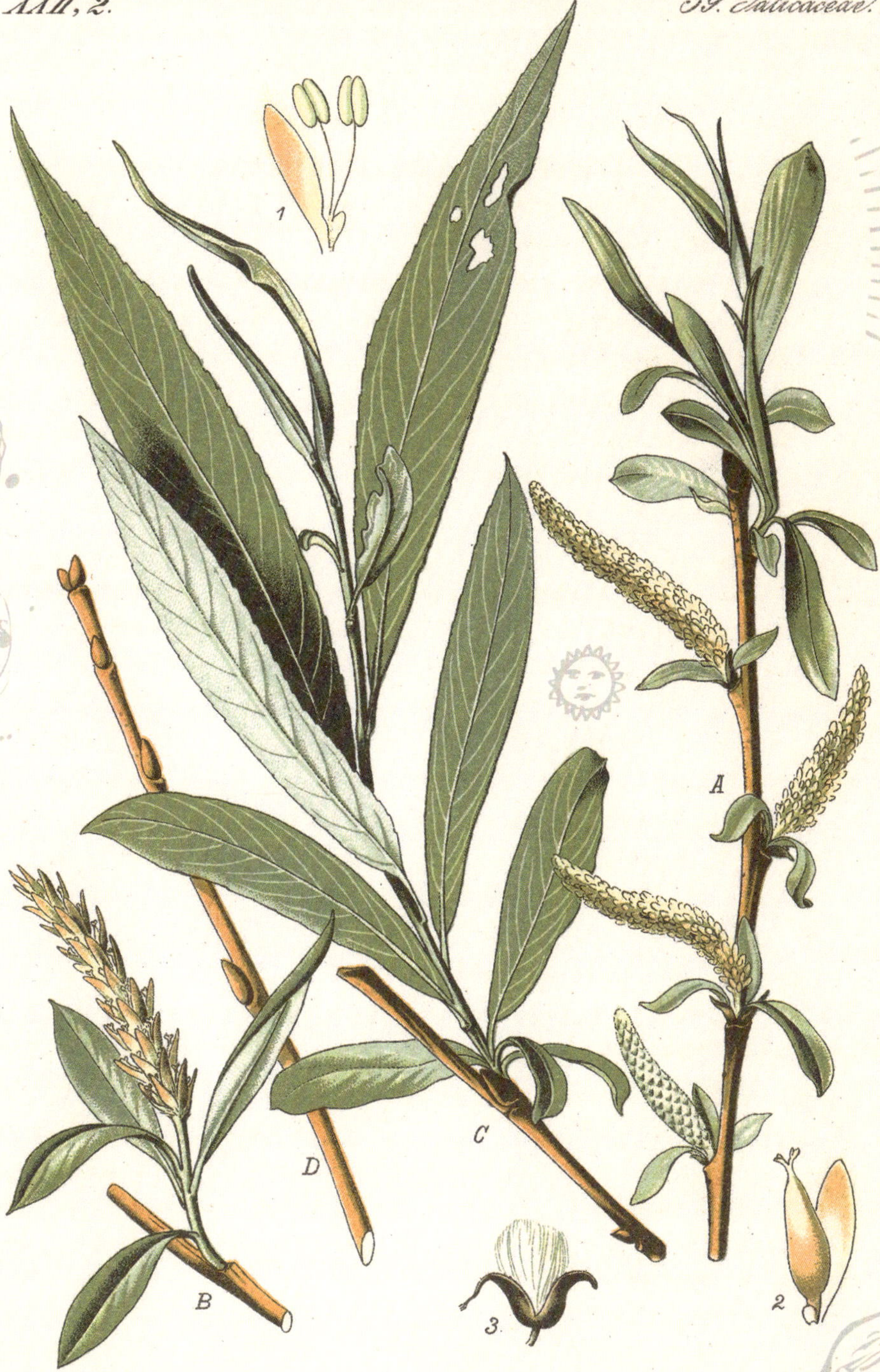

168. *Salix vitellina* L. **Dotterweide.**

Umbelliferae.

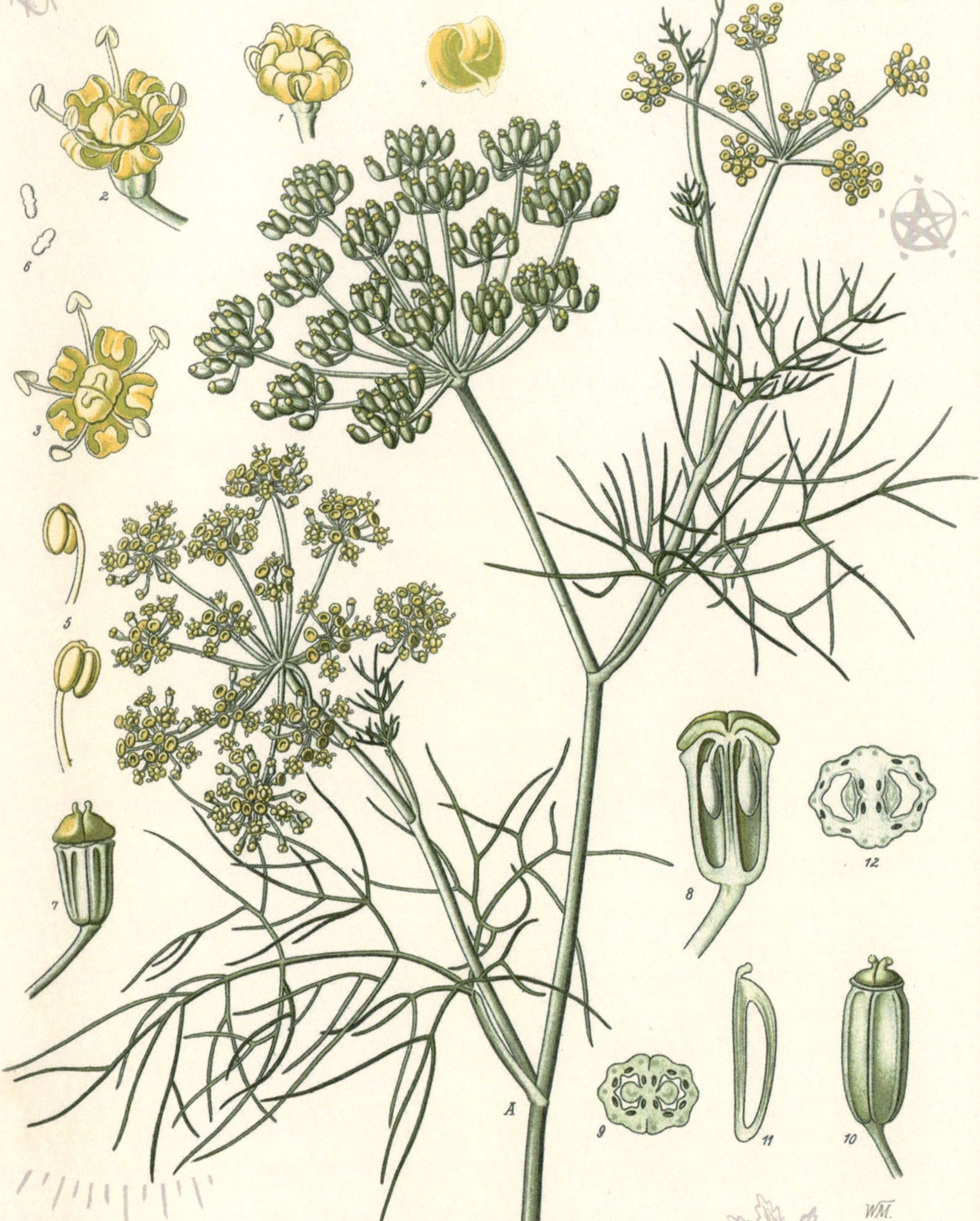

Foeniculum capillaceum Gilib.

Fenchel

Foeniculum vulgare

Ein altes walisisches Sprichwort sagt: »Wer Fenchel sieht und ihn nicht sammelt, ist kein Mann, sondern ein Teufel.«

Fenchel gehört mit seinen feinen Fiederblättchen und dem deutlichen Anisgeschmack zu den am leichtesten zu erkennenden Pflanzen und ist vom Mittelmeerraum bis Asien in der Küche beliebt. Zusammen mit Karotten und Sellerie gehört er zur Familie der Doldenblütler. Ursprünglich wuchs er auf steinigem Grund und auf Klippen, hat sich derweil aber an viele Standorte angepasst und wird von einigen sogar als Gartenplage betrachtet. In Griechenland kannte man den Fenchel als *maratho*. Er galt als heilig, da Prometheus im hohlen Stängel einer Fenchelpflanze das Feuer versteckte, das er den Göttern gestohlen hatte. Man nutzte das Kraut bei Ritualen, und es wurde während der jährlichen achttägigen Feste zu Ehren von Adonis in Töpfe gepflanzt. Die Stadt Marathon (auf Deutsch »Fenchelfeld«) wurde nach dem Kraut benannt, weil es dort überall auf den Hängen wuchs.

Fenchel war eines der neun heiligen Kräuter der Sachsen. Andernorts glaubte man, Schlangen fräßen es vor der Häutung, wodurch es zum Symbol für Erneuerung wurde. Plinius d. Ä. benennt mehr als zwanzig Leiden, die mit dem Kraut geheilt werden konnten. Karl der Große befahl, dass es in allen kaiserlichen und Klostergärten angebaut werden sollte. Der englische König Eduard I. kaufte jeden Monat achteinhalb Pfund davon. Für ein beliebtes »Konfekt« aus der Tudor-Zeit wurden Fenchel und andere Kräuter sorgfältig mit Zucker überzogen, man aß sie als Verdauungshilfe nach einem Mahl. In *The Good Huswifes Jewell* aus dem Jahr 1585 wird ein Getränk aus Fenchel empfohlen, das »schlank macht«.

Das Kauen der Samen diente dazu, Magenverstimmungen, Völlegefühl, Blähungen und Schluckauf zu lindern. Culpeper empfiehlt es, um den Milchfluss stillender Mütter anzuregen, »Harn zu treiben« und »Steine zu brechen«, während die Samen, in Wein gekocht, jenen helfen konnten, die giftige Kräuter oder Pilze gegessen hatten. Die gesamte Pflanze destilliert, galt als Augenheilmittel. Daneben hatte sie noch viele weitere Vorzüge: Sie wehrte Hexen ab, wenn man sie zu Mittsommer über die Tür hängte. Am Zaumzeug von Pferden oder auf dem Boden verstreut wirkte sie gegen Fliegen. Stopfte man sie in Schlüssellöcher, hielt sie Geister fern.

Ein altes Sprichwort warnte: »Wer Fenchel sät, sät Ärger.« Daher suchten einige lieber in der freien Natur nach Fenchel, als sich durch den Anbau »Unglück« aufzuhalsen. Dieses bestand vielleicht auch nur darin, dass im Frühling überall, wo Fenchel im Garten steht, unzählige neue Triebe auftauchen.

Links Die Fenchelpflanze (*Foeniculum vulgare*), Illustration aus *Köhler's Medizinal-Pflanzen*, 1890.

Basilikum

Ocimum basilicum

Für das heute so beliebte Basilikumkraut begann die Geschichte eher ungünstig. Die alten Griechen waren wenig beeindruckt von seinem medizinischen Nutzen, auch wenn sie andere Eigenschaften durchaus zu schätzen wussten.

Dioskurides behauptete, Basilikum verursache Kurzsichtigkeit, weichen Stuhlgang und produziere Gase, wenn man sehr viel davon äße. Es galt als harntreibend, den Milchfluss anregend und als schlecht verdaulich. Weil es in Kreta mit dem Tod assoziiert wurde, gehörte es bedauernswerterweise zu den »bösen« Kräutern. In anderen Teilen Europas hielt man es für ein Hexenkraut. Es hieß, ein unter einem Topf vergessenes Basilikumblatt verwandle sich in einen Skorpion.

Plinius und arabische Ärzte verteidigten die Pflanze, aber das überzeugte Culpeper nicht: »Das ist das Kraut, über das sich alle Autoren in die Haare bekommen und (wie Anwälte) gegeneinander wettern.« Den Griechen zufolge musste man Basilikum beim Säen beleidigen, damit es gut wuchs. Seitdem wird es mit Zwietracht verbunden. Im Französischen meint *semer le basilic* (Basilikum säen) noch immer Schimpfen und Zetern.

Alles änderte sich mit den Geschichten über die Auffindung des wahren Kreuzes durch die heilige Helena. Sie lebte im 4. Jahrhundert, aber die Legende über ihre wundersame Pilgerreise nach Jerusalem wurde noch lange danach weitergesponnen. Man sagte, Gott hätte ihr ein Zeichen versprochen, um sie zum wahren Kreuz Christi zu führen. Nach langem Suchen entdeckte sie eine süß riechende Pflanze auf einem kahlen Hügel, unter dem sie die heilige Reliquie fand. Noch heute wird in der griechisch-orthodoxen Kirche oft Basilikum ins Weihwasser gegeben.

Basilikum hatte immer schon als Würze und als wirksames Insektenschutzmittel gedient, das Fliegen, Mücken, Kakerlaken und anderes Ungeziefer abwehrte, und viele Menschen im Mittelmeerraum stellen aus diesem Grund noch immer einen Topf Basilikum ans offene Fenster.

Über den praktischen Nutzen hinaus wurde Basilikum nun zunehmend positiv betrachtet. Nahm ein Junge in Moldau einen Zweig Basilikum von einem Mädchen an, würde er es für immer lieben. Mexikaner trugen ein paar Blätter in der Tasche, um Glück und Geld anzuziehen. In Italien wurde Basilikum zum Kraut der Liebe. So sagt man auch in manchen Gegenden, eine Frau sei bereit für die Liebe, wenn sie einen Topf mit Basilikum vor ihre Tür stelle (vielleicht will sie damit aber auch nur Insekten fernhalten). In hinduistischen Tempeln und Häusern findet man *Tulasi* oder *Tulsi* (Heiliges Basilikum, *Ocimum tenuiflorum*) als heilige mehrjährige Pflanze. Als Manifestation der Göttin Lakshmi darf sie niemals gepflückt werden.

Rechts Basilikum (*Ocimum basilicum*) aus *La botanique mise à la portée de tout le monde*, 1774.

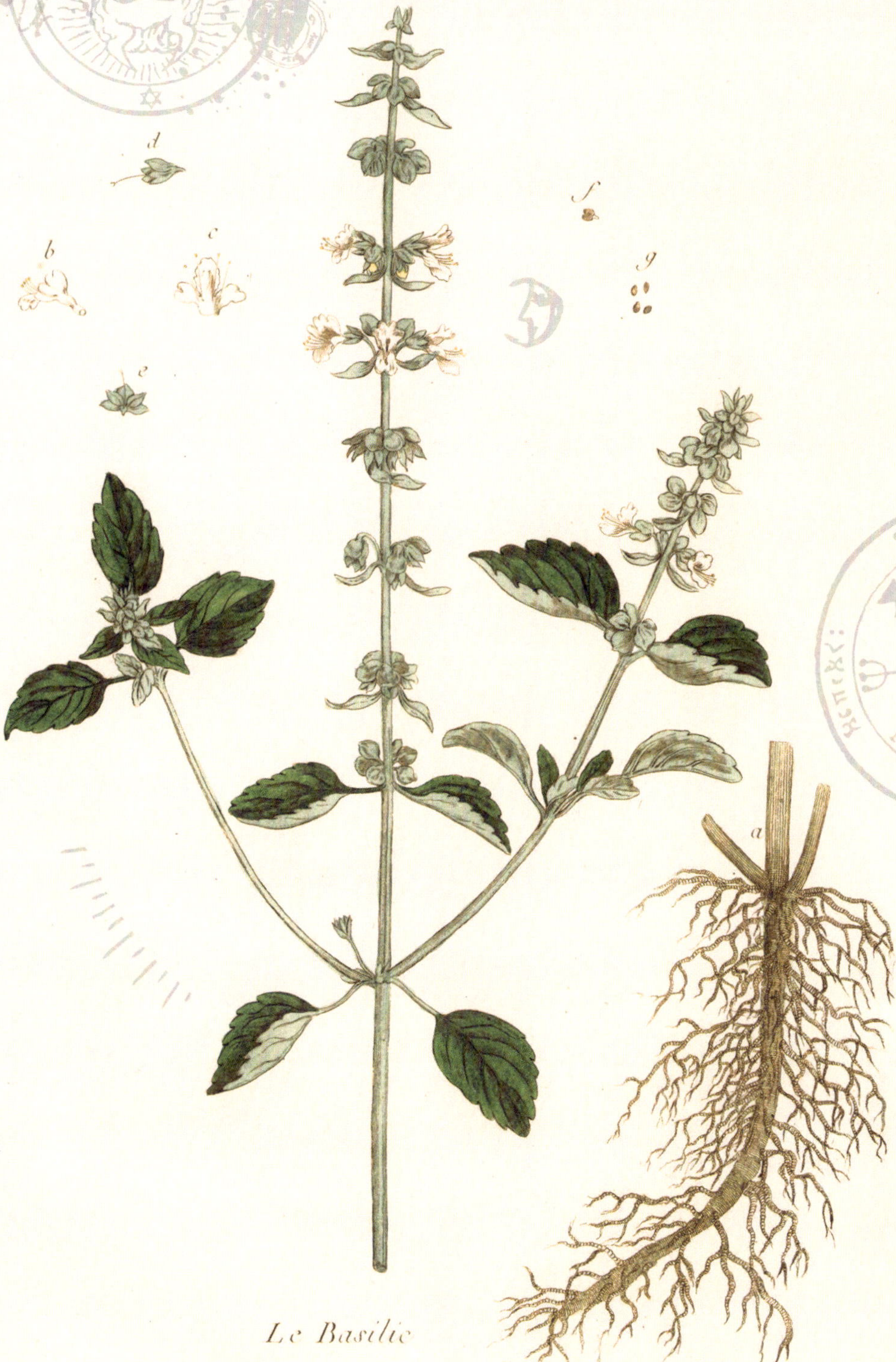

Le Basilic

Ocymum Basilicum. L. S. P.

Fre de Nangis Regnault f. Ital. Basilico. Angl. Basil. Allem. Citronen Basilien.

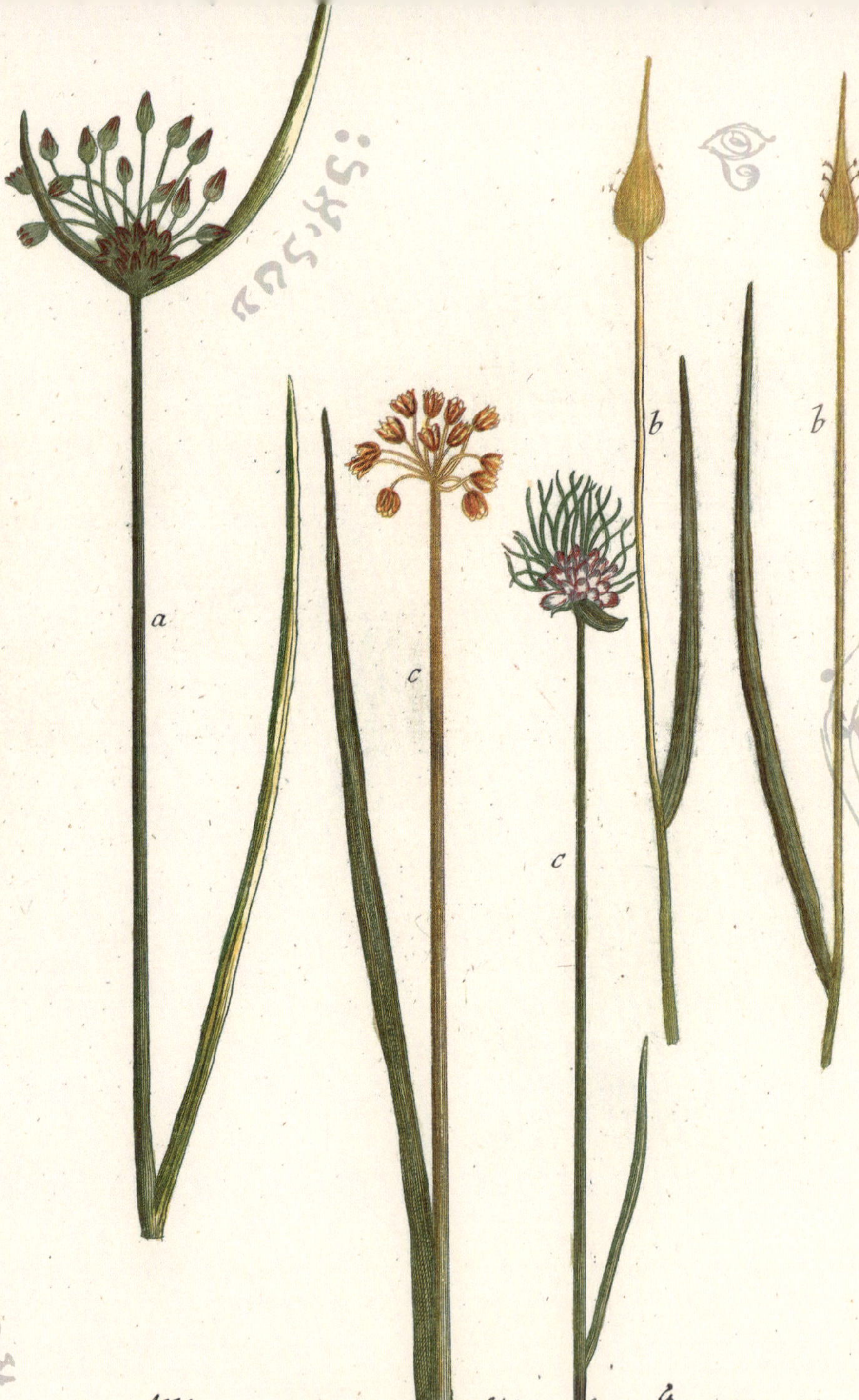

a. Allium sativum. Ail aulx. Knoblauch.
b. Allium campestre.
c. Allium juncifolium luteum.

Knoblauch

Allium sativum

Knoblauch zählt seit seiner Ankunft aus Asien im Westen zu den weltweit beliebtesten Speisen, Gewürzen und medizinischen Pflanzen.

Knoblauch wurde von den Ägyptern verehrt und stand beim Bau der Pyramiden von Gizeh zur Stärkung und gegen Krankheiten auf dem Speiseplan der Arbeiter. Koreaner aßen ihn in alten Zeiten vor Bergausflügen, um mit seinem Geruch Tiger abzuschrecken. Dieselbe Wirkung hatte er gegen böse Geister. In vielen Kulturen aß man Knoblauch, bevor man sich nachts auf den Weg machte. Griechische Hebammen hängten zur Abwehr des Bösen Knoblauchknollen in die Geburtszimmer. Die Verbindung von Knoblauch mit Vampiren nahm in Rumänien ihren Anfang, wo die Knollen eine Allzweckwaffe gegen Dämonen, Hexen und Zauberei waren, bevor ihnen dieser spezielle Nutzen zugeschrieben wurde. Man stopfte Knoblauchzehen in die Körperöffnungen von Leichen, die man für Vampire hielt. In China und Malaysia strich man Kindern vor dem Schlafen den Saft ins Gesicht, um sie vor Angriffen zu schützen.

Knoblauch ist ein Amaryllisgewächs und steckt voller Vitamine und Mineralstoffe. Seine therapeutische Wirkung wird auf Allicin zurückgeführt. Wird Knoblauch zerdrückt, kommt die Schwefelverbindung Alliin mit dem Enzym Alliinase in Kontakt und zerfällt unter anderem in Allicin. In geringeren Mengen findet man es auch in anderen *Allium*-Arten wie Zwiebeln und Lauch. Knoblauch wirkt entzündungshemmend und antiseptisch.

Die Menschen der Antike wussten zwar noch nichts von Allicin, aber sie wussten, dass die Pflanze wirkte. Hippokrates empfiehlt Knoblauch bei Infektionen, Wunden, Krebs und Lepra. Dioskurides setzte ihn bei Herzproblemen ein, wie viele heute noch. Plinius d. Ä. listet mehr als einundsechzig Heilmittel auf, die Knoblauch enthalten.

Dem Volksglauben zufolge musste Knoblauch nicht unbedingt eingenommen werden, um zu wirken. Keuchhusten vermied man, indem man ihn im Schuh trug. Eine Knolle im Garten zu vergraben, war ein sicheres Mittel gegen Masern. Knoblauch war auch Teil des berühmten »Essigs der vier Diebe« in der Pestzeit (siehe Seite 170).

Würmer, Schnittwunden, Schleim, Geschwüre, Flecken, der Biss eines tollwütigen Hundes – nach Culpeper war Knoblauch »der Sirup des armen Mannes, ein Mittel gegen alle Leiden und Schmerzen«. Er mahnte dennoch zu Mäßigung und warnte, dass die Schärfe des Knoblauchs »vehement« sei und dass er – auch wenn er jenen helfe, die »von Melancholie gedrückt« werden – »bei cholerischen Menschen Öl ins Feuer gießt«. Knoblauch wurde im Zweiten Weltkrieg zur Desinfektion genutzt. Und bis heute dient er als geschmackvoller Weg zu einem gesunden Leben.

Links Knoblauch (*Allium sativum*) aus J. W. Weinmann, *Phytanthoza iconographia*, 1737.

Echtes Johanniskraut

Hypericum perforatum

Was schon unsere Vorfahren wussten, hat die moderne Wissenschaft wiederentdeckt: Das Johanniskraut mit seinen strahlend sonnengelben Blüten birgt großes medizinisches Potenzial.

Über Jahrhunderte wurde *Hypericum* mit Johannes dem Täufer verbunden, dessen Blut, so die Legende, als das rot pigmentierte Öl durch die Pflanze rinnt. Das Öl erscheine jedes Jahr am 29. August, dem Jahrestag der Enthauptung des Heiligen, in Form von Blutspritzern auf den Blättern. Nach anderer Überlieferung wurde das Kraut vom Ritterorden des heiligen Johannes von Jerusalem genutzt, um während der Kreuzzüge Wunden zu heilen.

Johanniskraut diente als Schmerzmittel und zur Abwehr böser Geister. »Geistig Verwirrten« gab man einen Trank mit dem Öl, um sie zu beruhigen. Besonders schätzte man das Kraut in Schottland. In einigen Gegenden wurde es rituell beräuchert und dann ins Haus, den Kuhstall und die Molkerei gehängt. Johanniskraut, unter das Kissen gelegt, brachte den Segen des Heiligen selbst und gute Träume. An einigen Orten (etwa auf den Hebriden) trug man das Kraut in der Unterwäsche, um bösen Zauber und Tod abzuwehren und Frieden und Fülle zu erlangen. Das funktionierte aber nur, wenn man die Pflanze zufällig gefunden hatte. Nach ihr zu suchen, schwächte ihre Kräfte.

Das »Feenkraut« sammelte man am besten am Morgen des Johannistags, dem 24. Juni, solange noch Tau darauf lag. Pflückte ein Mädchen einen Zweig und dieser war am nächsten Morgen noch frisch, so stiegen ihre Chancen auf einen Ehemann. Sammelte eine Frau das Kraut nackt, würde sie innerhalb eines Jahres schwanger werden. Woanders hängte man die Pflanze am Abend des Johannistags überall im Haus auf, um Geister, Dämonen und Blitze abzuhalten. In Wales sammelte man einen Zweig für jedes Familienmitglied, gab ihnen Namen und hängte sie auf: Das erste, das vertrocknete, kündigte den Tod der Person an. Wer auf der Isle of Wright auf eine Johanniskrautpflanze trat, drohte von einem Feenpferd entführt und nach erschöpfendem Ritt weit weg von zu Hause abgesetzt zu werden.

Neben den vielfältigen Anwendungen des Johanniskrauts als harntreibendes Mittel, Wurmmittel, gegen Nervenreißen, Husten und Beulen und als Salbe zur Wundheilung ist sein Nutzen bei Verstimmungen am bekanntesten. Culpeper empfiehlt es gegen Melancholie und Verrücktheit. Noch heute nutzt man seine antidepressiven Eigenschaften und setzt es gegen Winterdepression ein.

Rechts Echtes Johanniskraut (*Hypericum perforatum*) aus *Bilder ur Nordens Flora*, ca. 1922–1926.

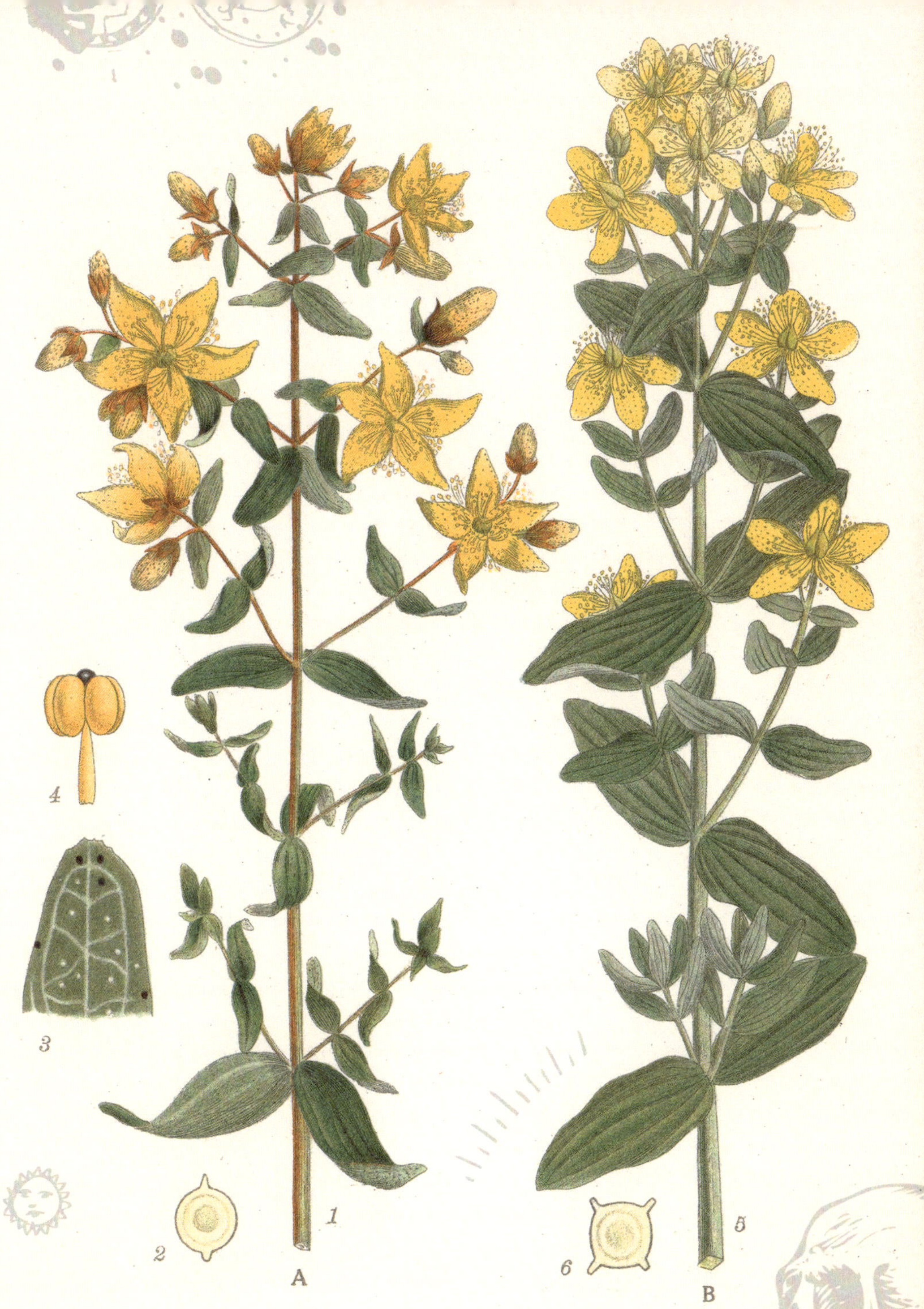

MANSBLOD, A. HYPERICUM PERFORATUM L.
B. HYPERICUM MACULATUM CR.

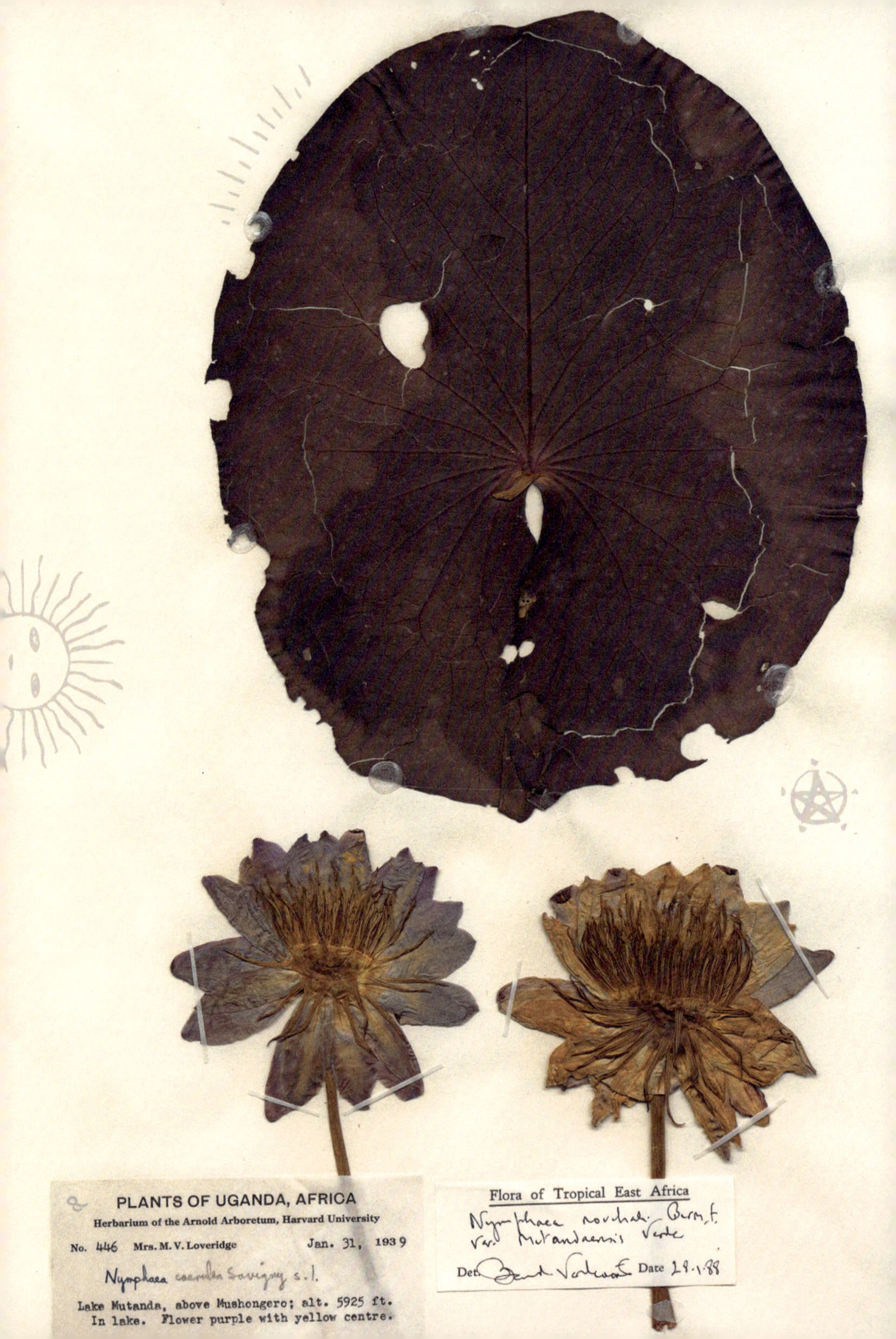
PLANTS OF UGANDA, AFRICA
Herbarium of the Arnold Arboretum, Harvard University
No. 446 Mrs. M. V. Loveridge Jan. 31, 1939
Lake Mutanda, above Mushongero; alt. 5925 ft.
In lake. Flower purple with yellow centre.
Flora of Tropical East Africa
Det. Date 29.1.88

Seerosengewächse

Nymphaeaceae

Nur wenige Pflanzen werden so verehrt wie der Lotus. Das mystische Gewächs steht mit Schöpfungsmythen, Tod und Wiedergeburt in Verbindung.

Ob die einheimische Gelbe Teichrose (*Nuphar lutea*) oder der Blaue Lotus (*Nymphaea nouchali* var. *caerulea*) und der Tigerlotus (*Nymphaea lotus*) der östlichen Kulturen – die Pflanze wird weltweit verehrt. Die Ägypter nannten den Blauen Lotus »Blume der Sonne« wegen ihres gelben »Auges« und der Eigenheit, in der Morgendämmerung aus dem Wasser aufzusteigen. Der Gott Horus wurde jeden Tag aus der Lotusblume wiedergeboren, nachdem er die Nacht in der geschlossenen Pflanze verbracht hatte. Der erste Lotus entstieg dem Chaos zum Beginn der Zeiten und enthüllte den Schöpfer in Form eines Skarabäus. Lotus findet sich auf unzähligen Grabbildern, seine Hieroglyphe steht für die Zahl 1000. Der Tigerlotus war das Symbol Oberägyptens. Er steht für die Wiederauferstehung der Göttin Isis. Beide Arten, Blauer Lotus und Tigerlotus, sind leicht berauschend und wurden medizinisch eingesetzt, allerdings nicht immer mit guten Absichten. Eine Salbe aus Lotusblättern sollte »auf den Kopf der gehassten Frau« aufgetragen werden, damit ihr Haar ausfiel.

Im hinduistischen Glauben erschuf Vishnu einen goldenen Lotus mit tausend Blütenblättern, auf dem der Schöpfer Brahma sitzt. Lotus steht auch für den Mutterleib der Schöpfung, aus dem die Göttin Padma geboren wurde. In Japan versinnbildlicht er das Paradies. Im Buddhismus ist er ein Abbild der Erleuchtung und steht für die Kontrolle des Geistes über materielles Verlangen. Üblicherweise wird er halb geöffnet dargestellt und zeigt so, dass das volle Wissen noch nicht erlangt ist.

Für die Griechen war die Gelbe Teichrose ein Symbol der Schönheit. Man nutzte ihre opiumartige Wirkung und behandelte mit ihr Scheidenausfluss. In Umkehrung des ägyptischen Fluchs heilten Teichrosen mit weißen Blüten Schuppen. Laut Dioskurides kann die Wurzel der Seerose Impotenz bewirken und erotische Träume unterbinden. Ähnlich empfiehlt sie John Gerard »gegen fleischliche Begierde« und zur Heilung »des überfließenden Samens, der durch Träume entweicht«. Sie war auch hilfreich bei »blutigem Fluss« (Ruhr).

In der griechischen Mythologie waren die Lotosesser ein Inselvolk, das sich dem Luxus und Müßiggang verschrieben hatte. Durch den Verzehr einer seltsamen Pflanze waren sie ständig leicht schläfrig und ermutigten auch Odysseus Mannschaft zu deren Konsum, was diese wertvolle Zeit kostete. Niemand weiß, auf welche Pflanze Homer hier anspielte, aber es könnte sich um Jujube (*Ziziphus lotus*), ein Kreuzdorngewächs, gehandelt haben.

Links Herbarbelege einer lila Seerose (*Nymphaea nouchali* var. *mutandaensis*), gesammelt im Lake Mutanda, Uganda, 1939.

Frauenmantel

Alchemilla vulgaris

Gärtner neigen heute dazu, die *Alchemilla* etwas zu vernachlässigen. Sie wird für hübsch befunden und in ihrer Kulturform (*Alchemilla mollis*) als Bodendecker genutzt.

In der Vergangenheit war der Gemeine oder Spitzlappige Frauenmantel hochgeschätzt. Er war der Jungfrau Maria geweiht. Die Blätter der Pflanze bilden einen krausen, fächerförmigen, am Rand gezackten »Mantel«, der der Mutter Gottes angemessen schien. Am Morgen liegen Tautropfen wie kleine Diamanten auf den Blättern und gaben der Pflanze noch einen anderen Namen: Taublatt. Die glitzernden, kristallklaren Tropfen bilden sich dank der stark wasserabweisenden Oberfläche der Pflanze; sie wurden als heilig angesehen, als Wasser, das alle Krankheiten heilen konnte. Besonders geschätzt wurde es von Alchemisten, die es in ihren magischen Tränken nutzten und glaubten, der magische Tau würde ihnen bei der Herstellung des Steins der Weisen helfen. Vom arabischen Wort *alkemelych* (Alchemie) stammt der lateinische Name der Pflanze.

Frauenmantel ist ein mehrjähriges Kraut, das in Europa, Nordwestasien, den östlichen USA und sogar auf Grönland heimisch ist. Die niedrigwüchsige Pflanze mit ihren gelblichgrünen Blüten war wegen ihrer keulenförmigen Kriechwurzeln auch als »Löwenpfote« oder »Bärenfuß« bekannt. Sie wächst auf Wiesen, an Waldrändern und in Hecken. Färber liebten sie für die sanften, grüngelben Farbtöne, die sie damit erzielten. Frauenmantel wurde schon immer als »Frauenkraut« angesehen, im Zeichen einer Reihe von Göttinnen wie Freya/Frigg im Norden bis zur Jungfrau Maria. Culpeper verbindet die Pflanze mit Venus, der römischen Göttin der Schönheit und Liebe. Sie wurde oft für kosmetische Zwecke genutzt. Der Tau aus der Blattmitte war angeblich eine wirkungsvolle Schönheitslotion, ein mit dem Kraut gefülltes Kissen verbesserte den Schönheitsschlaf.

Ein entzündungshemmendes Destillat aus den stark adstringierend wirkenden Blättern sollte Poren verkleinern, Akne austrocknen, Erbrechen und den Blutfluss fördern und Blutergüsse lindern. Nahm man es zwanzig Tage ein, konnte es die Empfängnis fördern, den Menstruationszyklus regulieren und Symptome der Menopause erleichtern. Noch heute wird es bei heftigen Menstruationsblutungen verordnet. Bei »hängenden Brüsten« empfahl Culpeper, das Wasser des Frauenmantels zu trinken und auf die Brüste zu geben, um diese zu straffen. Es hieß auch, die adstringierende Pflanze würde »eine rutschige Gebärmutter« und Unfruchtbarkeit kurieren und die weiblichen Genitalien zusammenziehen, sodass die Frau in der Hochzeitsnacht als Jungfrau durchgehen konnte.

Rechts Frauenmantel (*Alchemilla vulgaris*) aus *Flora von Deutschland, Österreich und der Schweiz*, 1885.

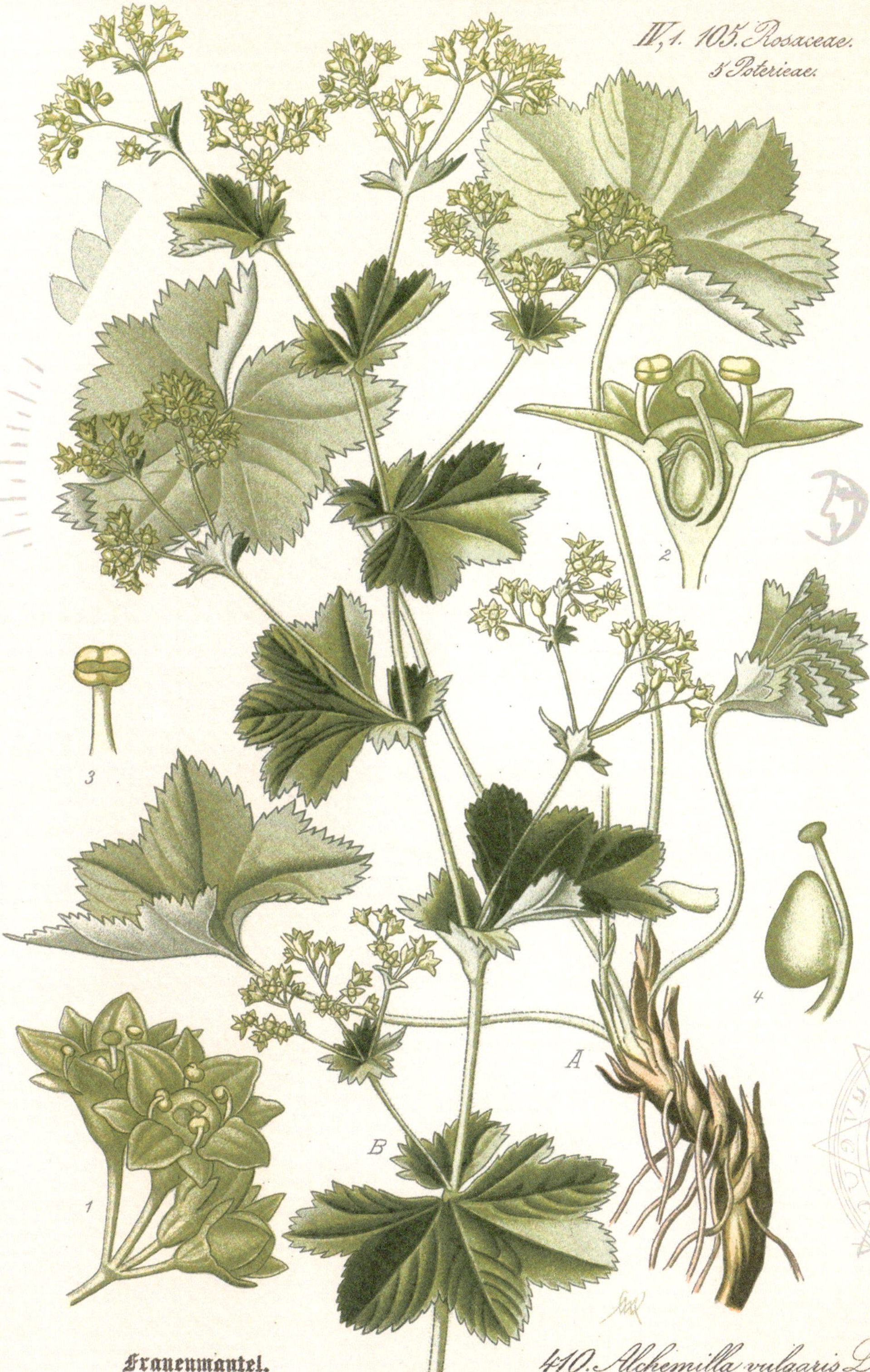

Frauenmantel.

410. Alchemilla vulgaris L.

Liebestränke

Welch schönere Aufgabe sollten Kräuter haben, als die wahre Liebe zu finden und einzufangen? Viele der bisher vorgestellten Kräuter wurden (oft von jungen Mädchen) genutzt, um ihren zukünftigen Ehemann zu finden.

Liebeszauber und -tränke füllen viele moderne Hexenkräuterbücher, historische Rezepte für Liebestränke waren oft sehr komplex, schwer herzustellen und offen gestanden auch etwas abschreckend. In dem im 16. Jahrhundert erschienenen *The Book of Secrets of Albertus Magnus* (das allerdings nicht vom großen Universalgelehrten des 13. Jahrhunderts, sondern von einem Epigonen stammt) wird vorgeschlagen, Immergrün (*Vinca*), Hauswurz (*Sempervivum*) und »Würmer der Erde« zu einem Puder zu zermahlen und den Mahlzeiten beizumischen, um zwischen einem Mann und seiner Ehefrau die Liebe zu befeuern. In einem persischen Liebestrank kombinierte man Taubenbrühe mit Nelken (*Syzygium aromaticum*), Lorbeersamen (*Laurus nobilis*), Kratzdistel (*Cirsium*) und Spatzenzunge (*Thymelaea hirsuta*). In der Bibel nennt das Hohelied Salomos mehrfach die Alraune (*Mandragora*) als Liebesmittel.

In William Shakespeares »Mittsommernachtstraum« befiehlt der Feenkönig Oberon Puck, jenes Kraut zu holen, durch das sich Königin Titania in das erste Wesen, das sie sieht, verlieben würde. »Love-in-idleness« (Liebe im Nichtstun) ist in den West Midlands ein Volksname für das Stiefmütterchen (*Viola tricolor*), einst weiß und »purpurn nun durch Amors Wunde«. Shakespeare mochte die Pflanze so sehr, dass er sogar eine Heldin nach ihr benannte. Culpeper hingegen war wenig beeindruckt von der *Viola*. Er beschreibt die Pflanze als kalt, schmierig und schleimig, aber gut gegen Geschlechtskrankheiten.

Die Eberraute (*Artemisia abrotanum*) war im Englischen bekannt als »Lad's Love« oder »Old Man«, »Kiss-me-quick« und »Maiden's Ruin«. Ein junger Mann auf Brautschau trug einen *Artemisia*-Zweig im Knopfloch und roch ostentativ daran, wenn Mädchen vorbeigingen. Bemerkte eines von ihnen dies und rannte nicht davon, konnte er ihm das Kraut schenken und sie unternahmen ihren ersten gemeinsamen Spaziergang.

Die Viktorianer waren berühmt für ihre »Sprache der Blumen«, in der geheime Nachrichten durch die Auswahl der Blumen in einem Strauß ausgedrückt werden konnten. Wie viele Menschen tatsächlich mit einem Blumenwörterbuch beim Floristen standen, wissen wir nicht, doch Blumengrüße öffnen noch immer die Herzen vieler Menschen.

Pro Amore (für die Liebe)

Nimm Baldriankraut und tu es in

ein Glas Bier oder Wein und gib das Ganze dem,

der dich ganz und gar lieben soll.

(Aus dem *Book of Magical Charms*,
17. Jahrhundert)

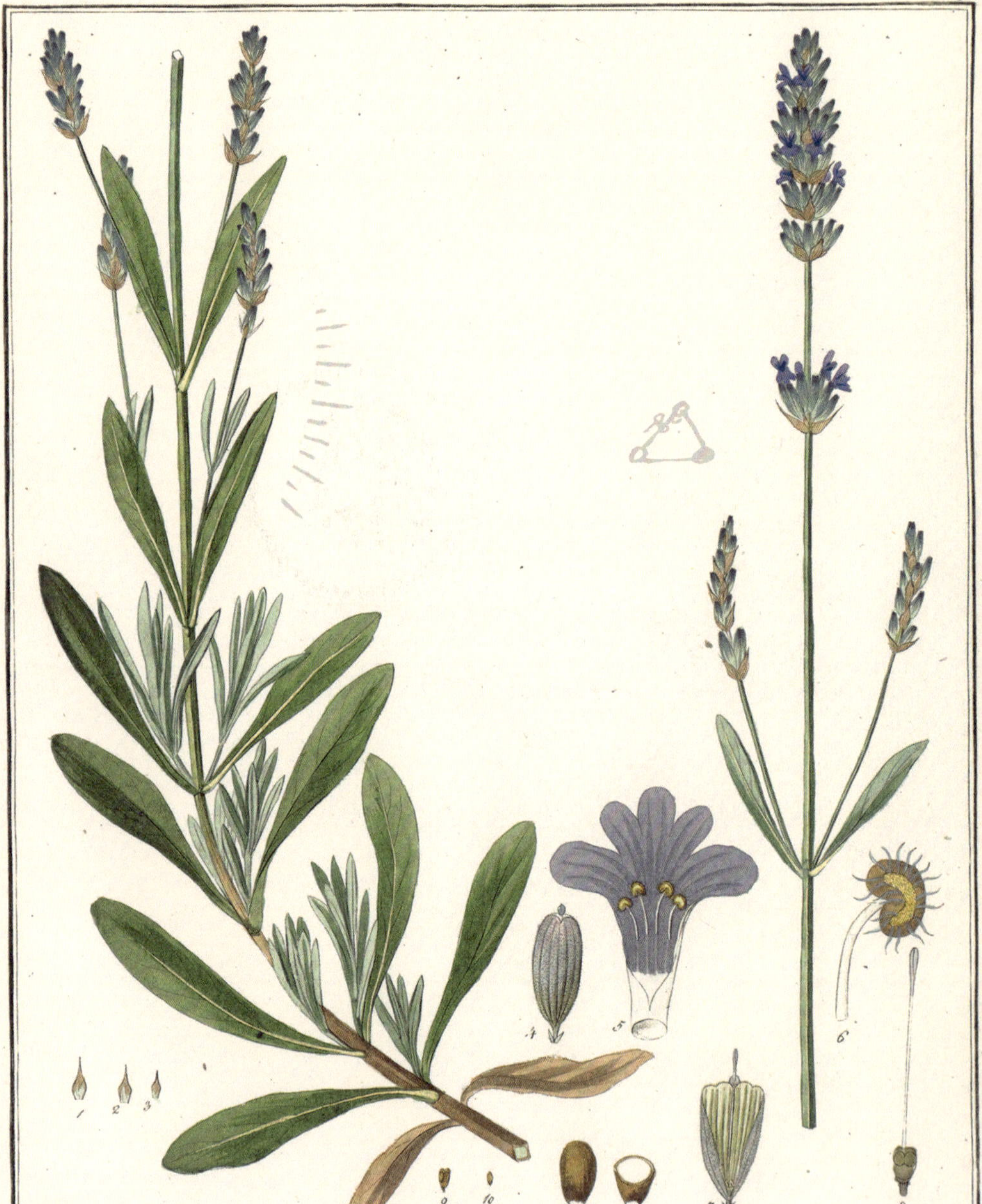

F. Guimpel. fec.

Lavandula latifolia.

Lavendel

Lavandula

Lavendel ist eines der beliebtesten Kräuter und wegen seiner aromatischen und reinigenden Eigenschaften seit der Antike geschätzt. Sein Name ist abgleitet vom lateinischen *lavare* (waschen).

Im alten Ägypten nutzte man Lavendel als Parfüm in Form von Wachskegeln oder für Mumientücher. Nach einer christlichen Legende legte die Jungfrau Maria die frisch gewaschenen Kleider des Jesuskindes zum Trocknen über einen Lavendelbusch (in anderen Versionen ist es der Rosmarin). Dadurch erhielt die zuvor unscheinbare Pflanze prächtige blaue Blüten und ein himmlisches Aroma. Auch heute noch parfümiert Lavendel vieles, von Deo bis Bodenwachs.

Man glaubte einst, die buschige, holzige Pflanze mit den schmalen silbernen Blättern und kleinen violettblauen Blüten sei ein wirksames Abwehrmittel gegen Tiger und Löwen. Zumindest gegen Motten hilft sie, wie wir heute wissen. Atmeten Menschen Lavendelduft ein, konnten sie Geister sehen. Häufig trugen Kinder das Kraut als Talisman gegen den bösen Blick. Im Mittelalter wurde Lavendel die Pflanze der romantischen Liebe. Mädchen schmuggelten ihn unter die Kissen der von ihnen begehrten Männer, um deren Gedanken auf die Liebe zu lenken. Karl VI. von Frankreich fand offensichtlich gefallen an dieser Idee und ließ im Jahr 1387 Kissen mit dem Kraut stopfen.

Aufgrund seines intensiven Geschmacks und Dufts wird Lavendel eher selten in der Küche genutzt. Manchmal wird Zucker damit aromatisiert; früher steckte man Früchte und Bonbons als exquisite Leckerei auf Lavendelstängel.

Als heilkräftiges Kraut dagegen machte sich Lavendel schon früh einen Namen. Er besitzt scheinbar gegensätzliche Eigenschaften und wirkt sowohl stimulierend wie schlaffördernd. Manchmal auch als »Speik« bezeichnet, taucht er in allen großen Kräuterbüchern auf. Man nutzte ihn in Kräuterbüscheln gegen die Pest und zur Erleichterung der Geburt. In *A New Herball* (1551) empfiehlt William Turner, getrocknete Lavendelblüten in eine Kappe zu steppen, die aufgesetzt bei Kopfgrippe helfe und gut fürs Gehirn sei. Lavendelöl wurde ebenfalls genutzt. Culpeper warnt, es habe eine »heftige und stechende Natur und sollte vorsichtig eingesetzt werden«. Bereits wenige Tropfen linderten Beschwerden wie Magenprobleme, »Herzensleidenschaften«, Ohnmacht und blockierte Leber oder Milz.

Als sich der französische Chemiker René-Maurice Gattefossé 1910 eine Verbrennung an der Hand zuzog, griff er zur Linderung spontan nach Lavendelöl; die Wunde soll ohne Narben verheilt sein. Darauf setzte er es im Ersten Weltkrieg zur Wundversorgung bei Soldaten ein. Gattefossé beschäftigte sich später eingehender mit dem Konzept heilender ätherischer Öle und begründete so die Aromatherapie.

Links Lavendel (*Lavendula latifolia*). Illustration des deutschen Botanikers Friedrich Gottlob Hayne, 1822.

Apfel

Malus

Der Apfel begleitet den Menschen seit Urzeiten. Er ist eine der ältesten Kulturobstarten und bis heute bei uns das beliebteste Obst. In zahllosen Märchen, Mythen und Bräuchen hat er Spuren hinterlassen.

Theophrast beschrieb den Apfel als einen der am häufigsten kultivierten Bäume. Er ist über die ganze Welt verbreitet.

Es gibt viele Geschichten zum Apfel. In der griechischen Mythologie erschafft Dionysos den Apfel, um ihn Aphrodite, der Göttin der Fruchtbarkeit, zu schenken. Diese reichte ihn bekanntlich an Paris von Troja weiter. Nordische Sagen erzählen, wie der Betrüger Loki die goldenen Äpfel von Ithun, der Göttin der Jugend, stiehlt, die diese den Göttern gab, um das Altern aufzuhalten. Der Apfel wird noch immer mit Unsterblichkeit verbunden.

Äpfel waren vielerorts eine willkommene Ergänzung des Speisezettels, ein unentbehrlicher Vitaminlieferant und eine wichtige Einkommensquelle. Schien die Sonne am Weihnachtstag durch die Äste eines Apfelbaums, versprach dies reiche Ernte. Dazu trank man am Dreikönigstag auf die Gesundheit der Bäume. Andernorts hieß es: Eulalia im Sonnenschein bringt viel Äpfel und Apfelwein (ihr Namenstag ist der 12. Februar). In manchen Gegenden Englands gab es den Brauch, die Apfelbäume durch viel Lärm aus dem Schlaf zu wecken: Man schoss mit Musketen in die Zweige, blies in Hörner, lärmte und schrie. Und wer versuchte, die Frucht vor dem St. Swithin's Day, dem 15. Juli, zu essen, würde sehr krank werden. Blühte ein Apfel außerhalb der Jahreszeit, zeigte er einen Tod an, genau wie eine einzelne übrig gebliebene Frucht nach dem ersten Frost. Liebende ritzten ihre Initialen in einen jungen Apfelbaum und glaubten, ihre Liebe wüchse mit der Frucht.

Zu Beginn der dunklen Jahreszeit oder zur Wintersonnenwende gab es den Brauch des Apfelschalenwerfens: Es galt, einen Apfel in einem Stück zu schälen und die Schale über die Schulter zu werfen; die Schale zeigte die Initiale des Namens des zukünftigen Mannes an. Hierzu konnte man auch den Apfelstiel drehen und dabei die Buchstaben des Alphabets aufsagen, bis der Stiel abbrach. Apfelkerne, die ins Feuer geworfen wurden, sagten voraus, ob die Liebe wahrhaftig sein würde. Platzten und zischten sie, würde auch die Beziehung zerbrechen. Frauen, die schöne Kinder bekommen wollten, riet man, während der Schwangerschaft viele Äpfel zu essen.

Äpfel gelten traditionell als sehr gesund. Man sagte, sie heilten Warzen und Verstopfung, reinigten die Zähne und verschönerten das Gesicht. Faule Äpfel legte man auf Frostbeulen. Ein Apfel im gleichen Raum wie jemand mit Pocken »fing« die Krankheit; so wie er verging, vergingen auch die Symptome des Patienten. Noch immer reicht man bei Erkältungen Apfelessig mit Honig und Zitrone.

Rechts Hawthornden-Apfel. Illustration aus Johann Hermann Knoops *Pomologia*, einer Beschreibung der besten Apfel- und Birnensorten, 1758.

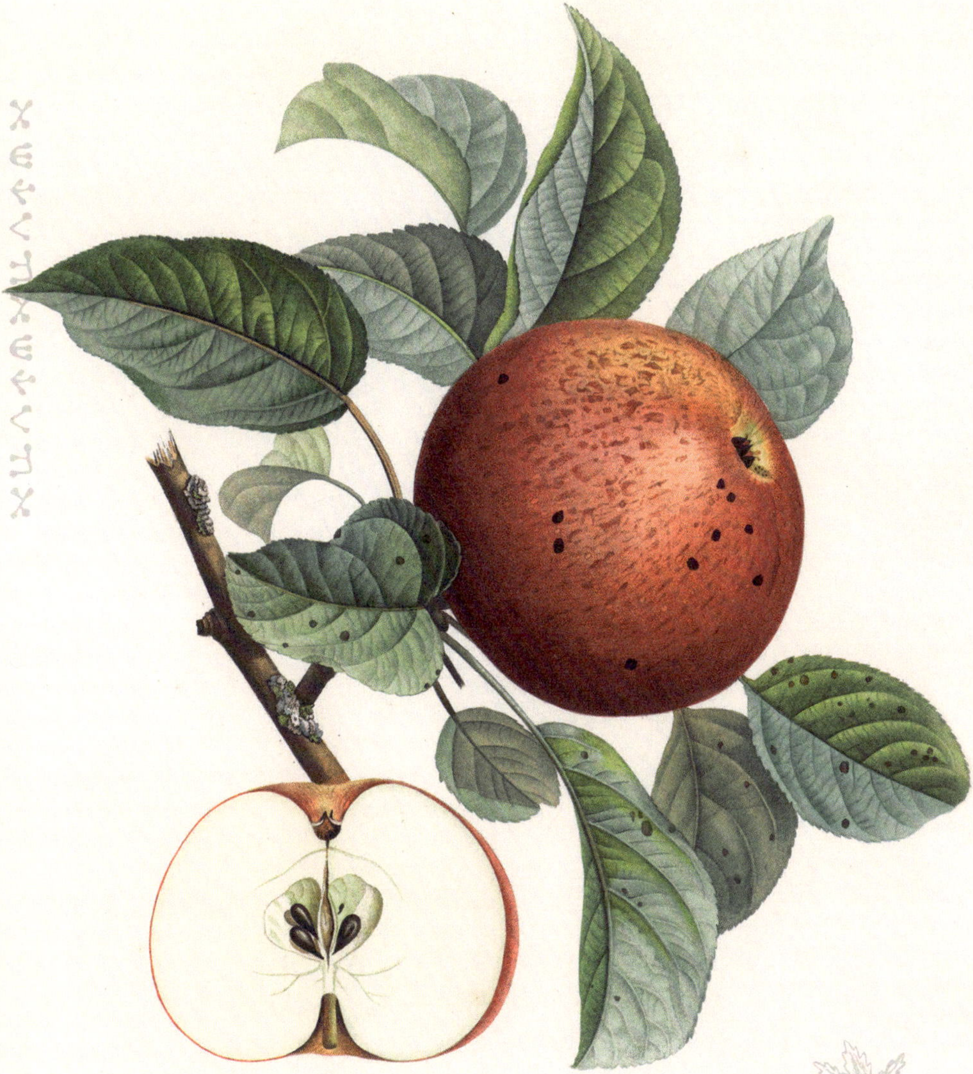

Galo-Bayeux.

De l'Imprimerie de Langlois.

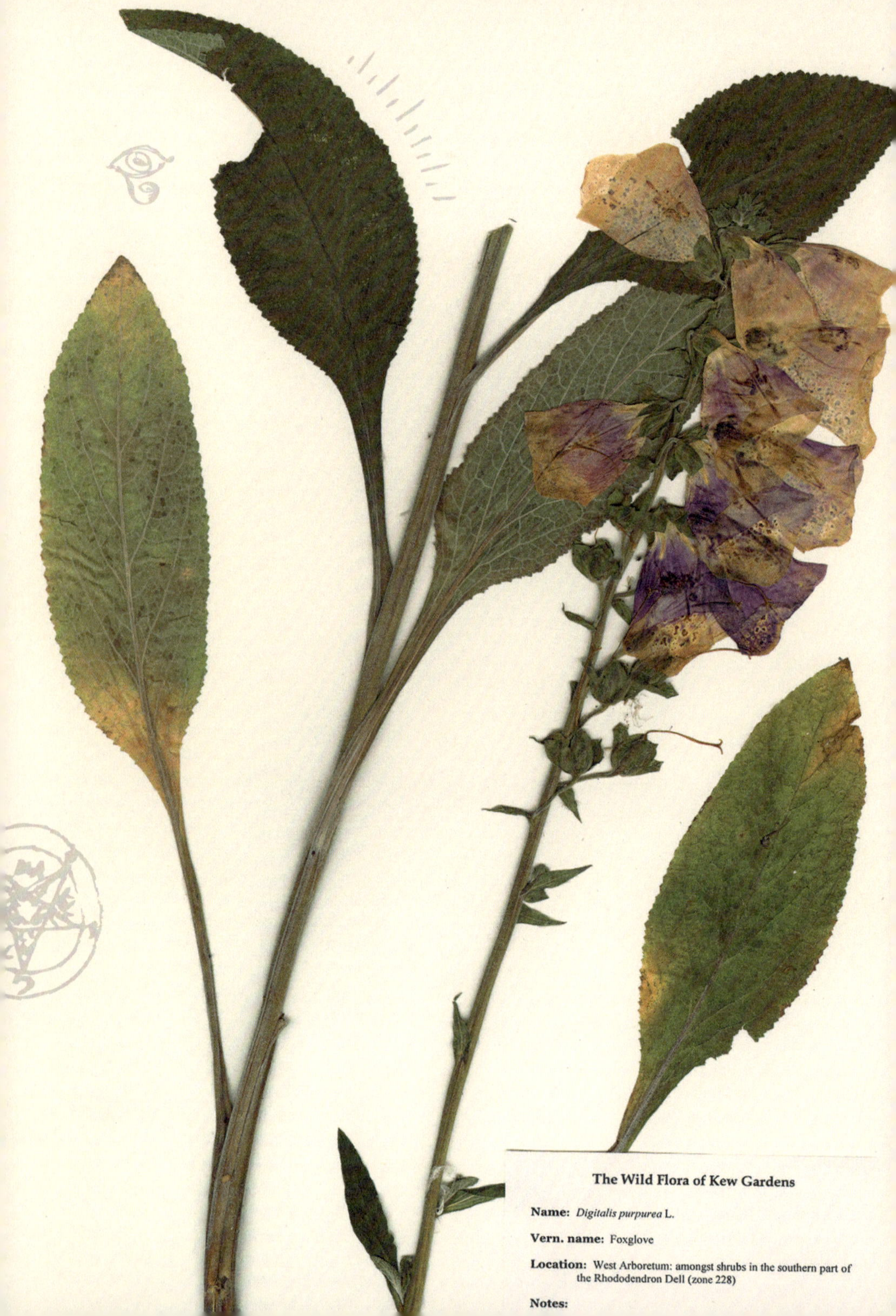

The Wild Flora of Kew Gardens

Name: *Digitalis purpurea* L.

Vern. name: Foxglove

Location: West Arboretum: amongst shrubs in the southern part of the Rhododendron Dell (zone 228)

Notes:

Roter Fingerhut

Digitalis purpurea

»Waldglöckchen«, »Waldschelle«, »Feenkraut«, »Fingerkraut« – die Volksnamen für *Digitalis* dürften zu den sinnträchtigsten aller Pflanzen gehören.

Lassen die spärlichen Sonnenstrahlen die Bestände des Roten Fingerhuts auf Waldlichtungen aufleuchten, seufzt die Welt auf: Der Sommer ist nah. Die weiblichen Blüten am unteren Ende des Stängels bieten den meisten Nektar, sodass Bienen zuerst dort landen, bevor sie nach oben zu den männlichen Blüten klettern und sie so bestäuben. Früher ließen Kinder die dicken Blütenknospen zerplatzen (daher der Name »Platzblume«). »Die Glocken läuten zu hören«, galt als Zeichen des bevorstehenden Todes. In Schottland nannte man den Fingerhut sogar »Dead Men's Bells« (Totenglocken). Vielleicht hören die Füchse noch immer genau hin, es hieß, die Glocken warnten vor der Ankunft der Jäger. Mittelalterliche Sagen erzählen von Reineke Fuchs, dem die Feen Fingerhutblüten geben, damit er auf leisen Pfoten die Hühnerställe ausrauben kann.

Es brachte Unglück, Fingerhut (besonders weißen) ins Haus zu bringen, weil er als Einladung für Hexen galt. Er konnte jedoch für eine riskante Methode verwendet werden, einen Wechselbalg zu erkennen: Man gab dem Kind drei Tropfen Fingerhutsaft, setzte es auf eine Schaufel und warf es dreimal zur Tür hinaus, die Eltern riefen dabei: »Wenn du eine Fee bist, fort mit dir!« Nur ein menschliches Kind überlebte dies und war vermutlich für den Rest seines Lebens traumatisiert. Auf jeden Fall wäre es sehr krank. *Digitalis* enthält Toxine wie Herzglykoside, die die Herzfrequenz erhöhen. Schwindel, Kopfschmerzen, Durchfall sowie Seh-, Herz- und Nierenprobleme sind nur einige Symptome, die bei seiner Einnahme auftreten. Dennoch waren die Blätter nützlich. Man bedeckte damit frische Wunden, und es hieß, in Kinderschuhe gelegt schütze Fingerhut gegen Scharlach.

Einige der im Fingerhut enthaltenen Herzglykoside wurden für pharmazeutische Mittel weiterentwickelt. Es ist möglich, dass schon die Ägypter von seinen herzstimulierenden Eigenschaften wussten. Erst der englische Arzt William Withering begann ab 1775 auf der Suche nach Mitteln gegen die Wassersucht (durch Herzschwäche hervorgerufene Ödeme) systematische Versuche mit *Digitalis*. Daraus entstand *An Account of the Foxglove and some of its Medical Uses* (1785), ein für die Behandlung bestimmter Herzprobleme bahnbrechendes Werk. Sein Denkmal auf dem Kirchhof von St. Bartholomew's in Edgbaston ist von Fingerhut umrahmt.

Links Herbarbelege des Roten Fingerhuts (*Digitalis pupurea*), gesammelt in Kew, 2009.

Kapitel 7

Pflanzen und Himmel

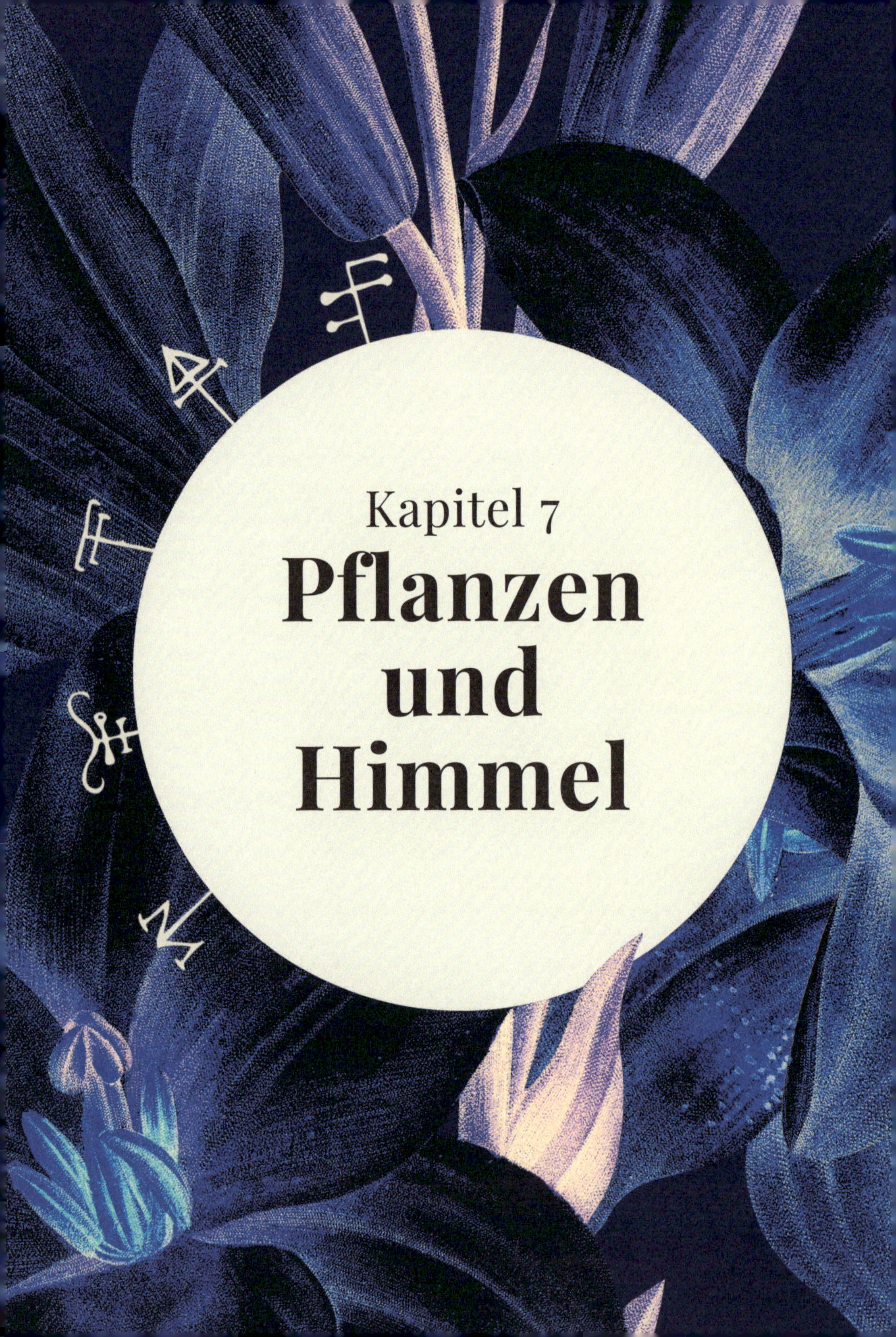

Die antike Astrologie betonte den Einfluss der übernatürlichen Kräfte des Himmels, den Göttern wurden Sterne und Planeten zugeschrieben. Die Ägypter und Babylonier teilten den Himmel in zwölf Sektoren, sechs nördliche und sechs südliche Zeichen, ähnlich unseren heutigen Sternzeichen. Die Sterne regierten alles – vom Monarchen bis zur Mondviole.

Die Römer glaubten, dass die Planeten Jupiter, Venus, Saturn, Mars und Merkur, zusammen mit Sonne (Sol) und Mond (Luna) von den Göttern regiert werden, deren Namen sie trugen. Durch diese Planeten herrschten die Götter über Himmel und Erde.

Der Himmel entschied über Kriege, über Aufstieg und Fall von Nationen. Auch das Schicksal jedes Einzelnen werde von den Sternen bestimmt, so glaubte man. Und wenn Sternzeichen Einfluss auf Menschen hatten, müssten diese Gesetze nicht auf alle Dinge – Tiere, Pflanzen, Mineralien – zutreffen? Schließlich, so Plinius, wurden auch die Geschicke anderer Kulturen vom Himmel gelenkt. Als Beispiel nannte er die Rituale der keltischen Druiden, die Misteln sammelten, wenn der Mond im sechsten Tag stand. Astronomie und Astrologie (damals noch keine eigenen Wissenschaften) wurden in vielen arabischen Ländern vertieft studiert. Diese Erkenntnisse wurden ins Lateinische übersetzt und verbreiteten sich im Westen.

Am Ende des 16. Jahrhunderts verlangten die Gesetze einiger europäischer Länder, dass Ärzte vor einer Operation die Position des Mondes berechnen mussten.

Ab dem 17. Jahrhundert suchte die Astrologie nach »wissenschaftlicheren« Begründungen als Erklärung für die dem Himmel zugeschriebenen Effekte auf den Körper. Astronomen beobachteten Himmelserscheinungen durch ihre Teleskope und nahmen an, dass diese einen Einfluss auf die Pflanzen und Geschöpfe der Erde haben mussten. Die Ursachen konnten groß sein wie eine Sonnenfinsternis oder ein Planetendurchgang oder so klein, dass sie nicht wahrnehmbar waren, aber sie alle hatten einen Effekt. Der Arzt Richard Mead (1673–1754) glaubte, dass die Anziehungskraft des Mondes die Körpersäfte auf die gleiche Weise wie Gezeiten von Flüssen und Meeren beeinflusste. Das könne katastrophale Folgen haben, vom Auslösen von Fieber bis hin zur Hysterie. Sogar die antike Idee von Wahnsinn oder »Mondsüchtigkeit« fand so eine Erklärung.

Die Pflanzenastrologie geht davon aus, dass jede Pflanze unter dem Einfluss eines bestimmten Himmelskörpers wuchs. Der Schweizer Arzt und Universalgelehrte Paracelsus (ca. 1493–1541) sah jede Pflanze als irdischen Stern an, der im Himmel gespiegelt wurde. In der mittelalterlichen Medizin gab es klare Vorgaben dafür, wann ein Kraut für maximale Wirksamkeit gesammelt werden musste. Das hing davon ab, wann der die Pflanze regierende Planet am Himmel zu sehen war.

Einzelne Körperteile wurden ebenfalls dem Einfluss der Sterne zugeordnet: So regiert Venus die Nieren und das Verdauungssystem; Saturn herrscht über Knochen, Venen und das Skelett. Die Eierstöcke sind natürlich die Domäne des Mondes.

Nicholas Culpeper schloss sich der Auffassung an, nach der jede Krankheit von der Bewegung eines Planeten verursacht werde. Das Konzept geht auf die alten Griechen zurück. Es gab zwei Vorgehensweisen: Entweder nutzte man »wohlgesonnene« Kräuter, »regiert« von demselben Planeten wie die Krankheit, oder Pflanzen, die vom Planeten im Sternkreis direkt gegen-

Rechts Sonnenblume (*Helianthus*), 1867. Der lateinische Name bezieht sich auf Helios, den Titanengott der Sonne.

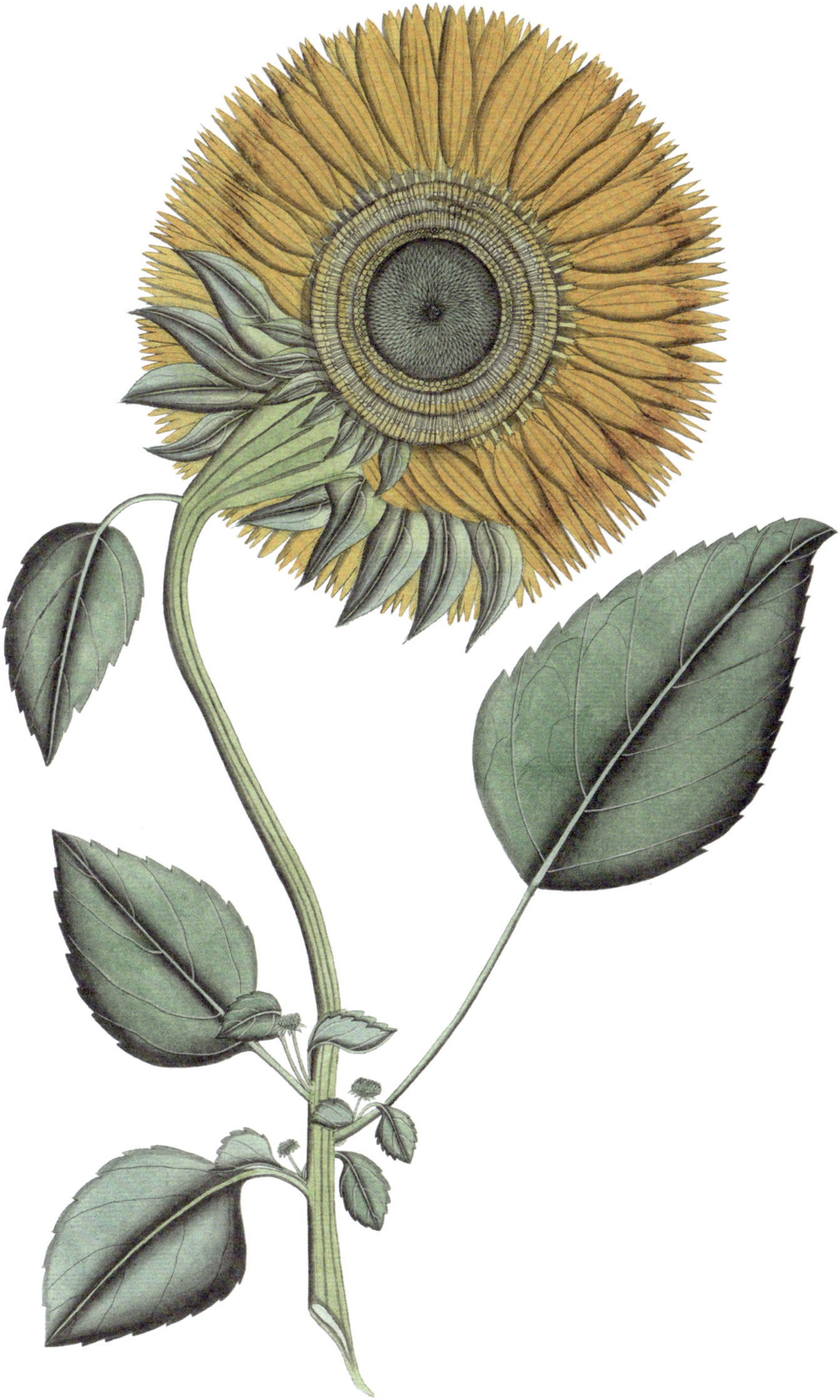

über beherrscht wurden. Natürlich war es viel komplizierter, als nur das »richtige« Kraut auszusuchen. Der genaue Zeitpunkt des Ausbruchs der Krankheit war ebenfalls wichtig. Um das »richtige«, heilende Kraut zu finden, erstellten Ärzte ein »Decumbitur«-Horoskop (vom lateinischen *decumbo*, »liegen oder fallen«) für den Augenblick, in dem ein Kranker erstmals gezwungen war, sich ins Bett zu legen.

Damit seine Leser ihre Krankheiten selbst diagnostizieren konnten, schrieb Culpeper ein Begleitbuch zu seinem Bestseller *The English Physician* mit dem Titel *Astrological Judgement of Diseases from the Decumbiture of the Sick*. Leider wurde es erst nach seinem Tod (im Alter von nur siebenunddreißig Jahren) veröffentlicht. Seine Ideen waren nicht allgemein anerkannt, besonders seine alten Feinde vom College of Physicians standen ihnen kritisch gegenüber und hatten lange Zeit das Sagen beim einfachen Volk.

Griechen und Römer brachten sowohl Sol, dem Gott des Tages, als auch Luna, der Göttin der Nacht, Opfer dar. Sie glaubten, dass die Pflanzensäfte mit dem Mond zu- und abnehmen. Auch wenn endgültige Resultate noch ausstehen, deuten Experimente auf der Internationalen Raumstation ISS darauf hin, dass sich die Anziehungskraft des Mondes durchaus auf Pflanzen auswirken könnte. Es gibt zwar kaum stichhaltige Beweise dafür, dass das Pflanzen nach den Mondphasen Wirkung hat, aber viele Wissenschaftler sind dem Erfahrungswissen heute aufgeschlossener.

Die Sonne galt als heiß und männlich, ihre Blumen sind bunt, hell und golden: Löwenzahn (*Taraxacum*), Ringelblume (*Calendula officinalis*) und Sonnenblume (*Helianthus*). Sonnenkräuter wurden der Kraft, dem Herzen und den lebenswichtigen Säften des Körpers zugeordnet.

Vor der Sommersonnenwende gilt die Sonne als aufsteigend, die Pflanzen wachsen kraftvoll. Danach werden die Strahlen schwächer und die Pflanzen vergehen, der Mond gewinnt an Einfluss. Dies spiegelt sich in einem kleineren, täglichen Rhythmus wider: Morgens steigen die Säfte an, erreichen mittags ihren Höhepunkt und nehmen dann am Nachmittag ab, ehe sie in der Nacht wieder sinken.

Der Mondmonat hat rund neunundzwanzig Tage, und jeder zu- und abnehmende Mond musste für unterschiedliche Arbeiten genutzt werden. Beim Aprilmond keimte traditionell das Saatgut, das in den während des Januarmondes gepflügten Boden gesät worden war, nachdem der Frost den harten Boden aufgebrochen hatte. Der Maimond war gut für die Aussaat, während der Erntemond (der erste auf die Herbsttagundnachtgleiche folgende Vollmond) so hell war, dass die Arbeiter die Ernte auch nachts einbringen konnten. Der Dezembermond (oder Weihnachtsmond) war traditionell die Zeit für den Obstbaumschnitt.

Der Mond wurde mit Kälte gleichgesetzt, sein silbernes Licht kann bei klarem Himmel am besten gesehen werden, und es brachte ähnlich schimmernden Frost. Seine Blumen sind weiblich, sie beeinflussen den Menstruationszyklus und Geburten.

Alle Pflanzen, die in der Nacht blühen, galten als magisch, besonders der weiß blühende, schwer duftende Nachtjasmin (*Cestrum nocturnum*) oder Pflanzen mit silbernen Blättern wie der mysteriöse Wermut (*Artemisia*).

Die genauen Mondphasen konnten nach dem Almanach berechnet werden. Einer der berühmtesten erschien erstmals 1697 und stammte von dem Autodidakten und Arzt Francis Moore, Astrologe am Hof von König Karl II. Zu Beginn nahm Moore nur Wettervorhersagen darin auf, drei Jahre später ver-

Rechts Eine Volvelle, eine drehbare Sternzeichentabelle, aus *The Guild-book of the barber-surgeons of York*, ca. 1475–1499.

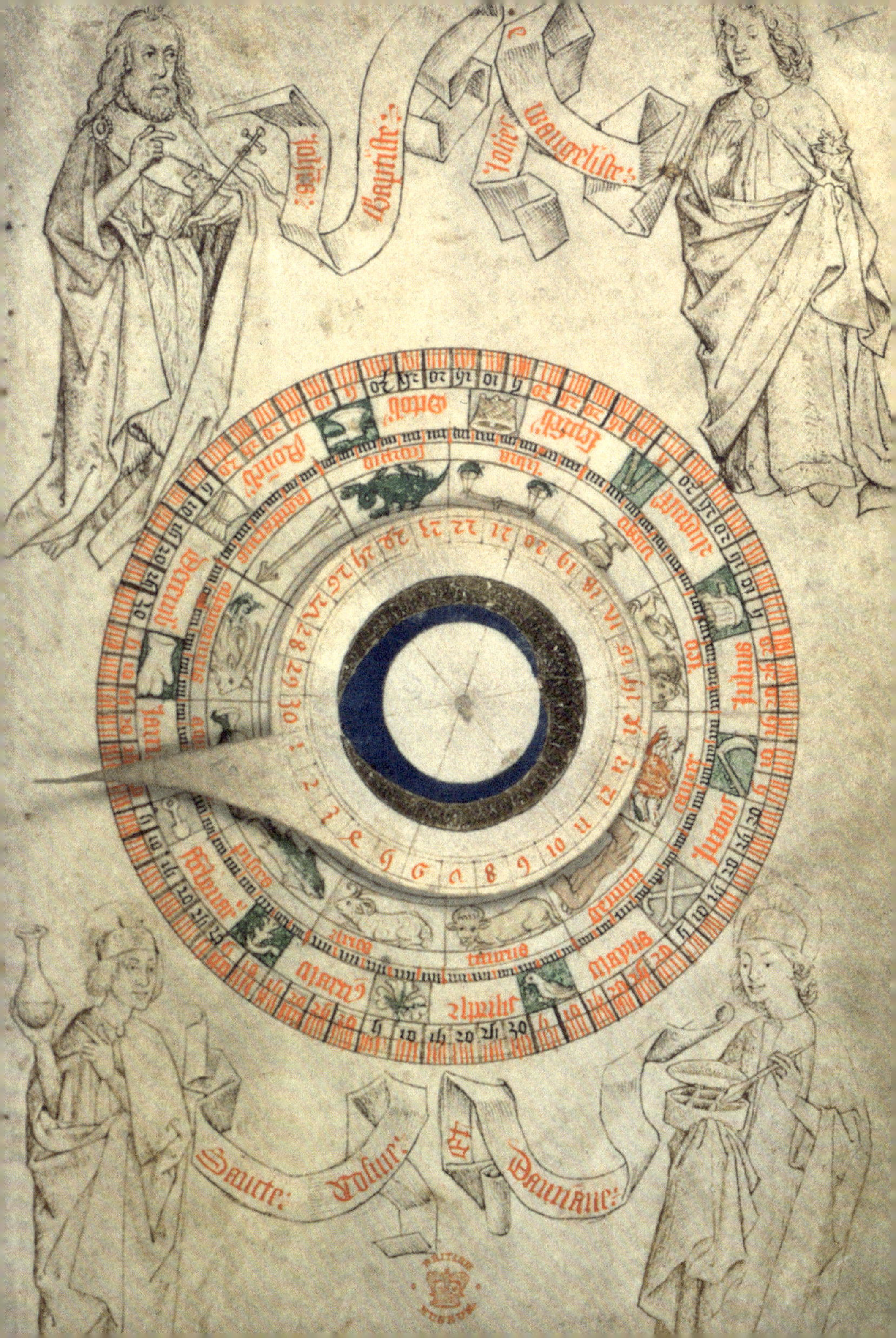
Julius
Junius
Maius
Aprilis

öffentlichte er das Werk *Vox Stellarum* (»Die Stimme der Sterne«) mit astrologischen Vorhersagen, das viel größere Beliebtheit erlangte. Mehr als 320 Jahre später ist der Almanach unter dem Namen *Old Moore's Almanack* immer noch im britischen Zeitschriftenhandel erhältlich. Er sagt Weltereignisse, Sportergebnisse und Promihochzeiten voraus und enthält Gezeitentabellen und Mondphasen für Gärtner und Fischer. Der erste amerikanische Almanach, *An Almanac for New England for the Year 1639*, brachte viele Nachfolger hervor, unter anderem von Benjamin Franklin, der unter dem Pseudonym »Richard Saunder« 1732 den *Poor Richard's Almanac* begann.

Gärtnern nach den Sternen wurde seit Langem praktiziert – so galt bereits bei den Griechen das Erscheinen des Sternbilds der Sieben Schwestern (Pleiaden) als gute Zeit, um Unkraut zu hacken – und ging über die Jahrhunderte in das allgemeine Volkswissen ein. In *The Profitable Arte of Gardening* (1563) ermahnt Thomas Hyll Gärtner, die Sterne zu respektieren, »deren Lichtstrahlen« die Macht hätten, Leben zu geben oder zarte Samen zu zerstören. Der Polarstern (Polaris) zeigte eine gute Zeit für die Aussaat von Petersilie an (wenn es denn überhaupt eine gute Zeit dafür gab, siehe Seite 57). Biodynamischer Anbau, die Kombination von Bioanbau mit spirituellen und ökologischen Konzepten, oft unter Nutzung von astrologischen Kalendern und Mondphasen, gewinnt heute zunehmend an Bedeutung und Beliebtheit.

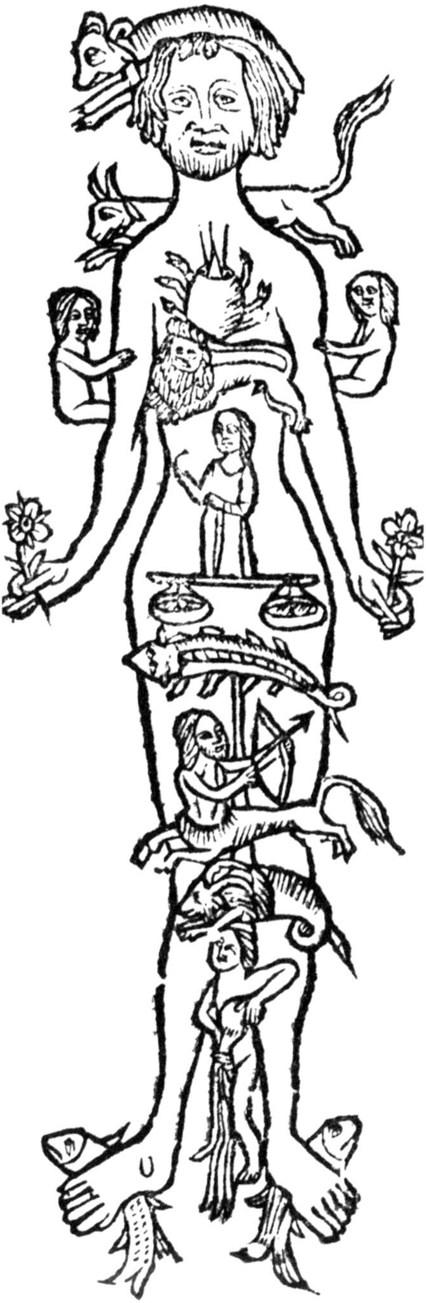

Links Dieser Holzschnitt aus dem 16. Jahrhundert zeigt, dass jeder Körperteil einem anderen Sternzeichen untersteht.

Rechts Nachtjasmin (*Cestrum nocturnum*) aus *Plantarum rariorum horti caesarei Schoenbrunnensis descriptiones et icones* von Nikolaus Jacquin, 1797–1804.

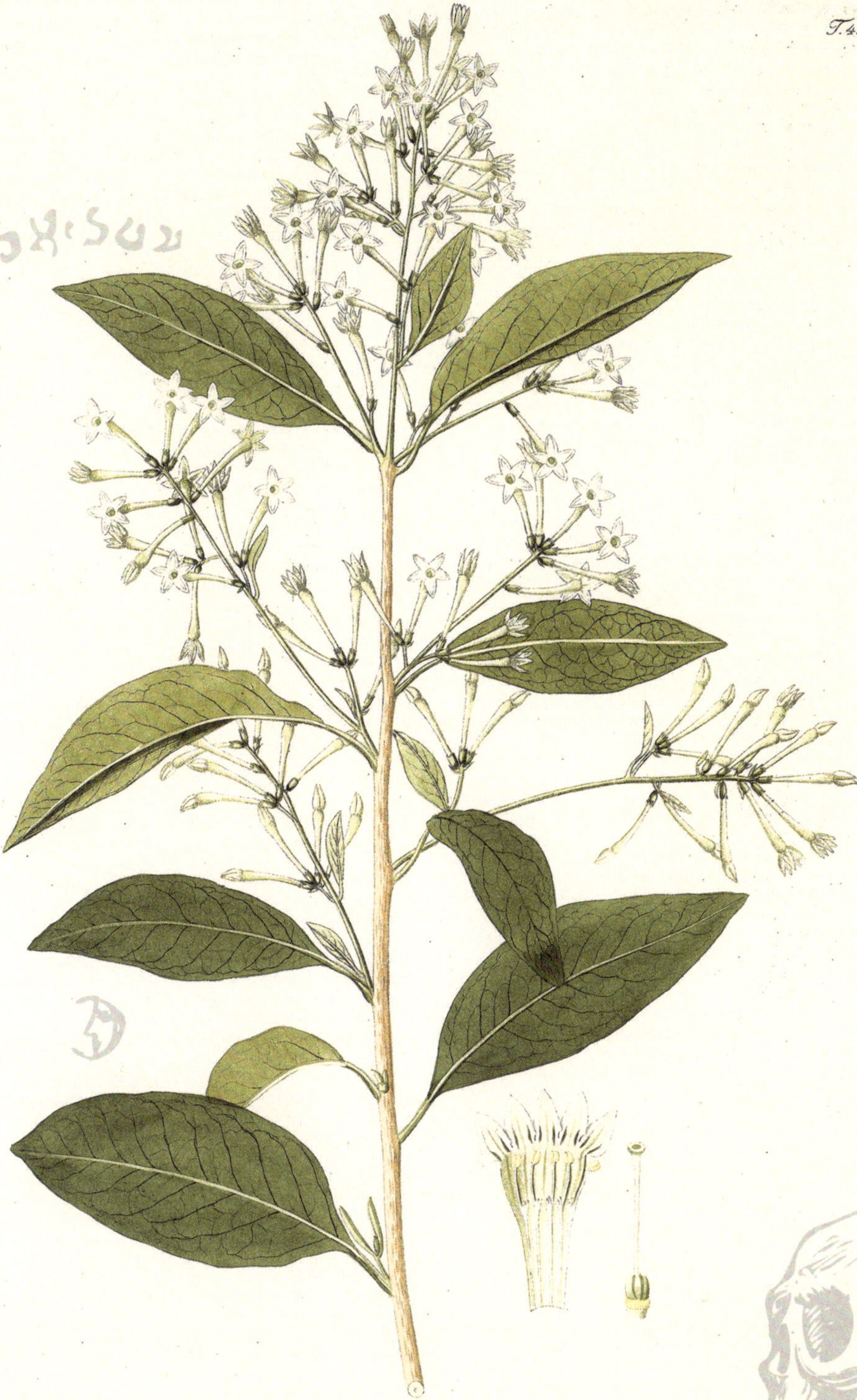

Cestrum suberosum.

Ringelblume

Calendula officinalis

Seit Jahrhunderten wurden Ringelblumen für Teeaufgüsse, zum Färben und für Heilzwecke genutzt.

Die Römer gaben der Ringelblume ihren Namen. Das lateinische Wort *calendae* bezeichnete den jeweils ersten Tag eines Monats. So pünktlich blühte sie, dass es in Wales hieß, es folge Blitz und Donner, wenn sie nicht bis sieben Uhr morgens aufging.

Seit dem Mittelalter wurden Ringelblumen in Bauerngärten kultiviert, und ihre verwilderten Geschwister blühen noch immer rund um bewohnte Gegenden. Man kannte sie als »Sonnenwende«, »Morgenröte« und »Haussonnenwirbel«, denn die Blüten folgen der Sonne am Himmel. Die Ringelblume untersteht traditionell der Sonne und wird dem Element Feuer zugeordnet.

Ringelblume steht für die beständige Liebe. Man nutzte sie für Weissagungen. Über einem Feuer mit Wermutkraut (*Artemisia absinthium*), Majoran (*Origanum majorana*) und Thymian (*Thymus*) in einem Trank mit Honig und Essig gemischt, dann mit verschiedenen Reimen auf die Haut gerieben, brachten sie Träume vom zukünftigen Mann. Einmal eingefangen, konnte dieser durch Ringelblumen im Brautstrauß gehalten werden.

Der »goldenen« Farbe der Ringelblumen sind Sagen und Überlieferungen gewidmet. So soll die Blume einst eine Prinzessin gewesen sein, die durch die Berührung durch ihren Vater, König Midas, zu Gold wurde. William Turner schreibt etwas pikiert in *A New Herball*, dass manche die Pflanze nutzen, »um ihr Haar mit dem Mehle des Krauts gelb zu machen, weil sie nicht zufrieden sind mit der Farbe, die Gott ihnen gab«. In den Gärten dienten Ringelblumen als Opferpflanze, um Schädlinge von der Ernte fernzuhalten. In der Küche verzierten ihre Blütenblätter Salate und gaben Eintöpfen Farbe.

Den größten Nutzen hatte die Blume aber im Medizinschrank. Rieb man die Blüte auf einen Wespenstich, verminderte sie Schwellungen. Auch Geschwüre und wunde Stellen, Fieber und sogar die Pest konnte sie lindern. Zahnschmerzen behandelte man, indem man Essig mit eingelegten Ringelblumen aufs Zahnfleisch rieb. Mit Ringelblumentee behandelte man Masern (auch wenn manche Sandkastengeschichte behauptet, die »Masernblume« würde die Krankheit bei Berühren übertragen). Hannah Wooley empfahl in *The Gentlewoman's Companion* (1675) getrocknete Ringelblumen gegen Depressionen. Heute ist Ringelblumencreme gegen Hautentzündungen und zur Pflege trockener, spröder Haut nahezu überall verfügbar.

Rechts Ringelblume (*Calendula officinalis*) aus *Köhler's Medizinal-Pflanzen*, 1898.

Compositae
(Calenduleae)

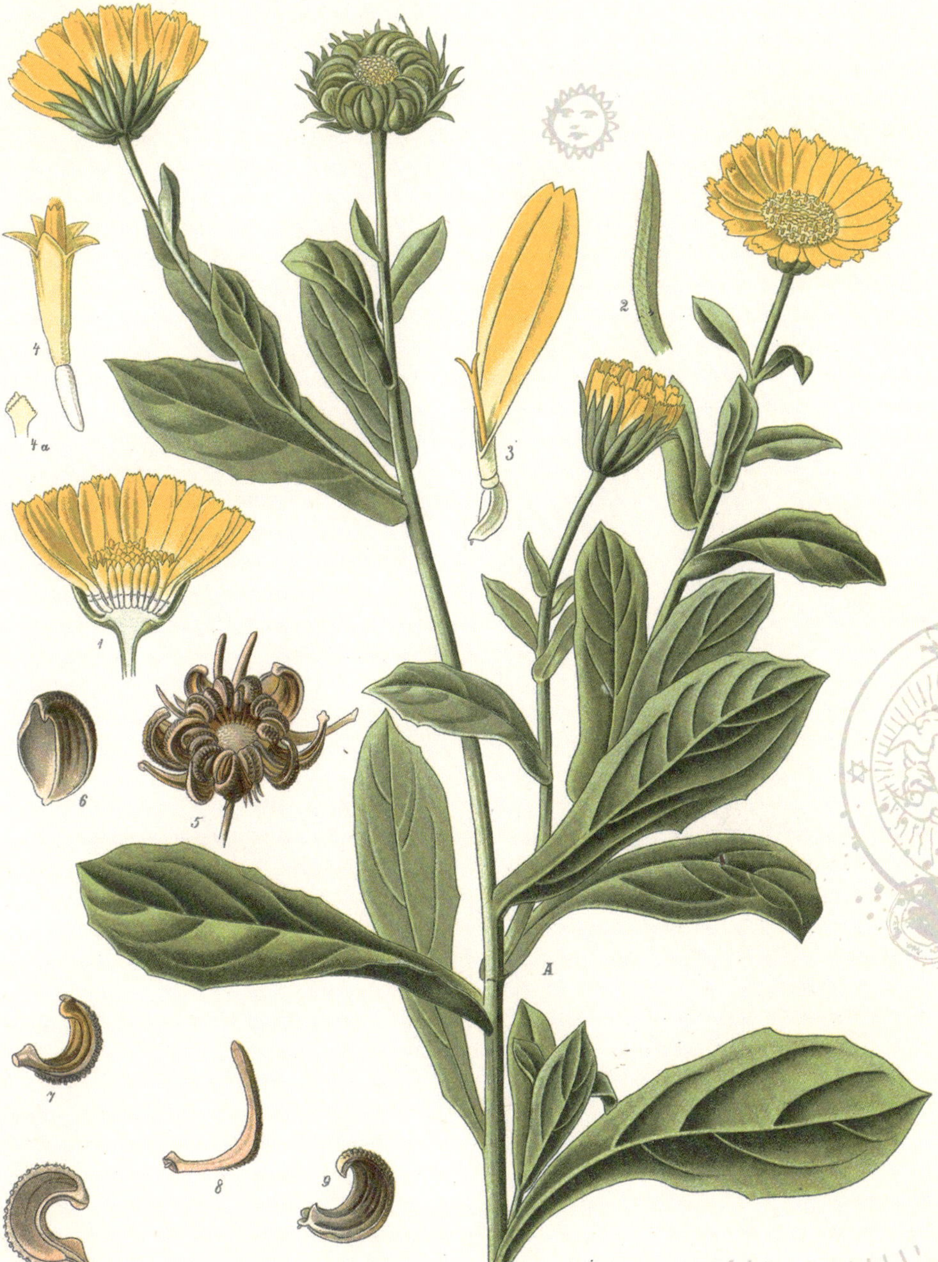

Calendula officinalis L.

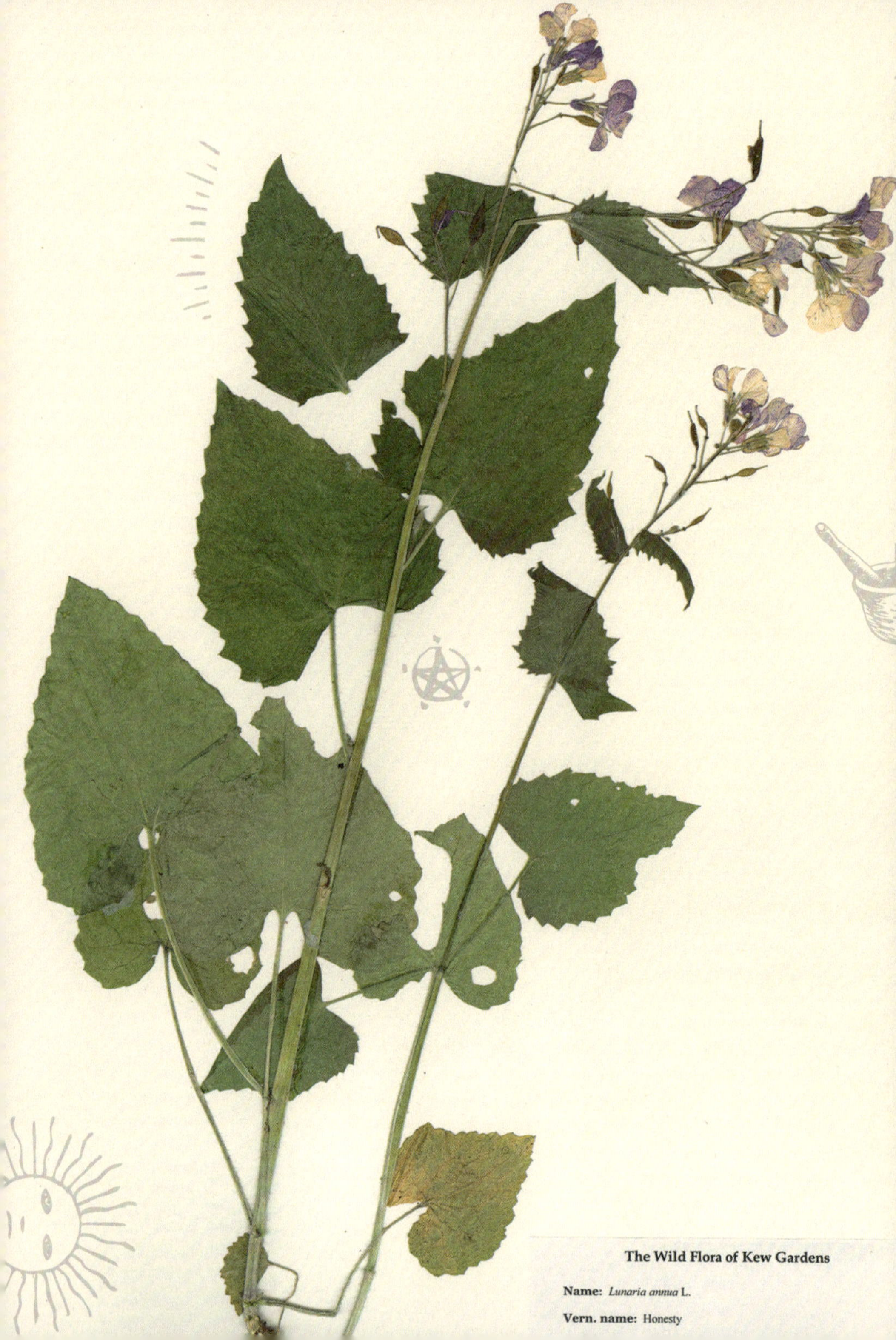

The Wild Flora of Kew Gardens

Name: *Lunaria annua* L.

Vern. name: Honesty

Einjähriges Silberblatt

Lunaria annua

Die Verbindung des Silberblatts mit dem Mond zeigt sich schon im Namen *Lunaria*. Obwohl es nicht nachts blüht, leuchten seine silbernen Samenschötchen im Mondlicht.

Das Einjährige Silberblatt, auch »Mondviole« genannt, ist auf dem Balkan und in Südwestasien heimisch. Die Pflanze, die im Mai und Juni bis zu einem Meter hoch werden kann, hat hübsche weiße oder violette Blüten. Alle ihre Namen weisen auf die charakteristischen Samenschötchen hin, die auch »Silbertaler« oder »Silberpfennige« heißen. In den USA nennt man sie »Silver Dollar«, in Frankreich heißen sie »Monnaie du pape« (Papst-Münzen). Wenig überraschend ist, dass man dachte, es bringe Glück und Wohlstand, einen Zweig davon in der Tasche zu tragen; auf den Kanalinseln hängten Bräute einen Zweig im neuen Haus auf, um Glück und Zufriedenheit in die junge Ehe zu bringen. Im Englischen wurde sie »Honesty« (Ehrlichkeit) genannt, wegen der durchsichtigen Samenschötchen, die alles im Inneren sichtbar machen.

Doch wie so oft im Volksglauben, konnte auch das Gegenteil gelten, und es gab Menschen, die das Silberblatt um keinen Preis im Garten oder Haus haben wollten. Von dieser dunklen Seite zeugen die Namen »Teufels-« oder »Judaspfennig«. Die Mondblume würde ihrem Träger zwar Reichtum bringen, aber es wäre schmutziges, unrechtmäßig erworbenes Geld. In den Händen der Unehrlichen als ihresgleichen konnte sie Dämonen und böse Geister abwehren, Türen öffnen, Ketten sprengen und Pferden die Hufeisen abschlagen.

Trotz allem war das Silberblatt eine erstaunlich beliebte Pflanze. Sie gehört zur Familie der Kreuzblütler (Brassicaceae). Ihre Samen wurden manchmal als ein etwas schärferer Senfersatz genutzt.

In amerikanischen Siedlergärten kultivierte man sie wegen ihrer Wurzel. John Gerard nennt die Pflanze »Bolbanac« oder »weißen Satin« und schreibt, ihre Samen seien »scharf und trocken und mit stechendem Geschmack«, die Wurzeln hätten eine »einigermaßen beißende Eigenschaft, aber nicht zu sehr: Man isst sie mit Salaten wie gewisse andere Wurzeln«. Die Blätter, so dachte er, könnten eine nützliche Wundsalbe ergeben, und man empfehle sie für die »Fallsucht« (Epilepsie).

Die Pflanze ist zweijährig. Hat sie sich einmal im Garten etabliert, vermehrt sie sich fröhlich selbst, ist jedoch selten invasiv. Ein schöner Geist, leuchtend im sanften Abendlicht.

Links Herbarbeleg des Einjährigen Silberblatts (*Lunaria annua*), gesammelt in Kew, 2009.

Kapitel 8

Geheimnisse der Destillier-kammer

Destillierkammern waren von anderen Arbeitsbereichen getrennte kühle, trockene Räume, die nur die Hausfrau oder vertrauenswürdige Diener nutzten. Hier lagerten viele gute Dinge: Liköre und Eingemachtes, seltene Waren wie Kaffee, Tee, Schokolade, Gewürze und ein Zuckerhut. Auch die Hausarzneien wurden hier hergestellt.

Destillier- und Vorratskammern waren Lager, Küche und Labor in einem. Es gab sie in ganz Europa, und die ersten amerikanischen Siedler führten das Konzept fort, um in dem Raum Seifen, heilende Salben, Sirup und Tinkturen herzustellen.

Mittelalterliche Destillierkammern hatten Gemeinsamkeiten mit den Destillierhäusern der Alchemisten, jener geheimnisumwitterten Naturphilosophen, die minderwertige Materialien in Edelmetalle verwandeln wollten. Die »Multiplikation«, also Gold aus dem Nichts herzustellen, wurde zwar 1404 von König Heinrich IV. verboten und blieb es bis 1689, aber das hielt einige nicht davon ab, es trotzdem zu versuchen. Das Inventar eines typischen Alchemielabors konnte einen Athanor (Ofen), Mahlwerke und Destilliergefäße für ausgefallene Substanzen umfassen. In einer normalen (und völlig legalen) Destillierkammer fanden sich ein Herd, Mörser und Stößel, Töpfe und Pfannen. Alchemisten suchten nach dem Stein der Weisen, einem Unsterblichkeitselixier, das alle Krankheiten heilen würde. In den häuslichen Destillierkammern ging es höchstens darum, die Familienmitglieder einigermaßen gesund zu erhalten.

Hierfür konnten Kräuter zu ätherischen Ölen destilliert werden, um sie später Tinkturen, Salben, Reinigungsmitteln, Schädlingsabwehrmitteln, Gewürzen und Likören zuzusetzen. Die Methoden wurden von der Mutter an die Tochter weitergegeben, manchmal in handschriftlichen »Rezeptbüchern«, wobei ab dem 16. Jahrhundert der Handel mit Kräuter- und Hauswirtschaftspublikationen florierte. Thomas Dawsons *The Good Huswifes Jewell* von 1585 enthält Rezepte für »bewährte Medikamente für verschiedene Krankheiten«, neben Pancakes, »Sallats« und Desserts. Nicht immer dürften alle Zutaten im Laden um die Ecke zu finden gewesen sein (so brauchte man für eines der Rezepte drei oder vier Sperlingsgehirne), die meisten Grundzutaten waren aber in der ländlichen Umgebung oder in einem gut gepflegten Küchengarten vorhanden.

Kräuter wurden nach bestimmten Regeln gesammelt, abhängig von Tageszeit, Mondphase und Wetter. Sie mussten an trockenen Tagen gesammelt werden. Wurzeln waren vor dem Austrieb der Pflanze am wohlschmeckendsten; Blätter und Triebe waren kurz vor der Blüte am besten geeignet und wurden idealerweise frisch verwendet. Mussten sie gelagert werden, hängte man sie in Bündeln kopfüber, gut belüftet und dunkel auf, um ihre Farbe und ihre ätherischen Öle zu erhalten. Nach dem Trocknen füllte man sie in gut verschlossene, lichtgeschützte Gläser. Apotheker besaßen spezielle Trockenschuppen, aber eine dunkle Ecke der Vorratskammer reichte zumeist aus. Gartenpflanzen und einige sorgsam ausgewählte Ingredienzien wie exotische Gewürze waren Grundzutaten für Kräutertees, Salben, Duftkissen aus Lavendel (*Lavandula*) und den Blütenblättern der Wein-Rose (*Rosa rubiginosa*) und ließen Waschbälle wenigstens halbwegs gut riechen. Parfümiertes Wasser nutzte man zum Versprühen, zu Heilzwecken, in Parfüms, als Würze und für das immer notwendige Händewaschen während des Essens, denn nur wenige Menschen besaßen Besteck. Reiche konnten sich Olivenseife aus Kastilien leisten, alle anderen machten ihre Seife selbst.

Für den Husten der Lungen

Erhitze einen Quart Weißweinessig über dem Feuer, tue darein ein Honig im Wert von einem Groschen, mische sie zusammen und schöpfe gut ab. Dann tue darein eine gute Handvoll Spitzen von Rosmarin, koche alles, gieße es ab und trinke davon ein Viertel Pint jeden Morgen und Abend, so heiß du kannst.

(Aus dem *Book of Magical Charms*, 17. Jahrhundert)

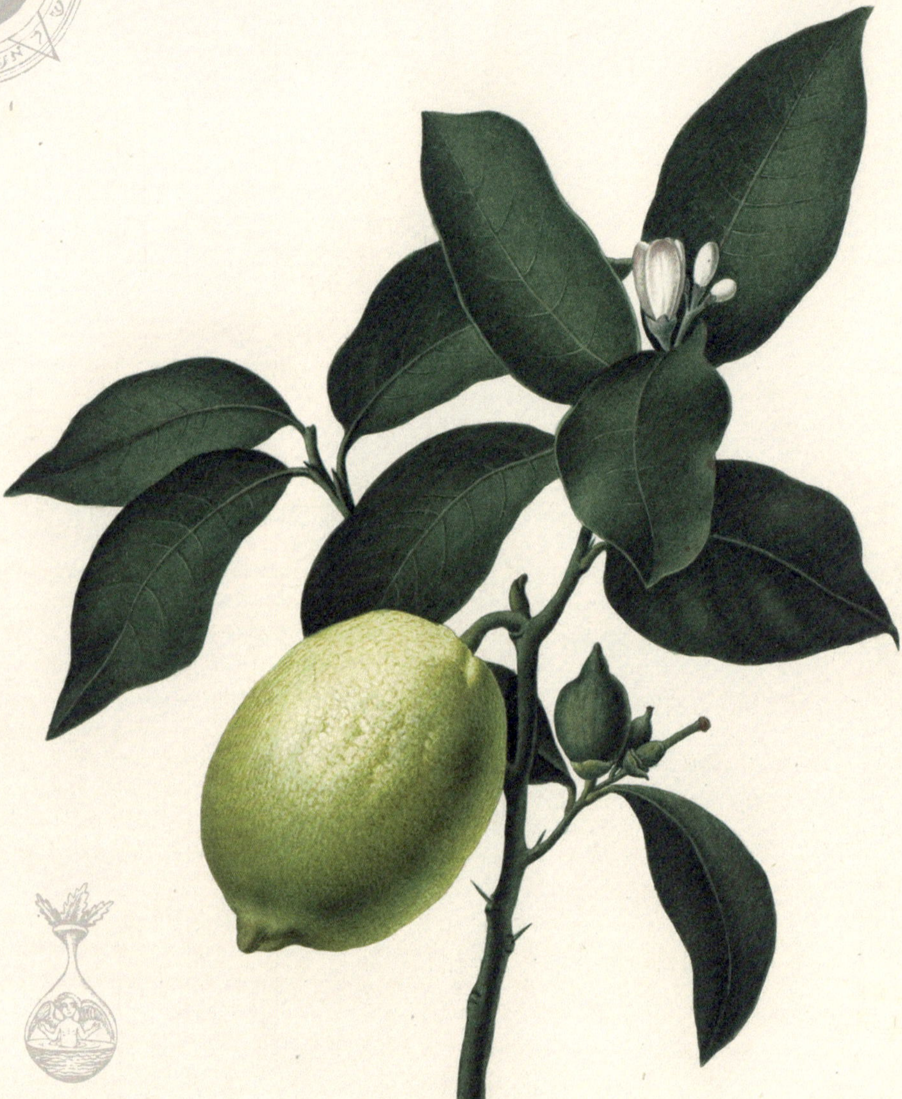

Giorgio Angiolini dis. Giuseppe Pera inc.

CITRUS MEDICA, LIMON — *Limone di giardino*

Pianta legnosa e quasi arborea perenne e di foglia sempre verde — Ama la terra forte ben concimata mista di terriccio vegetabile e vinacce ben macerate insieme — Si coltiva in vasi che in inverno si ripongono; a spalliere, o a boschetti che in inverno si cuoprono — Fiorisce quasi tutto l'anno ma specialmente in Marzo ed in Agosto; e matura i frutti un'anno dopo nel mese di Maggio e Settembre — I frutti sono odorosi e contengono molto Agro.

Schon die Babylonier stellten Laugenseife her. Asche wurde für mehrere Tage in Wasser eingeweicht, um das Kaliumkarbonat (Pottasche) herauszuziehen. War die Laugenkonzentration hoch genug, um darin eine Gänsefeder aufzulösen (aber nicht so dick, dass ein Ei obenauf schwamm), wurde der Schlamm gesammelt und mit Schweinefett gekocht, um darin Wäsche zu waschen.

Danach war alles willkommen, was gut roch. Duftende Kräuter wie Majoran (*Origanum majorana*) und wilder Thymian (*Thymus*), Blumen wie Nelken (*Dianthus caryophyllus*), Geißblatt (*Lonicera periclymenum*) und Jasmin (*Jasminum*) wurden nah am Haus gepflanzt, damit ihr Duft durch die offenen Fenster hereinwehen konnte – der Duft von Sauberkeit und Gesundheit. Beutel mit getrockneten Blumen konnten das Hirn beruhigen, Melancholie zerstreuen und natürlich zur kastilischen Seife gegeben werden, um sie noch lieblicher zu machen.

Auch Kosmetik wurde in der Destillierkammer hergestellt. Maitau, der mit einem Schwamm gesammelt, gefiltert und dem Sonnenlicht ausgesetzt wurde, galt als gutes allgemeines Schönheitsmittel. Wurde er nach einem nächtlichen Regen von den Blättern des Fenchels (*Foeniculum vulgare*) oder des Buschwindröschens (*Anemone nemorosa*) gesammelt, war er besonders beruhigend für wunde Augen. Die Blätter der Wald-Erdbeere (*Fragaria vesca*) zusammen mit Kriechendem Fingerkraut (*Potentilla reptans*), Rainfarn (*Tanacetum vulgare*) und Platane (*Plantago*) konnten einer Creme aus eingekochter Kuhmilch zugesetzt werden. Diese Gesichtslotion konnte bis zu einem Jahr aufbewahrt werden. Sommersprossen ließen sich angeblich mit destillierten Holunderblättern (*Sambucus*) entfernen.

Links Zitronatzitrone (*Citrus medica*) aus *Raccolta di fiori frutti ed agrumi* von Antonio Targioni Tozzetti, 1825.

Die Zubereitungen aus der Destillierkammer dienten der Gesundheit des ganzen Haushalts: Herrschaft, Dienerschaft und Tiere. Allgemeine Tonika wie der gesüßte Gewürzwein Hypocras war den Reichen vorbehalten und sollte vor einer Reihe von Krankheiten schützen. Verschiedene Zitronensorten eigneten sich dank ihres frischen Dufts, ihrer klärenden ätherischen Öle und ihres appetitlichen Aromas für fast alles, von Hustenbonbons bis zu Reinigungsmitteln.

Wärmende Zubereitungen aus Wein oder anderen Alkoholika, Eiern, Zucker und Gewürzen (englisch »posset« genannt und traditionell in der Schnabeltasse serviert) gab man Kränklichen, Älteren oder Schwachen. Man goss sie aus großer Höhe ein, damit an der Oberfläche ein dicker Schaum entstand. Die Patienten löffelten zunächst den Schaum, dann die puddingartige Creme und tranken zuletzt die hochprozentige flüssige Basis.

Kräuterzubereitungen in fester oder halbfester Form machten die Dosierung genauer, die Heilmittel stabiler und einfacher einzunehmen. Salben ließen sich zum Beispiel herstellen, indem man ätherisches Öl mit Bienenwachs mischte. Einfache Medizinen wurden wenn möglich frisch hergestellt, manchmal aber auch auf Vorrat, konserviert in Alkohol oder Zuckersirup, was sie aufgrund der Zuckerpreise aber sehr verteuerte.

Medizinische Pastillen und Bonbons nutzte man seit der Zeit der alten Ägypter bei Halskratzen. Hierzu wurden Zitrone (*Citrus × limon*), Kräuter und Gewürze mit Honig gemischt. Die Zutaten haben sich wenig verändert. Zucker ließ sich einfacher in feste Formen bringen als Honig, war aber sehr teuer und die Herstellung zeitaufwendig: Er musste mit Eisenzangen von großen Zuckerhüten gekratzt, zu Puder zerstampft und von Verunreinigungen befreit wer-

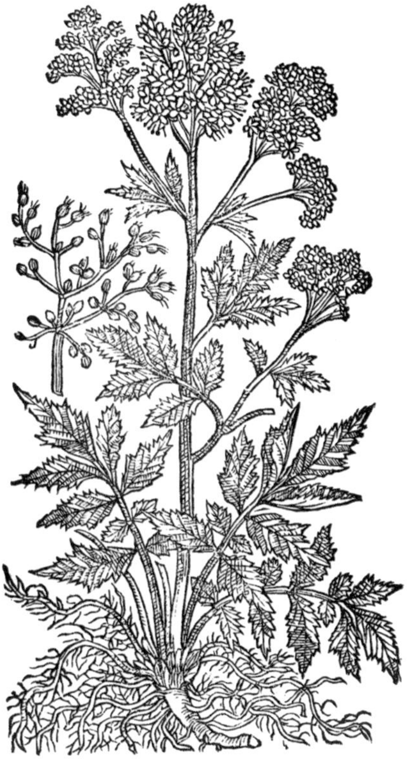

den. Vor der Erfindung von Gussformen wurde der gekochte Zucker in lange Stränge gezogen und mit einer eingefetteten Schere in Stücke geschnitten.

Zugpflaster oder Breiumschläge waren feuchte Kompressen, mit denen man wunde Stellen, Geschwüre, Blutergüsse, Beulen, eingewachsene Fußnägel, Zahnschmerzen, Entzündungen, Magenkrämpfe und Knochenbrüche bei Mensch und Tier behandelte. Breiumschläge bestanden aus einer Art Bindemittel, etwa Brotkrume, Leinen oder Gips, das mit verschiedenen Zubereitungen, je nach Leiden, durchtränkt wurde. Sie bewirkten normalerweise Hitze an der betroffenen Stelle, denn sie wurden vorher erwärmt, oder man nutzte erhitzende Kräuter wie Meerrettich (*Armoracia rusticana*). Leinöl aus Flachssamen (*Linum usitatissimum*) war besonders beliebt, weil sich die in ihm enthaltenen Fasern in Kontakt mit Flüssigkeiten ausdehnen. So trocknen sie Wunden und ziehen Fremdkörper wie Dornen und Splitter aus der Haut. Flachs war sehr wertvoll. Seine Samen wurden medizinisch und die Fasern für Textilien verwendet. Um für eine gute Ernte zu sorgen, mussten an Christi Himmelfahrt die Glocken geläutet werden, und abergläubische Bauern sprangen am Mittsommertag über ein Feuer, um ganz sicherzugehen.

Streukräuter wurden im ganzen Haus verwendet, um die Böden sauberzuhalten, Ungeziefer abzuwehren und die Räume zu beduften. Besonders gut waren Kräuter, deren Blätter beim Darauftreten ätherische Öle freisetzten wie Kamille (*Matricaria chamomilla*), Zitronenmelisse (*Melissa officinalis*), Waldmeister (*Galium odoratum*) und Minze (*Mentha*). John Gerard behauptet, Elizabeth I. habe besonders Mädesüß (*Filipendula ulmaria*) für ihre privaten Gemächer bevorzugt, obwohl es in einigen Gegenden wegen der cremeweißen Farbe als Unglücksbringer angesehen wird. Es hieß, wenn jemand in einem Raum mit Mädesüß schlief, wache er vielleicht nicht mehr auf. Das zart duftende Kraut wurde aber auch mit umgekehrten Vorzeichen für Hochzeiten in Kirchen ausgestreut.

Neben der Kräutermedizin nutzten weniger Begüterte, die nicht über eine gut bestückte Vorrats- und Destillierkammer verfügten, Talismane und Glücksbringer gegen Krankheiten und böse Geister. Die bescheidene Nelkenwurz (*Geum urbanum*), dem heiligen Benedikt geweiht, galt allgemein als segenbringend und eignete sich hervorragend

Oben Echtes Mädesüß (*Filipendula ulmaria*). Holzschnitt aus Gerards *Herball*, 1633.

Rechts Titelbild des *Le grimoire du Pape Honorius*, 1760. Es zeigt einen Zauber zum Schutz des Viehs.

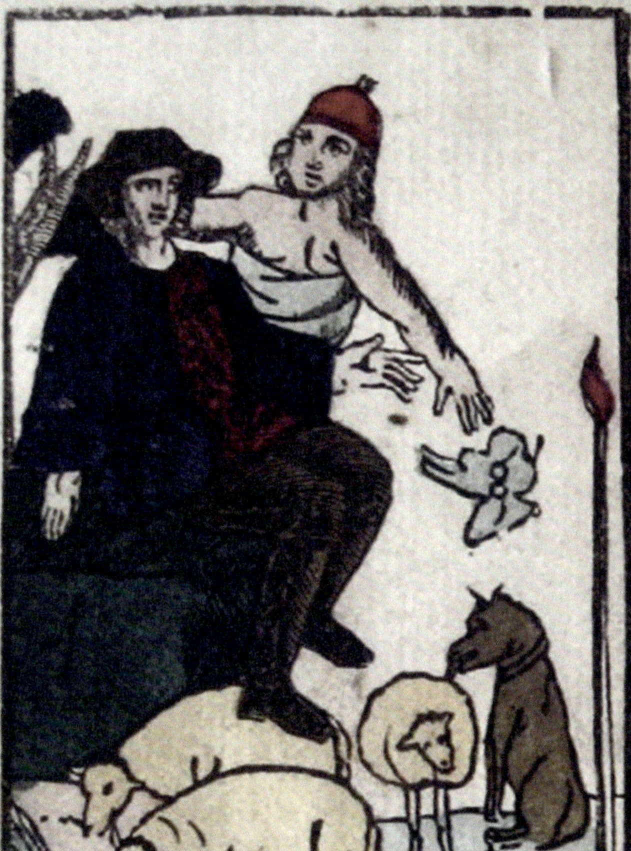

GARDE POUR LES MOUTONS,

Expliquée à la page 106.

No. 2

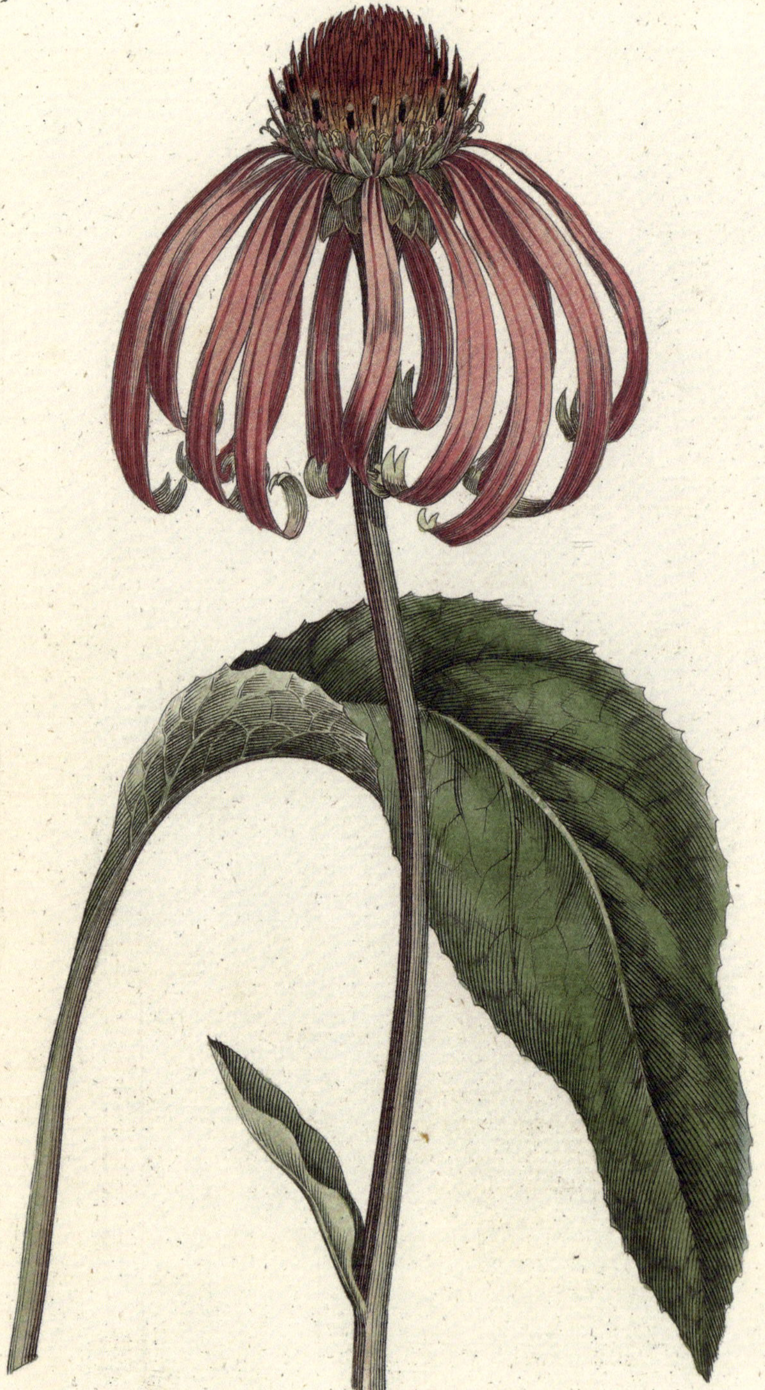

Publish'd as the Act directs by W. Curtis Botanic Garden, Lambeth Marsh. 1786.

als Kräuterstrauß über der Haustür angebracht, um den Teufel abzuhalten, besonders wenn sie mit Betonie (*Betonica officinalis*) verflochten war. Weinraute (*Ruta graveolens*) hängte man in ostwärts gerichtete Fenster, um die Pest abzuwehren, von der die Briten glaubten, sie käme mit verseuchtem Wind aus Frankreich herüber.

Die Tiere, besonders das Nutzvieh, wurde in den Ställen mit Girlanden aus Efeu (*Hedera*), Holunder (*Sambucus*), Johanniskraut (*Hypericum perforatum*), Mehl- oder Vogelbeere (*Sorbus*) und Weißdorn (*Crataegus*) beschützt. Wolliger Schneeball (*Viburnum lantana*) wurde im 17. Jahrhundert oft zur Hexenabwehr um Viehställe herum gepflanzt.

Für schnelle Wirkung im Ohr

Tropfe Saft von Weinraute,
Wermut und Eberraute in das Ohr,
um es zu töten.

(Aus dem *Book of Magical Charms*, 17. Jahrhundert)

Destillierkammern und die damit verbundenen Fertigkeiten wurden im Zuge der Aufklärung bei den Adeligen unbeliebter. Sie überließen die Geheimnisse von Gesundheit und Schönheit zunehmend den Dorffrauen und Apothekern. Vieles ging verloren oder wurde bruchstückhaft weitergegeben: Sonnenhut gegen Erkältungen, Ampferblätter (*Rumex*) bei Stichen, Ringelblume (*Calendula officinalis*) für Wunden. Kinder lernen manchmal noch, ein Duftkissen für den Kleiderschrank zu fertigen oder zur Weihnachtszeit eine Orange mit Nelken zu spicken, auch wenn sie nicht wissen, dass diese einst zur Schädlingsabwehr in die Garderobe kam. Manche Menschen geben noch immer Lavendelkissen in ihre Unterwäscheschubladen oder nutzen sie als Schlafhilfe. Einige mischen Bienenwachs mit ätherischen Ölen als Lippenbalsam. Obwohl wir heute nur eine Küche statt einer Destillierkammer haben, sind selbst gemachte Kosmetika wieder sehr im Trend.

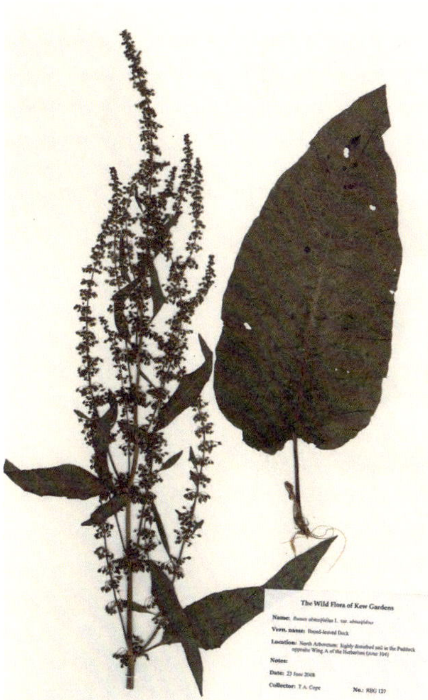

Oben Herbarbelege des Stumpfblättrigen Ampfers (*Rumex obtusifolius*), gesammelt in Kew, 2009.

Links Purpur-Sonnenhut (*Echinacea purpurea*) aus *Curtis's Botanical Magazine*, 1787.

Mehlbeere

Sorbus

Das Leuchten der grell orangefarbenen Beerenbüschel der Mehlbeere vor einem grauen Herbsthimmel kündigt den baldigen Winter an.

Hängen die Früchte schwer, wird die Ernte gut, ihr wird aber ein harter Winter folgen.

Die Mehlbeere ist trotz der oft verwendeten Synonyme Berg- oder Eberesche nicht mit der Esche verwandt, nähere Verwandte sind Apfel, Weißdorn und Rose. Die Schwedische Mehlbeere oder Oxelbeere (*Sorbus intermedia*) kommt in einigen der unwegsamsten Gebiete Nordeuropas vor. Es sind besonders zähe Exemplare, die sich sogar in erdlosen Schluchten zwischen Felsen klammern. In Schottland gibt der Wind, der durch die gefiederten Blätter streicht, dem Bewahrer von Geheimnissen den Namen »Whispering Tree«.

Dämonen stahlen Hebe, der griechischen Göttin der Jugend, den magischen Ambrosiabecher, also sandten die Götter einen Adler, um ihn zurückzuholen. Im Kampf um den Kelch verlor der Adler Blut und Federn, die sich auf der Erde in Vogelbeerbäume verwandelten. In der nordischen Mythologie ist die Mehlbeere dem Gott Thor geweiht: Sie rettete ihn aus dem reißenden Fluss der Unterwelt, indem sie ihre Äste herunterbog. Keltische Sagen erzählen uns, wie die erste Frau aus einer Mehlbeere geformt wurde (der erste Mann war eine Esche). Verbindungen zum Weiblichen bestehen bis ins Christentum. Der irische Name der heiligen Brigid könnte von Brid, der keltischen Göttin des Herdes, der Kunst, Heilkunst, Geburtshilfe, Schmiede und Weber, stammen. Ihre heilige Pflanze ist die Mehlbeere, weshalb Spindeln und Spinnräder traditionell aus diesem Holz gefertigt sind.

Früher glaubte man, die Mehl- oder Vogelbeere schütze vor dem Bösen. Jede Beere hat einen kleinen, fünfzackigen Stern an ihrer Spitze, der während der Fruchtreife an ein magisches Pentagramm, ein Zeichen für Glück, erinnert. Die Mehlbeere beschützte Särge und Wiegen und wurde auf die Hörner von Rindern gesetzt. Noch immer soll es Unglück bringen, einen Mehlbeerbaum zu fällen. Für manche war er ein Feenbaum. Es war ratsam, einen Stab aus dem Holz zu Mittsommer zur Hand zu haben, sollte man sich aus einem Feenring befreien müssen. Sie eignete sich zudem als Wünschelrute für Erze.

Die Mehlbeere war schon immer Teil der traditionellen Kräutermedizin. Man verwendete sie bei Durchfall, als Gurgelwasser gegen Halsschmerzen und als Hämorrhoidensalbe. Sie half angeblich auch gegen Skorbut, was sinnvoll erscheint, da ihre Beeren reich an Vitamin C sind.

Rechts Teilweise kolorierte Zeichnung eines Mehlbeerbaums (*Sorbus domestica*) von Mary Anne Stebbing, 1946.

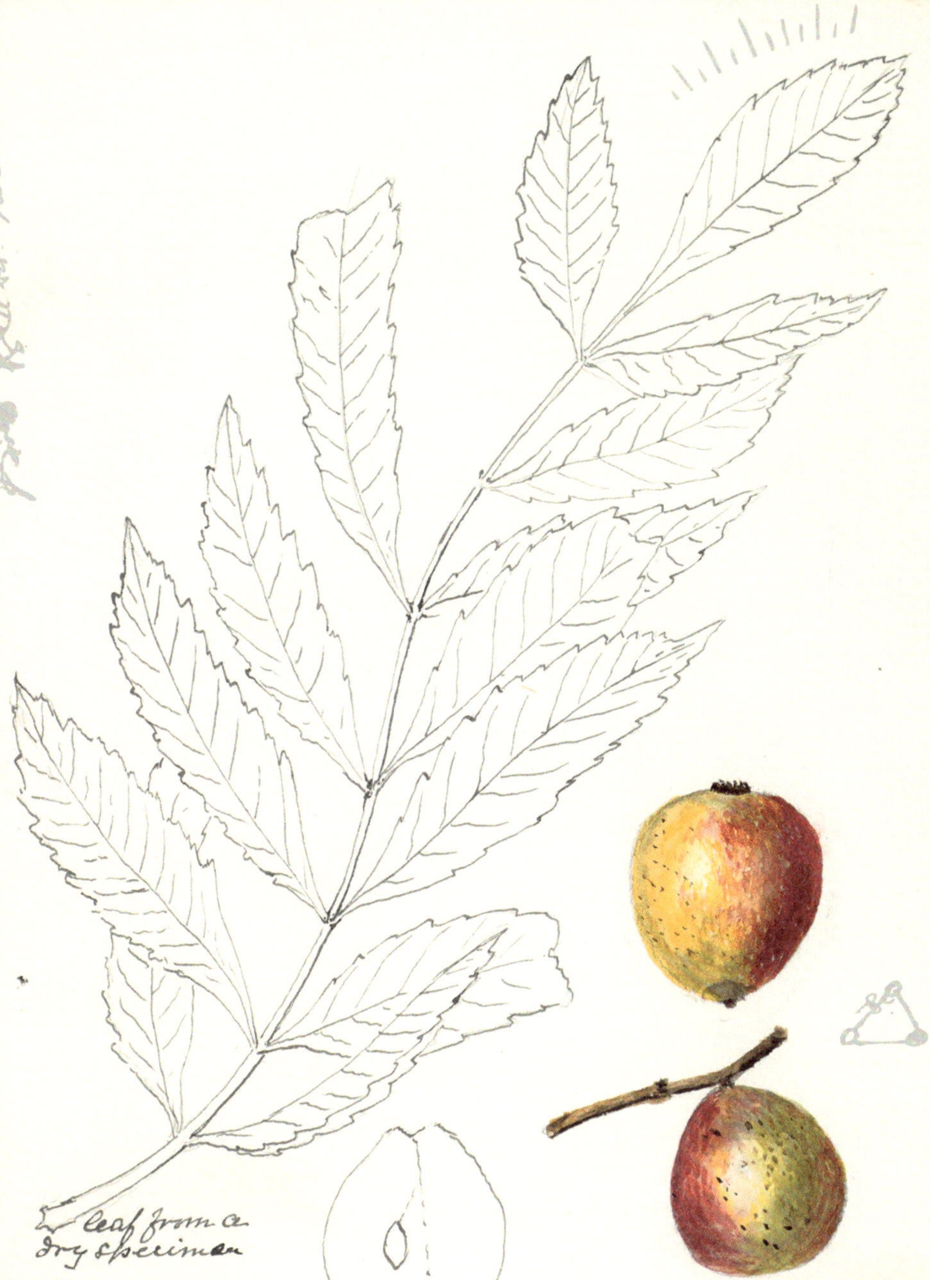

HERBARIUM KEWENSE.

Original drawing by the late
MRS. T. R. R. STEBBING.
Presented by E. C. WALLACE, ESQ.,
December, 1946.

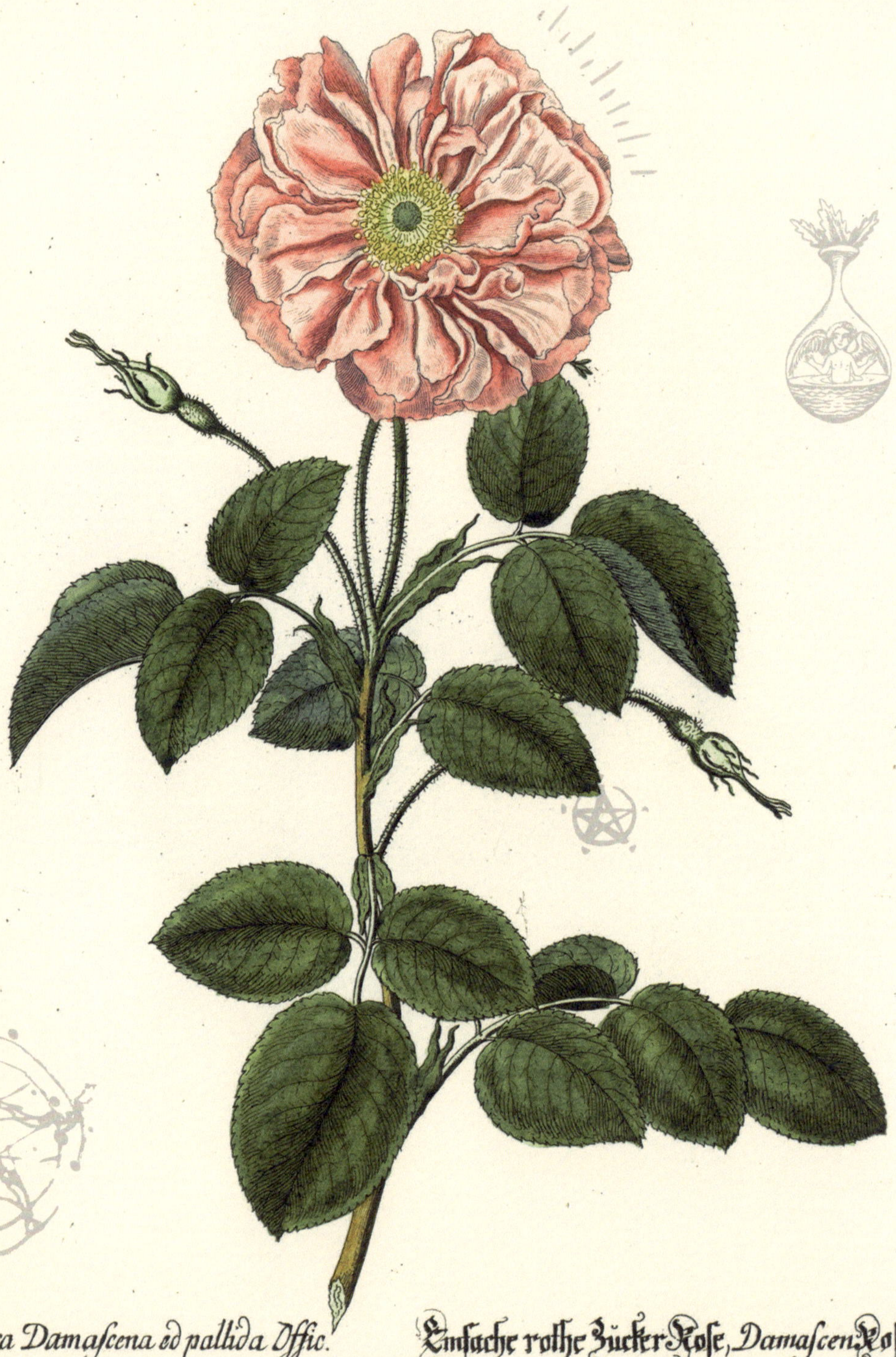

Rosa Damascena ed pallida Offic. Einfache rothe Zucker Rose, Damascen Rose.

Rose

Rosa

Für viele ist die Rose die Königin der Blumen. Ihr Duft ist legendär, ihre verführerischen Eigenschaften beispiellos.

Kleopatra soll Markus Antonius auf einem Rosenbett verführt haben. Die Kaiserin Josephine sammelte alle bekannten Sorten der edlen Blume in Malmaison, dem Schloss, das sie mit Napoleon Bonaparte teilte. Die griechische Mythologie erzählt von Aphrodite, die sich den Fuß am Dorn eines weißen Rosenbuschs sticht, und von Cupido, der etwas von seinem magischen Liebestrank vergießt. Beide Unfälle hatten zur Folge, dass sich die ursprünglich weiße Blüte rot färbte. Es hieß, Rosen entsprangen dort, wo der heilige Alban auf seiner letzten Reise zum Märtyrertum hintrat. Die Rose ist das Symbol Englands, seitdem sich Plinius d. Ä. nicht entscheiden konnte, ob das Land wegen der weißen Klippen oder der wilden Rosen an den Wegesrändern Albion hieß.

In vielen Kulturen weltweit wurde die Rose seit langem verehrt. Das alte Persien ist berühmt für seine Rosengärten, in denen besondere, gefüllte und stark duftende Arten wie die Damaszener-Rose gezogen wurden; von hier stammt vermutlich auch die Gewinnung des duftenden Rosenöls durch Destillation. Im antiken Griechenland war es die Dichterin Sappho, die die Rose erstmals die »Königin der Blumen« nannte. Bei uns wurde die Rose im Mittelalter zunächst nur als Heilpflanze in den Klostergärten angebaut. Hildegard von Bingen widmete ihr ein ganzes Kapitel in ihrem Werk *Physica*. Sie galt ihr als eines der schönsten Heilmittel. Erst später wurde die Rose für die Gartenkultur entdeckt.

Rosenblätter nutzte man seit der Antike als Raumschmuck oder für Frischvermählte. Das Schenken einer Rose ist in der viktorianischen »Sprache der Blumen« allerdings kompliziert. Weiß steht für Reinheit, Rot für Leidenschaft und eine Knospe für Unschuld. Gelb kann Eifersucht oder Freundschaft bedeuten, die Hundertblättrige Rose (*Rosa* × *centifolia*) sinnliche Liebe, die Hundsrose (*Rosa canina*) Freude oder Schmerz. Man malte zu Ehren von Harpokrates, dem Gott der Stille, Rosen an die Decken römischer Bankettzimmer. Sie erinnerten daran, Diskretion zu wahren. Was »unter Rosen« besprochen wurde, sollte *sub rosa* bleiben.

Rosen sind oft enthalten in *Lokum* (Turkish Delight), über die Desserts für Königin Victoria gab man *Sauce Eglantine* (aus Wein-Rose, *Rosa rubiginosa*). Die Blätter der Damaszener-Rose (*Rosa* × *damascena*) fügte man zur Geschmacksintensivierung Kirschkuchen bei. Rosenwasser gilt als sanft und reinigend, sogar in sensiblen Bereichen wie den Augen.

Culpeper fand Rosen hilfreich gegen Erbrechen, bei Blutungen und »überfließender Menstruation«, aber besonders bei Erkältungen und Husten. Tatsächlich war Rosensirup bis weit ins 20. Jahrhundert beliebt.

Rechts Damaszener-Rose (*Rosa* × *damascena*) aus *Paxton's Flower Garden*, ca. 1850.

Eingriffeliger Weißdorn

Crataegus monogyna

Während sich im antiken Griechenland Frischvermählte mit Weißdorn schmückten und der Weg zum Brautgemach mit Weißdornfackeln beleuchtet wurde, wird Weißdorn in vielen nordeuropäischen Traditionen gefürchtet.

In keltischen Volkssagen wird der Weißdorn immer mit Feen oder Elfen in Verbindung gebracht. Er galt als Sitz der guten Feen. Aus diesem Grund wurden aus seinem Holz Kinderbetten gebaut, um die bösen Feen fernzuhalten. Wer aber im Mai unter einem »Hexendorn« saß, lief Gefahr, von Feen entführt zu werden. Noch heute lässt man lieber einen einzelnen Busch mitten auf einem Feld stehen, als die Rache der Feen durch das Abholzen zu riskieren. In einigen Gegenden verbrannte man am Neujahrsmorgen einen extra geschnittenen Zweig für eine gute Ernte. Die verkohlten Überreste hob man bis zum Folgejahr auf.

Weißdornblüten waren im Haus nur selten willkommen. Sie sind weiß, und man sagte, sie riechen nach Tod oder der Pest. Darin steckt ein Körnchen Wahrheit, denn die Blüten enthalten Trimethylamin, einen Stoff, der auch in verwesenden Tierkadavern vorkommt. Weißdorn ist ein weiterer Kandidat für die Dornenkrone Christi, auch wenn er im Mai blüht, dem Monat der Jungfrau Maria. Einige erkennen das als mildernden Umstand an, besonders wenn der »Christdorn« mit Weihwasser gesegnet ist.

Der »Weißheckdorn« oder »Hagedorn« ist wegen seines schnellen Wuchses bis heute eine nützliche Heckenpflanze. Man nutzte Weißdornholz gelegentlich für Wünschelruten. Angeblich verhinderte es Blitzeinschläge und brannte heißer als alle anderen Feuerhölzer. Frische Weißdornblätter kennt man auch als »Brot und Käse«, denn man aß sie in Zeiten der Not. Die Früchte haben einige wunderbare lokale Namen, zum Beispiel »Wubbelken« oder »Hagapfel«. Eine Tinktur daraus war ein bewährtes Mittel für Herzprobleme – schon das Sprichwort sagt: »Der Weißdorn mit seinen Blüten und Beeren kann dem Herzen viel Kraft bescheren.« In Pulverform wurden die Weißdornbeeren auch zur Behandlung von »Steinen« (Nierensteinen) und »Wassersucht« (Ödeme) eingesetzt. Destilliertes Weißdornwasser sollte Splitter aus der Haut ziehen. Der Busch diente auch der Krankheitsübertragung: Die Menschen banden Stofffetzen daran, um symbolisch die Krankheit auf die Pflanze zu übertragen. Oder der Kranke musste unter einem Weißdornbogen hindurchkriechen, um so die Krankheit daran abzustreifen.

Rechts Eingriffliger Weißdorn (*Crataegus monogyna*) aus *Flora Danica*, ca. 1761–1883.

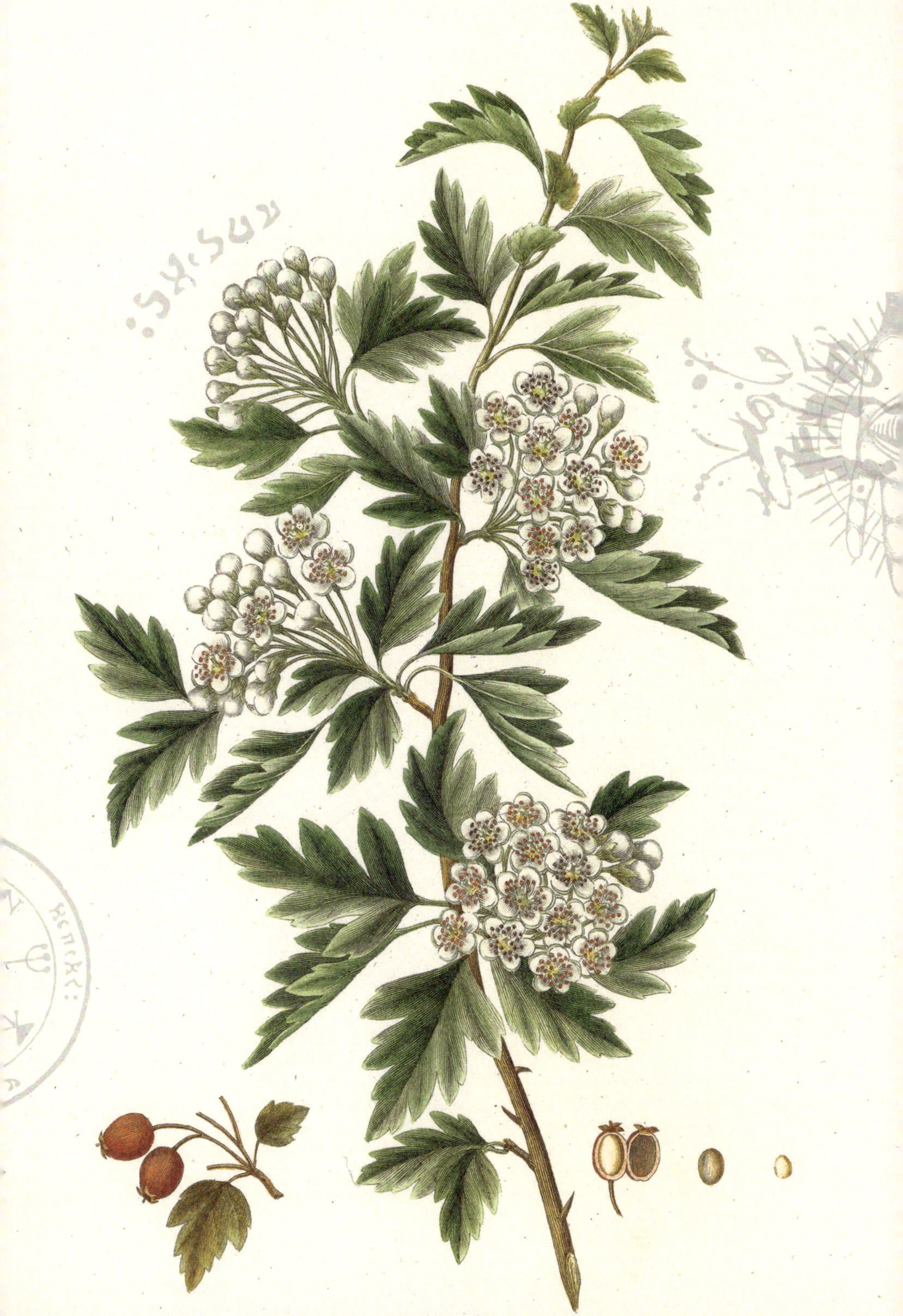

Caprifoliaceae.

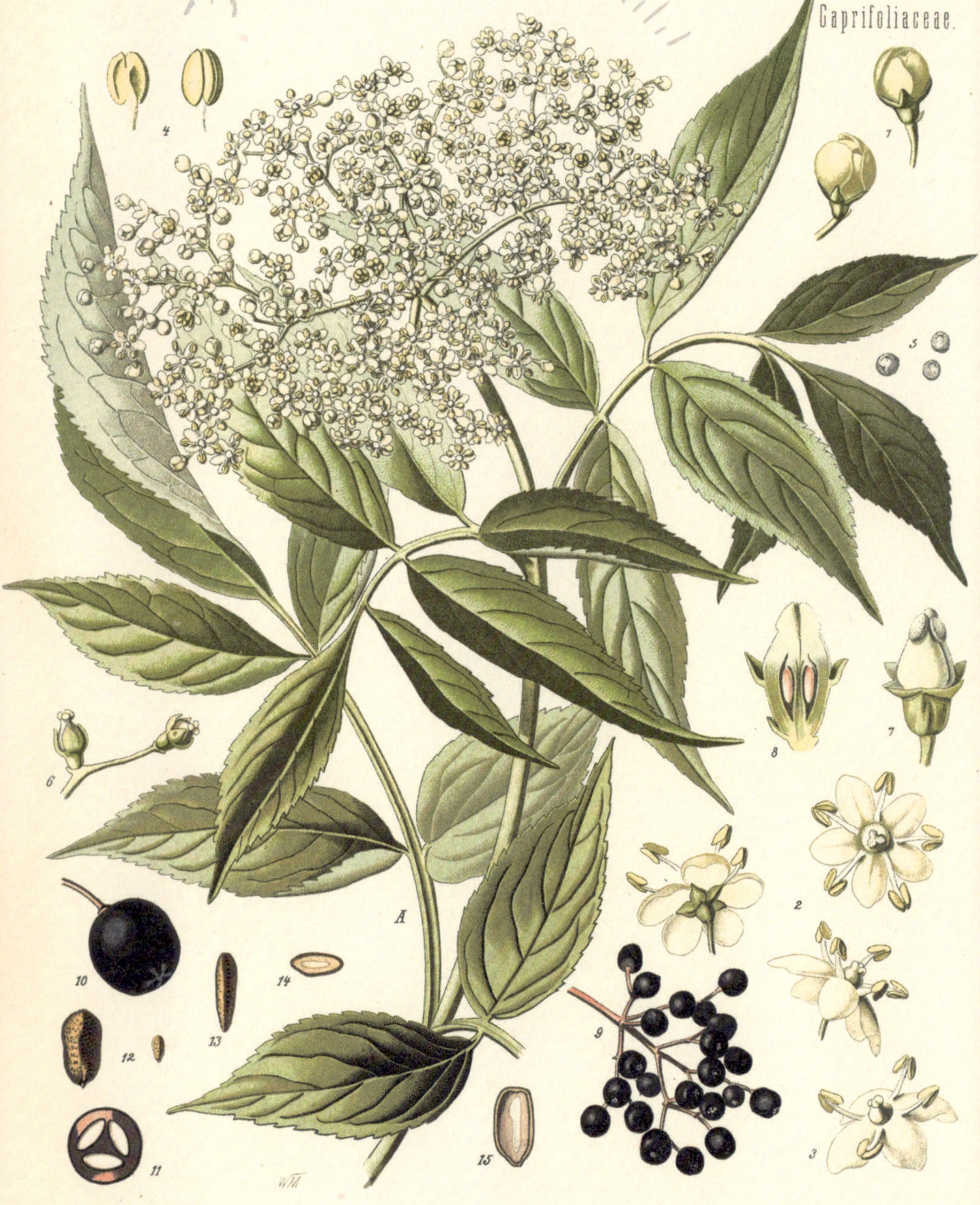

Sambucus nigra L.

Holunder

Sambucus

Der Legende nach erhängte sich Judas in einem Holunderbaum. Keine guten Voraussetzungen also für die Reputation des Holunders in der christlichen Tradition, zumal das Kreuz Jesu aus seinem Holz gefertigt worden sein soll.

Die frühe Kirche prangerte den Holunder als »Todesbaum« an. Zur Strafe für seine Rolle bei der Kreuzigung soll der einst stolze Waldbaum dazu verflucht worden sein, nur noch ein missgebildeter Schatten seiner selbst zu sein, seine wunderbaren Beeren geschrumpft zu Büscheln kleiner, schwarzer Bälle. Es hieß, er stinke nach den Körpern von Verbrechern und unsichtbare Hexen und Feen ritten auf seinen im Wind schwankenden Ästen. Wer am Mittsommerabend unter einem Holunder saß, würde den Feenkönig und seinen Hofstaat vorbeiziehen sehen, wer einschlief, würde nie wieder aufwachen.

Indem sie den Holunder auf diese Art verunglimpfte, versuchte die Kirche ursprüngliche, ältere Überlieferungen auszulöschen, in denen der Holunder als einer der wichtigsten Bäume des heiligen Hains galt. Dort hatte man nur dann Nachteiliges zu befürchten, wenn man den Holunder respektlos behandelte. Der nordeuropäischen Göttin Holda geweiht, konnte er böse Geister abwehren, was auch die christliche Kirche schließlich übernahm. Kreuze aus Holunderholz hängte man in Ställe, und Reisende trugen zum Schutz vor Dieben einen Holunderzweig bei sich. Auch Seeleute nahmen einen Zweig mit, sodass ihre Verwandten zu Hause anhand der Gesundheit des Baums, von dem sie den Zweig geschnitten hatten, über ihr Schicksal informiert waren. Amulette aus Holunder hielten »Antoniusfeuer« (Erysipel oder Wundrose), Rheuma und Epilepsie ab. Ein selbst gesäter Holunder war am besten, da er Blitze ablenkte. Holunder durften nicht in Brunnennähe gepflanzt werden; man fand sie oft neben Abtritten, da sie nährstoffreichen, feuchten Boden lieben. Ihr Blattwerk enthält zudem ein natürliches Insektenschutzmittel.

Das Fällen eines Holunders galt als Diebstahl von Holda und hatte innerhalb von drei Tagen den Tod zur Folge. Holda musste vor dem Fällen freundlich gefragt werden, mit dem Hut in der Hand und auf Knien. Der Grund musste klar benannt sein und ein Versprechen auf Entschädigung geleistet werden. Beim Verbrennen schreit Holunder vor Schmerz. Der kochende Saft sei der Teufel, der in den Kamin spuckt, heißt es.

Plinius d. Ä. nannte Holunder wegen seiner hohlen Stängel »Pfeifenbaum«. Sie konnten für Querpfeifen, Trompeten, Blechflöten und Dudelsackpfeifen verwendet werden. Als Medizin war er von unschätzbarem Wert. Thomas Brown empfahl ihn 1655 für Halsentzündung, Heiserkeit und »Erdrosselung«. Culpeper glaubte, in die Nase gestopfte Holunderblätter reinigten die »Gänge des Gehirns«.

Links Schwarzer Holunder (*Sambucus nigra*) aus *Köhler's Medizinal-Pflanzen*, 1887.

Echter Eibisch

Althaea officinalis

Es gibt über tausend Arten in der Familie der Malvengewächse, aber die berühmteste muss der Eibisch sein, dessen Name *Althaea officinalis*, vom griechischen *altho*, »heilen« bedeutet.

Ursprünglich aus China stammend, kannten Ägypter, Syrer und Griechen den Eibisch. Die Römer füllten Spanferkel mit ihm. Man nutzte das Kraut als Abführmittel, während Malventee innere Entzündungen beruhigte und die Blätter als Kompresse für wunde Augen oder Breiumschlag für lahme Pferde dienten.

Mancherorts sammelten die Kinder die Samen der Malven, die hübsche kleine Kringel bilden und der Wilden Malve viele Namen geben: »Nüsschen«, »Hanfpappel« und »Katzenkäse«. Die zarten violetten Blüten, die Wegränder oder Brachflächen schmücken, geben ihr weitere Namen von »Hasenpappel« bis »Ross-Malve«. Der Arznei-Eibisch hatte viele Tugenden und, wenn überhaupt, nur wenige Laster. Man glaubte, die in den Mund gepressten Blätter linderten Zahn- und Halsschmerzen sowie Husten. Getrocknet oder frisch ergaben sie einen guten Einlauf. Zerdrückt half die Pflanze bei Verstauchungen und steifen Gelenken. Culpeper hielt die in Wein gekochten Wurzeln für gut bei »Reißen, Krämpfen oder Zuckungen der Sehnen«. Mit Veilchensirup gesüßt, heilte Eibisch schmerzhaftes Wasserlassen. Es konnte zudem als Anaphrodisiakum, als lustdämpfendes Mittel, wirken.

Im irischen Volksglauben gehören Malven zu den sieben Pflanzen, denen das Böse nichts anhaben kann (mit Johanniskraut, Augentrost, Verbene, Ehrenpreis, Schafgarbe und Braunelle). Es hieß, das Kraut wäre am wirksamsten, wenn man es an einem sonnigen Tag nahe dem Vollmond sammelte. Am Walpurgisabend gesammelt unter Anrufung des Teufels, wäre es allerdings gefährlich.

Man nahm an, dass die Wirkung des Eibischs gegen Hexen zeitlich begrenzt war. So würde ein am Morgen eingenommener Trank aus den zusammen mit Rosinen gekochten Wurzeln gerade nur für einen Tag gegen Krankheit schützen. Ansonsten war die Pflanze gutmütig: Wer mochte es einem vermeintlichen Bösewicht verübeln, dass er sich die Hände mit einer Paste aus Eibisch und Eiweiß einrieb, bevor er sich der mittelalterlichen Prüfung unterzog, ein glühendes Eisen in die Hand zu nehmen, um seine Unschuld zu beweisen?

Die Fasern der Malve sind schleimstoffhaltig und dicken in Wasser ein. Früher stellte man daraus durch Erhitzen mit Zucker eine süße Marshmallow-artige Paste« her, die für Süßigkeiten und zum Binden von Arzneipulvern verwendet wurde. Die einzige Gemeinsamkeit mit der schaumigen Lagerfeuersüßigkeit, die heute diesen Namen trägt, ist der Zucker.

Rechts Echter Eibisch (*Althaea officinalis*).

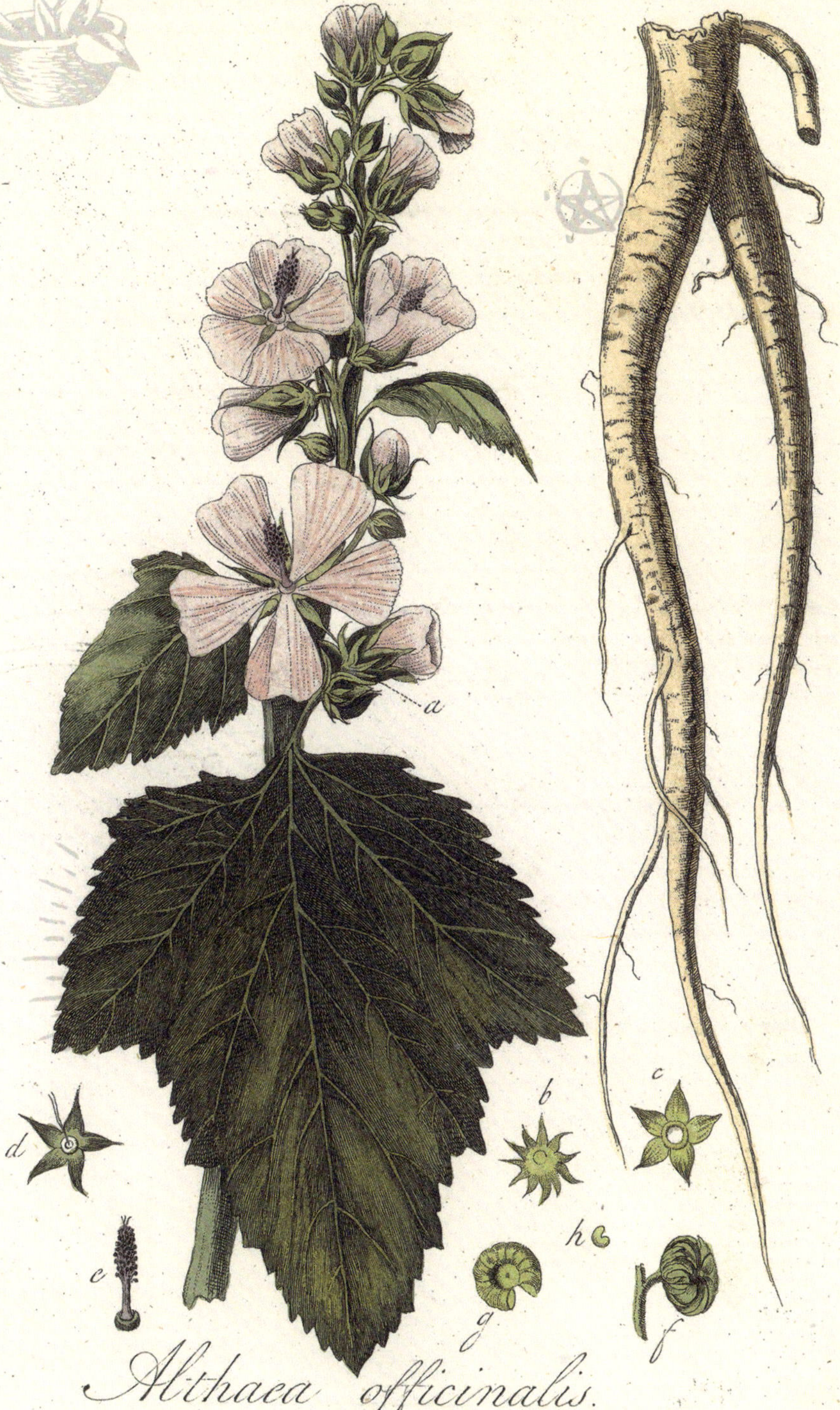

Althaea officinalis.

VERBENACEÆ

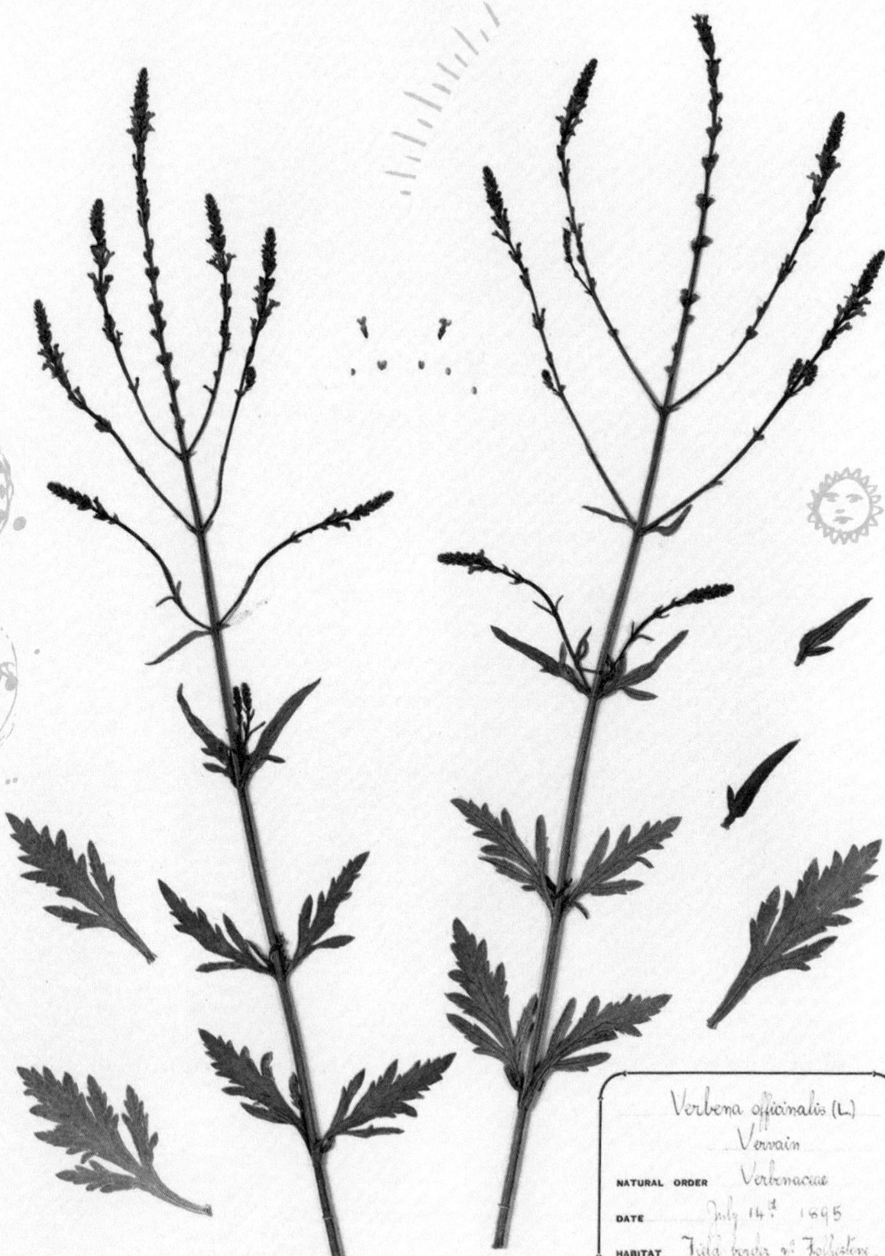

Verbena officinalis (L.)

Vervain

NATURAL ORDER Verbenaciae

DATE July 14th 1895

HABITAT Field border of Folkestone

Echtes Eisenkraut

Verbena officinalis

Das Eisenkraut, die Verbene, hat seit Jahrtausenden einen wichtigen Platz im Volksglauben und in der Medizin. Doch trotz all seiner magischen Eigenschaften ist seine Wildform ein dürres Wesen.

Man findet Eisenkraut oft auf kalkhaltigen Böden oder in Buschland. Seine winzigen, lilafarbenen Blüten sprießen an kantigen, harten Stängeln, die zwischen wenigen, gelappten Blättern hervorragen.

Die Ägypter nannten die zierlichen Blüten des Eisenkrauts »Tränen der Isis«, die Griechen und Römer sahen Hera/Juno als weinende Göttin, was sich im Namen »Junotränen« zeigt. Plinius d. Ä. berichtet, dass *Verbena* (lateinisch »heiliges Kraut«) von den Kelten bei den Römern eingeführt wurde. Die Kelten schnitten *ferfain*, die »Hexenblume«, mit einer Eisenklinge zu dem Zeitpunkt, wenn der Hundsstern Sirius aufging. Die Römer nutzten Eisenkraut für Wahrsagungen und zum Losen, sie feierten es sogar mit einem Fest namens *Verbenalia*. Die antiken Perser hielten Eisenkraut für ein Aphrodisiakum, doch das dürfte nichts mit der europäischen Tradition des 19. Jahrhunderts zu tun haben, die Pflanze im Brautstrauß zu verwenden.

Eisenkraut galt als wahres Allheilmittel. Die Sachsen glaubten, es schütze gegen Stürme. Die Azteken hielten seine Wurzel für harntreibend. Die nordamerikanischen Ureinwohner nutzten es gegen Schlaflosigkeit, Kreislaufprobleme und Kopfschmerzen.

Im Mittelalter war es ein Allheilmittel des einfachen Volkes. Es konnte Pest, Gicht und Hämorrhoiden heilen, Hexen und Dämonen abwehren, Schlangen vertreiben, Säuglinge beschützen, Klingen magisch schärfen und böse Träume verhindern. Mancherorts war es als »Taubengras« oder »Taubenkraut« bekannt, weil man sagte, die Vögel fräßen es, um ihre Sehkraft zu stärken. Ein kleines, schwarzes Seidensäckchen mit Eisenkrautblättern, um den Hals eines kränklichen Kindes gebunden, wehrte Infektionen ab.

Das »Heiligkraut« konnte tollwütige Hunde, Zauberer und Hexerei abhalten, aber es hatte auch eine dunkle Seite und mancher sagte, es würde von Hexen genutzt. Man kochte Eisenkraut mit Weinraute und Feuersteinen, um schlagkräftige Waffen herzustellen. Es hieß, wenn jemand einen kleinen Schnitt in seine Hand machte und die Blutung mit einem Eisenkrautblatt stillte, würden sich Schlösser magisch für ihn öffnen.

Noch 1837 hieß es in der Londoner *Pharmakopoeia*, dass eine Kette aus Eisenkrautwurzeln, die mit einem Meter weißem Satin umwunden wurde, die »Königskrankheit« (Skrofulose) abwehren würde. Heute gilt es als nützlich bei der Bekämpfung von Angstzuständen, zur Beruhigung des Geistes und zur Schlafförderung.

Links Herbarbelege des Echten Eisenkrauts (*Verbena officinalis*), gesammelt in Großbritannien, 1895.

Kapitel 9

Die dunkle Seite: Pflanzen des Schattens

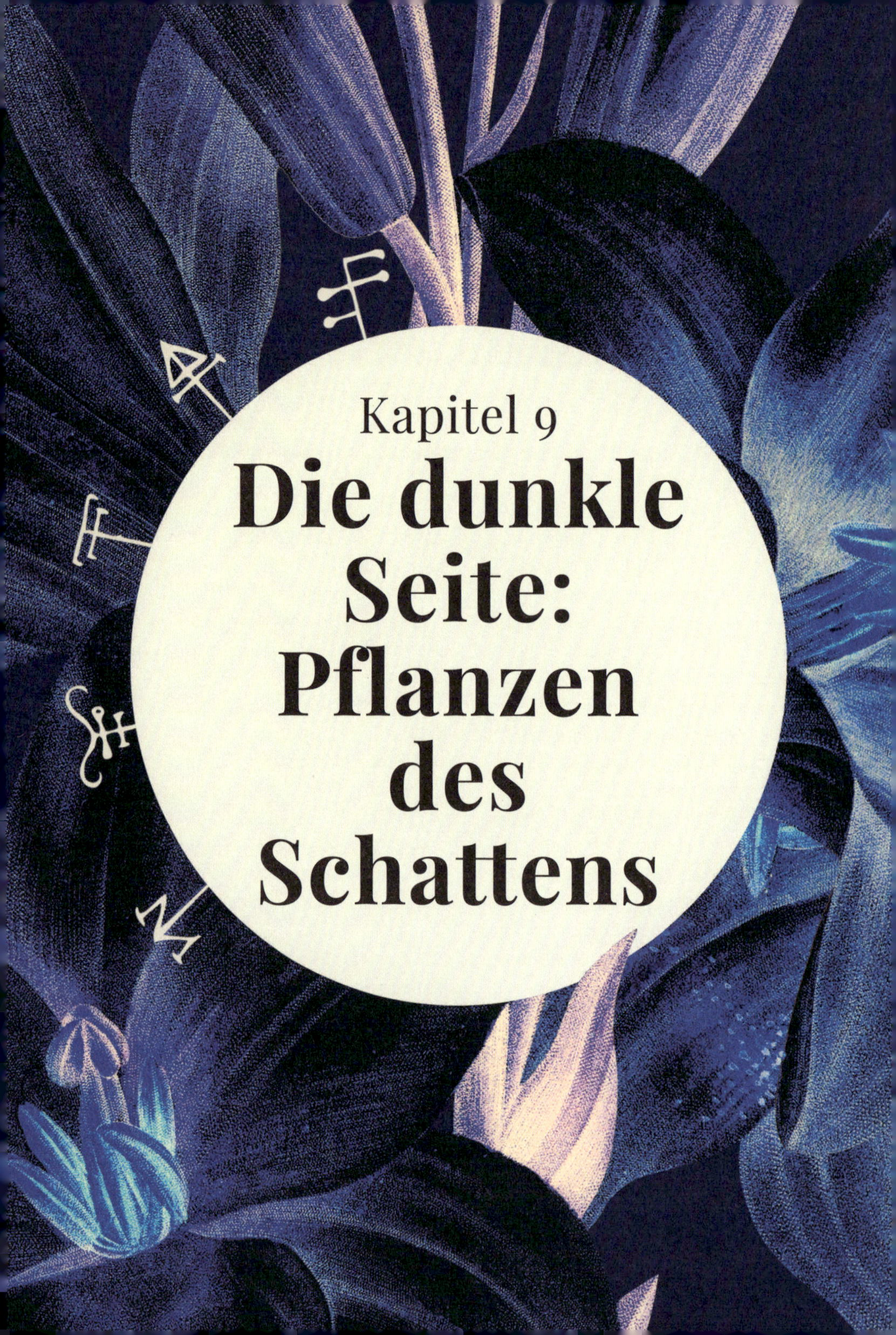

Im Denken der römischen Antike gab es keinen Zweifel daran, dass Magie unheilvoll sein konnte. Die dunkle Seite der Magie gab es immer, genauso wie »böse« Kräuter und Pflanzen, die selbst jene fürchteten, die keine Pflanzennamen kennen: Bilsenkraut, Eisenhut, Tollkirsche, Fingerhut, Schierling, Alraune. Neben den bekannten und berüchtigten Kräutergiften sind unsere Hecken und Wälder voller »Schattenpflanzen«. Mit der größtmöglichen Sorgfalt können uns einige davon nützlich sein. Um es auszuprobieren, braucht es allerdings profunder Kenntnis.

Bei magischen Kräutern für Zaubersprüche besteht nach Tausenden von Jahren der Überlieferung oft keine Einigkeit darüber, welche Pflanzen schützen, welche Glück bringen und welche dem Nachbarn Furunkel bescheren.

Manche Kräuter werden mit gegensätzlichen Eigenschaften verbunden, guten wie bösen, andere vereinen nur Facetten ein und derselben Eigenschaft. Für die Pestkranken des Mittelalters war die Weinraute (*Ruta graveolens*) das Kraut der Wahl, sie verlor allerdings ihren guten Ruf, als sie Bestandteil des »Vierräuberessigs« wurde: Nach einer Legende plante eine Diebesbande, Pestopfer zu bestehlen. Um sich vor der Pest zu schützen, bedeckten die Diebe ihre Nase mit Tüchern, die in eine Mischung von großen Mengen Knoblauch und beißenden Kräutern getränkt waren. Möglicherweise wirkte die Tinktur, indem sie die Insekten abwehrte, welche die Krankheit übertrugen. Die Diebe sollen nach der Festnahme freigekommen sein, weil sie das Rezept verrieten. Noch heute gibt es viele Varianten dieses Insektenschutzmittels.

»Schattenkräuter« finden sich oft in Wäldern. Auf dem Waldboden beginnt im Frühling ein ungestümes Sprießen, die Sonne scheint hier nur wenige Wochen, bevor sich das Blätterdach schließt. Bereiche um Bäche sind besonders ertragreich. Uralte Niederwälder, in denen neue Triebe immer wieder bis auf den Stumpf heruntergeschnitten wurden, eröffneten temporäre Lücken, die eine größere Artenvielfalt begünstigten. Die Baumstümpfe waren Miniaturwelten für sich: Moose, Flechten und andere Pflanzen wuchsen zwischen den abgeschnittenen Trieben. Moos galt in der europäischen Tradition als die winzig kleine Welt der mystischen, weisen, uralten Moosleute, denen nicht zu trauen war. Moosleute konnten ihre Größe und ihr Aussehen ändern und belohnten einfache Gaben wie Milch und Brei mit der Heilung von Tieren oder indem sie Geschenke hinterließen. Wurden sie beleidigt oder vernachlässigt, bestraften sie die Menschen, indem sie Gerätschaften oder sogar Kinder stahlen.

Mit der zunehmenden Waldbewirtschaftung verschwinden die »grünen Korridore«, durch die Tiere Samen, Sporen und Früchte von einem Waldstück zum anderen tragen. Pflanzen sowie die Tiere, die sie verbreiten, werden voneinander abgeschnitten, einige verschwinden ganz. Der Blattlose Widerbart (*Epipogium aphyllum*), eine äußerst seltene heimische Wald-Orchidee, ist eine blattlose und chlorophyllfreie Pflanze, die an den dunkelsten Schattenplätzen lebt. Die blassen, ätherischen Blüten brauchen oft viele Jahre, bevor sie erscheinen. Die seltene Ährige Teufelskralle (*Phyteuma spicatum*) wurde über Jahrhunderte als Heilkraut verwendet, leidet aber unter dem Verschwinden der Niederwälder. Beide Pflanzen sind stark gefährdet.

»-mantie« kommt vom altgriechischen Wort *manteía*, »Weissagung«. Auch Pflanzen wurden befragt oder zur Hilfe genommen, um einen Blick in die Zukunft werfen zu können. Die Priesterinnen des Delphi-Orakels sollen für ihre Weissagungen die giftigen Dämpfe des Schwarzen Bilsenkrauts (*Hyoscyamus niger*) eingeatmet haben. Pflanzen werden zur

Rechts Roter Fingerhut (*Digitalis purpurea*) aus *Köhler's Medizinal-Pflanzen*, 1887.

Scophulariaceae.

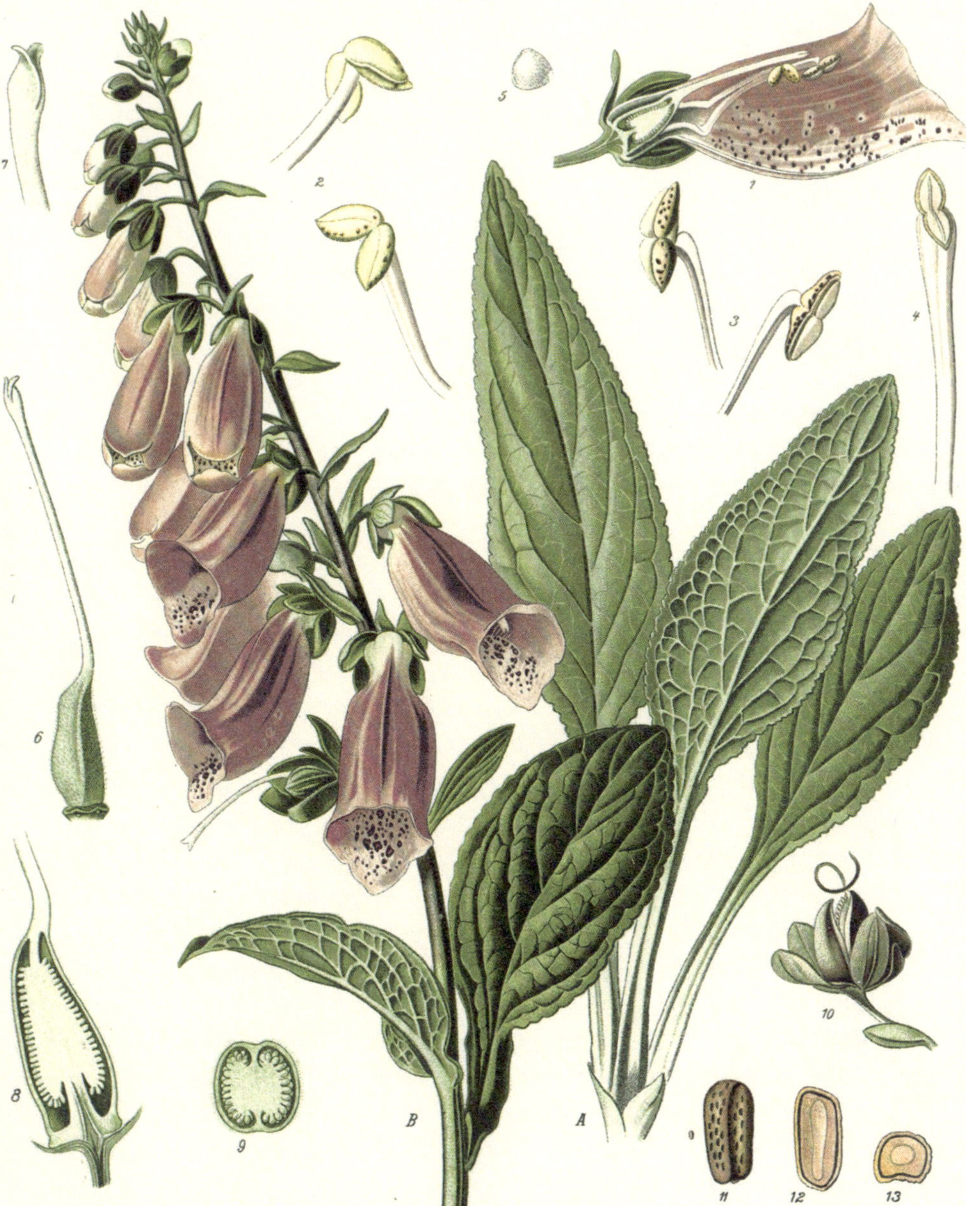

Digitalis purpurea L.

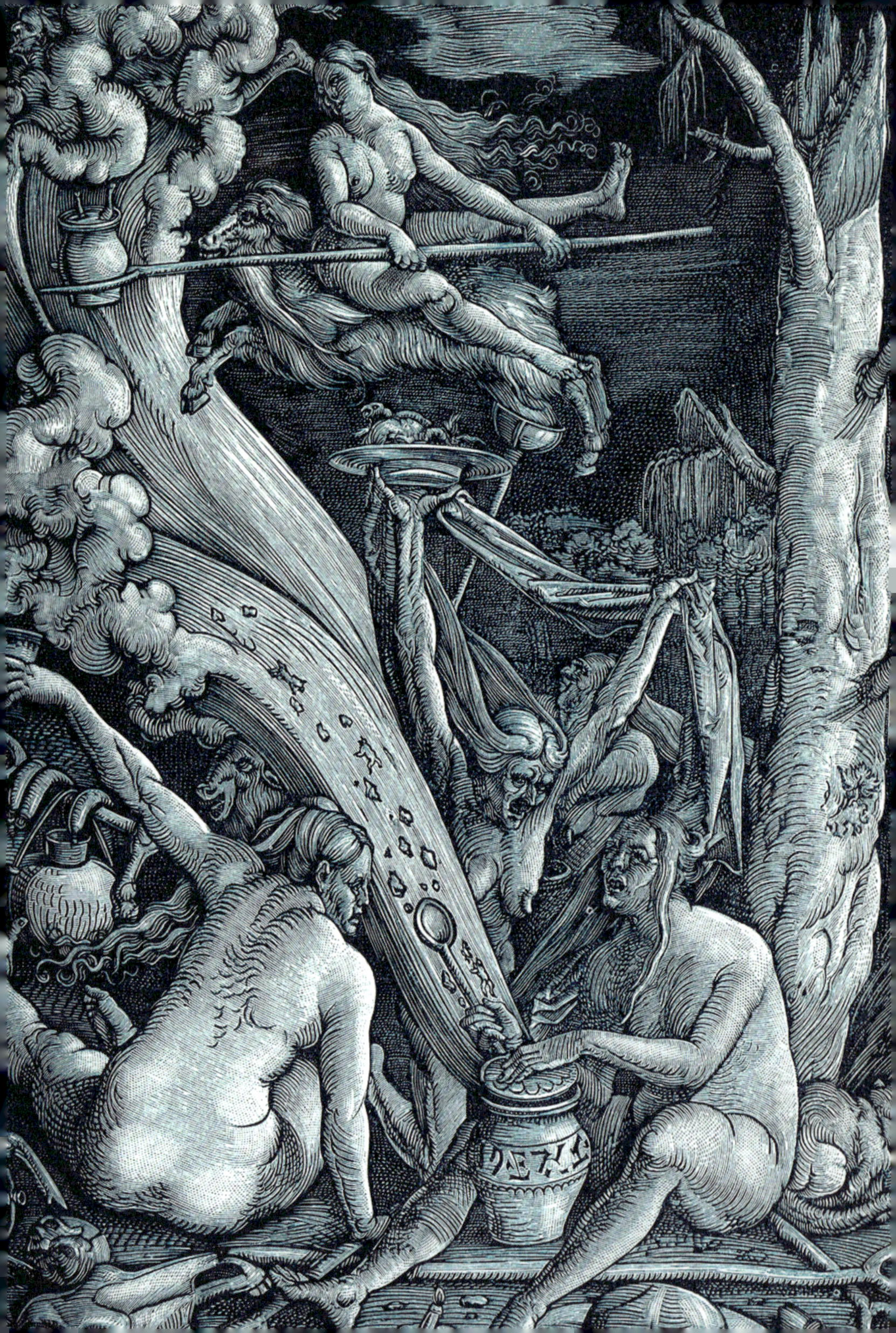

Beschwörung genutzt. Oft verbrennt man dabei Blätter, Kräuter oder Äste, wobei die zu beantwortende Frage zuvor in einen Stamm oder auf ein Blatt geritzt werden kann. Man hört auf das Knistern, starrt in den Rauch und untersucht die Asche nach Antworten. Manche Weissagende deuten auch Muster aus Wurzeln und Ästen. Zwischen den Händen zerriebene Kräuter konnten Einsichten bringen, ebenso der Wind, indem man eine Frage auf Blätter schrieb und diese in den Wind warf.

Eisenkraut (*Verbena officinalis*) war schon immer eine der beliebtesten Pflanzen, die für Weissagungen verbrannt wurde. Auch Feige (*Ficus*) und Berg-Ahorn (*Acer pseudoplatanus*) waren nützlich. Verwendet wurden auch Lavendel (*Lavandula*), Minze (*Mentha*), Beifuß (*Artemisia vulgaris*), Schafgarbe (*Achillea millefolium*), Salbei (*Salvia officinalis*), Ringelblume (*Calendula officinalis*), Huflattich (*Tussilago farfara*), Löwenzahn (*Taraxacum officinale*) und Silber-Weide (*Salix alba*).

William Shakespeares Zuschauer dürften von seinem bekanntesten Wahrsagetrank weniger beeindruckt gewesen sein als wir heute. Wenn die Hexen Macbeth die Zutaten nennen, »Sumpf'ger Schlange Schweif und Kopf, Molchesaug und Unkenzehe, Hundezung und Hirn der Krähe«, verweisen sie vielleicht einfach auf Senfkörner (*Brassica nigra*), Scharfen Hahnenfuß (*Ranunculus acris*), Hundszunge (*Cynoglossum officinale*) und Natternzunge (*Ophioglossum vulgatum*). Zugegeben, »Flaum vom Kauz« könnte schwieriger zu beschaffen gewesen sein.

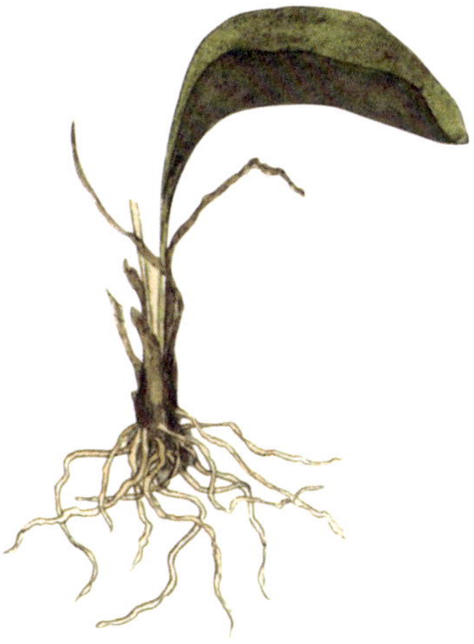

Oben rechts Gewöhnliche Natternzunge (*Ophioglossum vulgatum*) aus William Burchells *Saint Helena Journal*, 1806–1810.

Links Der Hexensabbat, Holzschnitt von Hans Baldung Grien, 1510. Nackte alte Weiber reiten auf Ziegen, bereiten Tränke und hexen, während ihre tierischen Vertrauten Wache halten.

Flüche oder Verhexungen waren eine ernste Angelegenheit. Die dunklen Zauber sollten Schaden zufügen. Einige der ältesten Zeugnisse für Verfluchungen finden sich in ägyptischen Gräbern, sie drohen potenziellen Grabräubern mit Unheil. Jeder konnte jeden verfluchen, es war nicht nur Hexen vorbehalten. Einige aufschlussreiche Flüche finden sich auf Bleitafeln, die Menschen im alten Rom zuhanden der Götter in Brunnen, Bädern und Tempelwänden hinterließen. Darauf sind all die schrecklichen Dinge verzeichnet, die sie Räubern, Betrügern und missliebigen Nachbarn wünschten. Biblische Verfluchungen übertrugen sich oft auf die Nachkommen des Übeltäters. Im Mittelalter gab es Bücherflüche, Inschriften in Büchern, die jeden mit Unglück bedrohten, der Bücher stahl oder verunstaltete. Außerhalb der Klostermauern waren es eher Flüche, die die Milch einer Kuh versiegen oder ein Pferd lahmen ließen.

Man sagte, dass ein Fluch, einmal ausgesprochen, nicht wieder zurückgenommen, sondern nur abgewehrt oder auf den Fluchenden zurückgelenkt werden konnte. Auch Pflanzen konnten Flüche unterstützen. Einen Stab aus Schwarzdorn (*Prunus spi-*

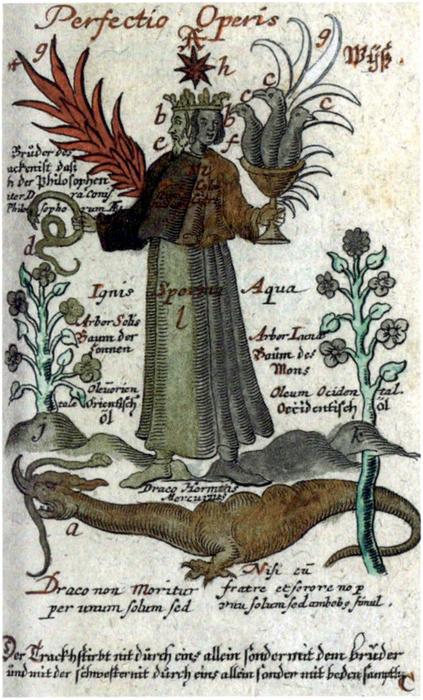

nosa) auf eine schwangere Frau zu richten, konnte eine sofortige Fehlgeburt verursachen. Um die Feldfrüchte eines anderen zu verhexen, vergrub man etwas Totes, vormals Lebendiges, wie Holzasche, ein Ei oder eine gekochte Kartoffel in der Erde. Mancherorts verbrannte man Asant (*Ferula assa-foetida*), um jemanden dazu zu zwingen, jemand anderes in Ruhe zu lassen. Angesichts der Synonyme »Teufelsdreck« und »Stinkasant« hielt es sicher auch jeden anderen fern. Manche behaupteten, mit einem Stück Seetang neben dem Abtritt würden die Harnwege verflucht. Er wurde nicht umsonst »Blasentang« (*Fucus vesiculosus*) genannt, da er volksheilkundlich auch als Heilmittel für eine überaktive Blase verwendet wurde.

Magische Puppen wurden manchmal benutzt, um eine bestimmte Person mit nützlichen oder bösen Flüchen zu belegen. Stopfte man eine Puppe mit Floh-Knöterich (*Persicaria maculosa*) aus, verursachte sie angeblich Bauchschmerzen. Laut anderen diente sie dazu, sich die Person gefügig zu machen oder zu einer anderen Meinung zu zwingen.

Der griechische Dichter Homer ist der erste, der Zauberstäbe erwähnt. In seinem Epos *Illias* nutzt der Gott Hermes einen magischen Stab, um Menschen in den Schlaf zu versetzen und wieder aufzuwecken. In der *Odyssee* gibt es zwei magische Stäbe, einen schwenkt Athene, um Odysseus in einen alten Mann zu verwandeln, den anderen die Zauberin Kirke, die damit Odysseus' Gefährten in Schweine verwandelt. Man sagt, die Druiden nutzten Stäbe aus Eibe (*Taxus baccata*), Weißdorn (*Crataegus monogyna*) oder Mehlbeere (*Sorbus*). Im 13. Jahrhundert empfahl *The Sworn Book of Honorius*, ein Zauberbuch über schwarze Magie, dafür die Hasel (*Corylus avellana*). Für die beste Qualität sollten die Zweige frisch sein und mit einem einzigen Schlag bei Sonnenaufgang geerntet werden. Zauberstäbe und ihre großen Brüder, magische Stäbe und Stöcke, konnten aus verschiedenen Hölzern bestehen, je nach ihren Eigenschaften. Holunder (*Sambucus*) zum Beispiel konnte Schätze finden; Weide (*Salix*) wehrte das Böse ab. Nur die Mutigsten wählten Zypresse (*Cupressus*), den Todesbaum. Man munkelte, mit ihm könne man mit dem Teufel persönlich kommunizieren.

Obwohl ein Zauberstab an sich nicht »magisch« war, sondern lediglich ein Werkzeug, durch

Oben links Rebis, die Vereinigung zweier Prinzipien, als »göttlicher Hermaphrodit« ist ein bekanntes alchemistisches Bild. Es repräsentiert das absolute »Endresultat«: zugleich Mann und Frau, Sonne und Mond.

Rechts Widerbart (*Epipogium aphyllum*) von Walter Hood Fitch, aus *Curtis's Botanical Magazine*, 1854.

4821.

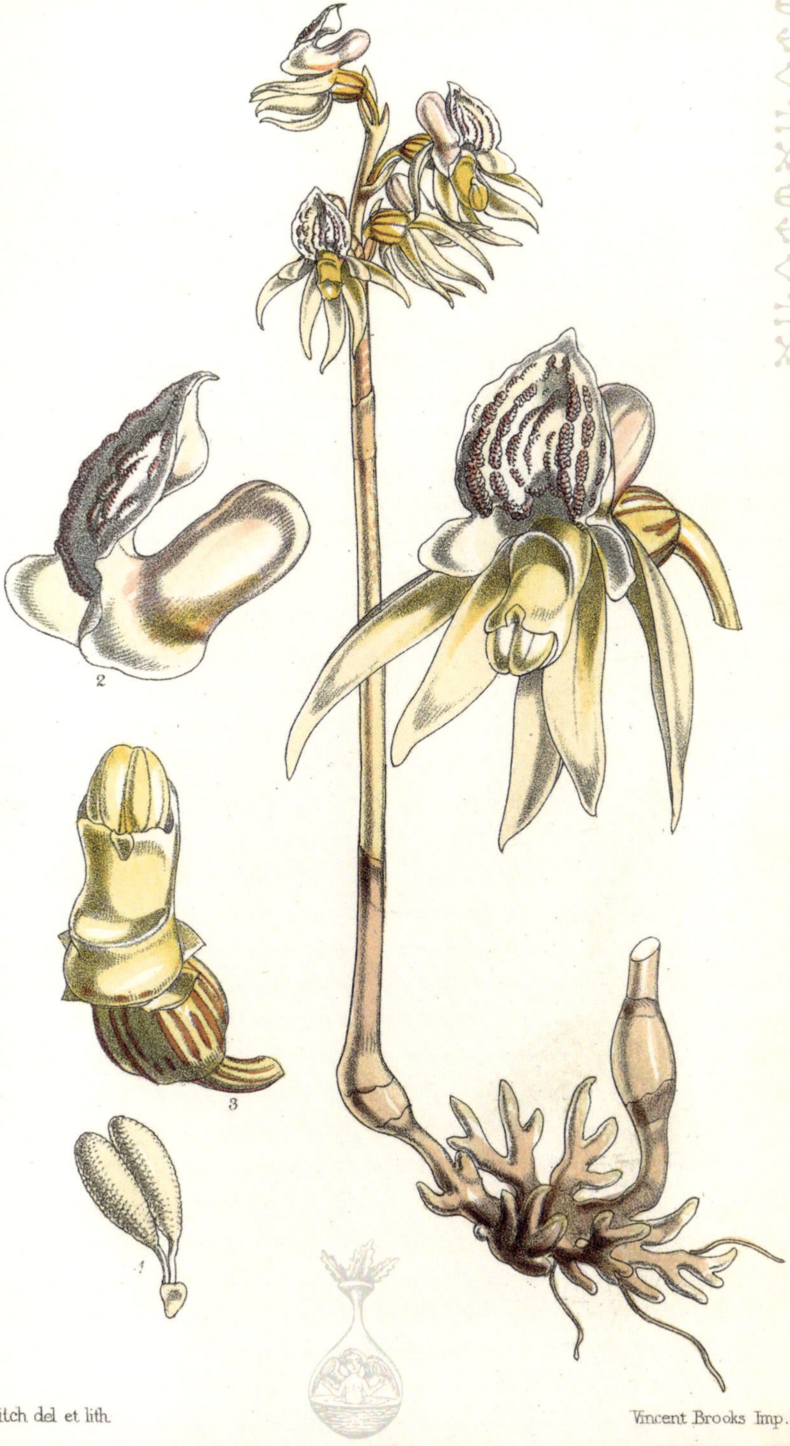

W. Fitch del et lith.

Vincent Brooks Imp.

Ramalineae.

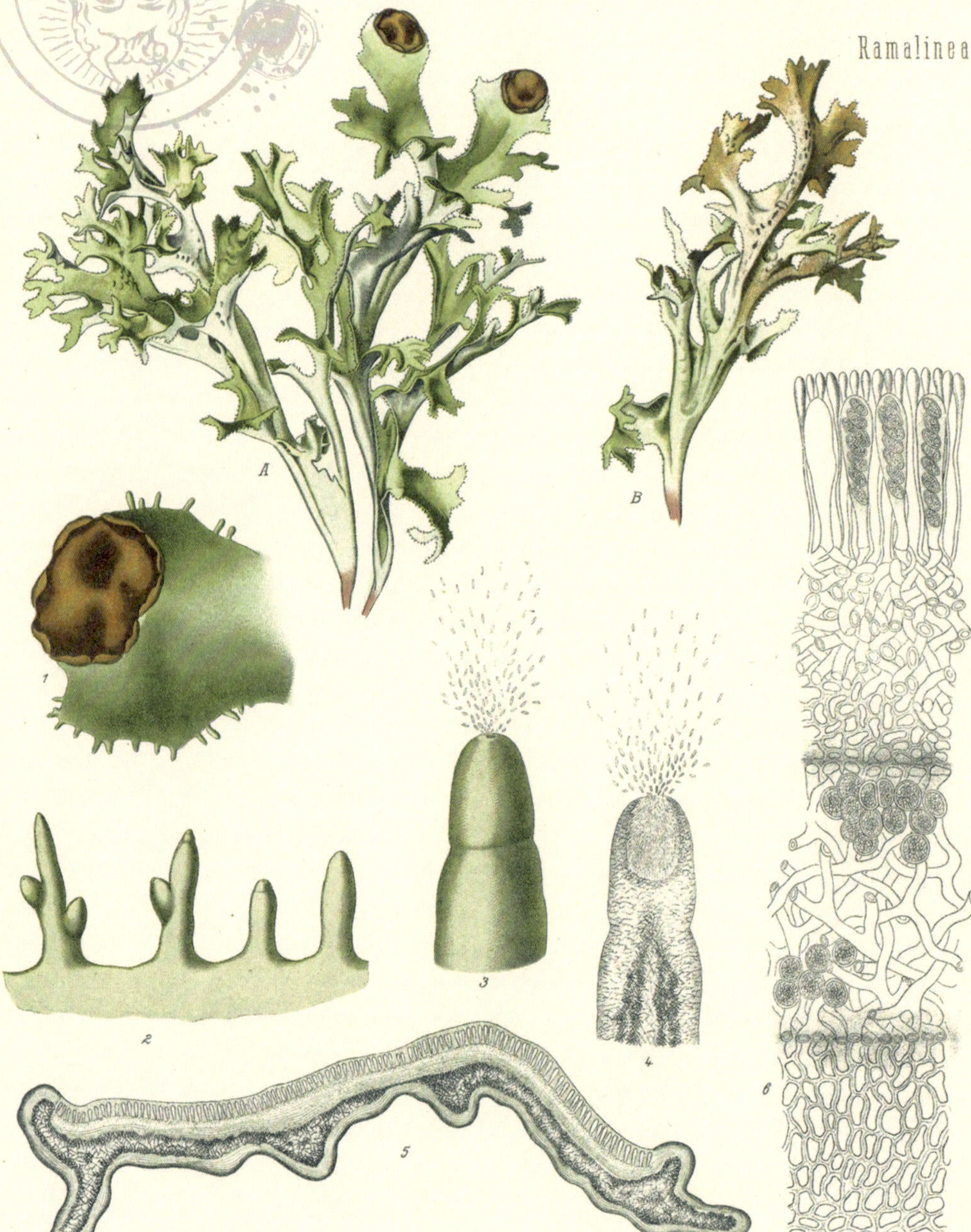

Cetraria islandica Acharius.

das die magischen Mächte gesteuert wurden, war er für Christen, die allein schon die Idee der Hexerei in Schrecken versetzte, so gefährlich wie der, der ihn schwang. Im Mittelalter galt es als erwiesen: Hexen waren böse und mussten ausgerottet werden. Man sah überall Spuren der Hexerei. Wermutkraut (*Artemisia absinthium*) wurde für den Pakt mit dem Teufel genutzt. Greiskraut (*Senecio vulgaris*) wuchs dort, wo eine Hexe uriniert hatte. Pflanzen, die an Stellen wuchsen, an denen Blut vergossen worden war, hatten selbst rote Streifen. Daher war Schutz notwendig. In Bäume geschlagene Eisennägel und unter jungen Obstbäumen vergrabene zerbrochene Pflugscharen hielten das Böse fern. Und über ausgestreutes Salz konnte keine Hexe treten. Alle Kreuzblütler (Brassicaceae) galten als sicher, da ihre Blütenblätter ein Kreuz formten. Weiße Pflanzen brachten hingegen fast immer Unglück, vielleicht weil sie in heidnischen Traditionen mit dem Tod in Verbindung gebracht wurden. Stechapfel (*Datura stramonium*), auch bekannt als »Teufelsapfel«, wurde besonders gefürchtet. Seine nachtblühenden, trompetenförmigen Blüten waren unheimlich genug, aber die wahre Macht der Pflanze konzentrierte sich in den hochgiftigen Samen. Ein Sud aus Stechapfel verursachte Verwirrung und wildes Gebaren, gefolgt von Tiefschlaf. Als Diebespflanze wurde er angeblich dazu genutzt, Opfer hilflos zu machen und ihre Erinnerungen an den Raub zu tilgen.

Zum Schutz der Hexe ist der Stiel eines Hexenbesens aus Esche gemacht. Die Borsten aus Birkenzweigen – gegen böse Geister – sind mit Weidenruten daran aufgebunden, um die Göttin Hekate zu ehren. Man nutzte den Besen, um rituelle Stätten von negativen Energien zu reinigen, aber die Kirche vermutete dahinter noch anderes.

Die Idee von »fliegenden« Hexen kam im Mittelalter auf. Die Kirche verdächtigte alle, die sie nicht kontrollieren konnte, und angestachelt von entsprechender Meinungsmache, verdrängte Paranoia den gesunden Menschenverstand. Die erste Darstellung fliegender Hexen auf Besen ist eine Illustration von 1451, *Hexenflug der »Vaudoises«* (hier für Hexen, ursprünglich der Begriff für Waldenser), als Miniatur in der Handschrift *Le Champion des Dames* (Der Kämpfer für die Frauen) von Martin Le France. Das Werk war satirisch. Zwei Jahre später beichtete Guillaume Edlin, der Abt von St-Germain-en-Laye nahe Paris, unter Folter, er sei auf einem Besen geflogen. Er wurde als Hexer zum Tode verurteilt, starb aber vermutlich vor der Hinrichtung im Gefängnis.

»Fliegen« war nicht wortwörtlich aufzufassen. Von einigen gefürchtet (besonders von Männern), von anderen begehrt, waren die »Flugsalben« oder Hexensalben Pasten aus halluzinogenen Kräutern, die auf einen Besenstiel geschmiert und dann auf die Genitalien (und andere Schleimhäute oder in die Armbeuge) gerieben wurden, um das Gefühl des Fliegens oder eben Halluzinationen zu erzeugen. Im frühen 15. Jahrhundert unternahm der spanische Arzt Andrés Laguna ein »wissenschaftliches« Experiment mit einer dieser Salbe, die Schierling, Tollkirsche, Bilsenkraut und Alraune enthielt. Er bedeckte die Frau des Henkers von Kopf bis Fuß mit der Substanz und sah dann zu, wie sie in einen sechsunddreißig Stunden dauernden Schlaf fiel, aus dem sie ungern geweckt wurde. Sie berichtete, sie sei von allen Freuden der Welt umgeben gewesen und hätte ihren Mann mit einem jüngeren Liebhaber betrogen. Das trug nicht zur Beruhigung bei.

Seltsames Verhalten gab es auch ohne Hexenbesen, und natürlich gab man schwarzer Magie die

Links Isländisches Moos (*Cetraria islandica*) aus *Köhler's Medizinal-Pflanzen*, 1887. Das Moos wurde einst in Skandinavien für die Herstellung von Brot und für verschiedene medizinische Anwendungen genutzt.

Schuld. Dabei spielten auch die eigentümlichen Früchte der Pilze eine Rolle, weder dem Tier- noch dem Pflanzenreich zugehörig und für ungeübte Augen ein schmaler Grat zwischen Nahrung und Gift. Einige Giftpilze sind kaum zu unterscheiden von schmackhaften essbaren Verwandten, wieder andere kann man gar nicht sehen.

Das sogenannte Antoniusfeuer wurde, wie wir heute wissen, vom giftigen Mutterkornpilz (*Claviceps purpurea*) verursacht, der in einem nassen Frühling nach kalten Wintern oft auf Roggen wächst. Nahm man den Pilz unwissentlich mit dem Roggenmehl auf, konnte das ernsthafte Probleme verursachen. Das Gesicht der Patienten wurde feuerrot. Sie litten unter Halluzinationen, Brennen, Erbrechen bis hin zu einer seltsamen trockenen Form des Gangräns mit Absterben von Fingern und Zehen. Laut Forschungsergebnissen könnten Vergiftungen durch Mutterkorn Auslöser für die Hysterie und Massenhysterie gewesen sein, die im 17. Jahrhundert zu den Hexenprozessen von Salem, USA, führten. Man glaubte, Heilung vom Antoniusfeuer sei möglich durch eine Pilgerreise zum Mutterkloster des dem heiligen Antonius unterstellten Antoniter-Ordens bei Grenoble. Im frühen 20. Jahrhundert begann man Mutterkorn wissenschaftlich zu untersuchen und fand 1932 das Alkaloid Ergometrin, das heute in hochwirksamen Medikamenten eingesetzt wird. Noch immer können wir viel von den »Schattenpflanzen« lernen.

Unten Hexen auf Besen, mit dem Teufel im Bunde. Illustration aus *Wonders of the Invisible Worlds*, 1693, des puritanischen Geistlichen Cotton Mather.

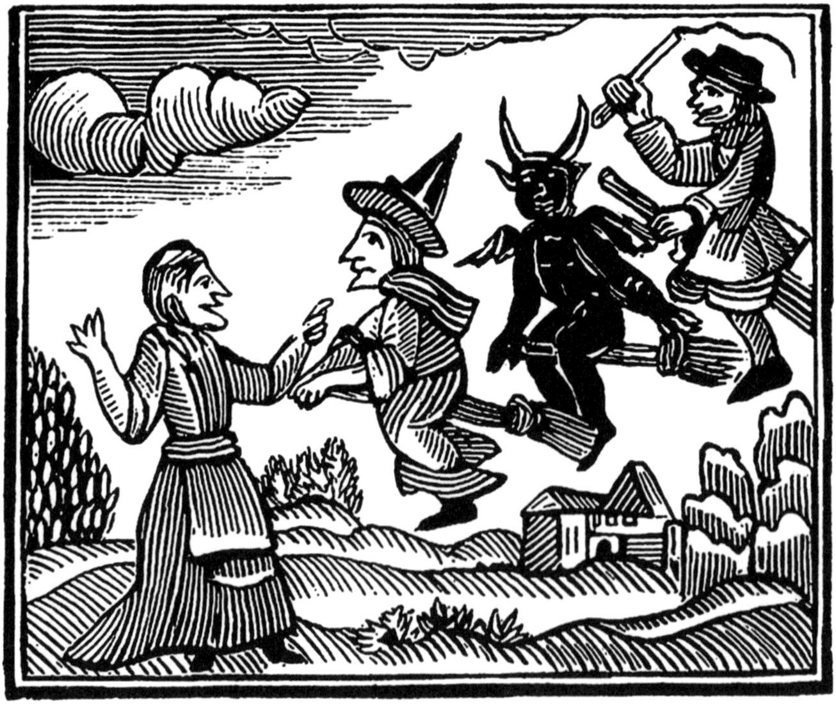

»Ein Glas halb gefüllt mit einer gewissen grünen Salbe, mit der sie sich selbst salbten (…) hergestellt aus Kräutern (…) diese sind Schierling, Tollkirsche, Bilsenkraut und Alraune.«

(Aus H. Thompson: *»How Witches' Brews Helped Bring Modern Drugs to Market«*)

Wermutkraut

Artemisia absinthium

Das Wort »Absinth« beschwört Bilder von Künstlern der Belle-Epoque herauf: dem Rausch der »Grünen Fee« ergebene, traurige Gestalten, die oft in der Pariser Gosse endeten.

Manets berühmtes Gemälde »Der Absinthtrinker« von 1859 fasst dieses Elend zusammen: tristes Braun und Schwarz, erleuchtet nur von der exotisch schimmernden Flüssigkeit im Kristallglas.

Wermut, den nur die Weinraute (*Ruta graveolens*) an Bitterkeit übertrifft, hatte schon immer einen zwiespältigen Ruf. Der biblischen Überlieferung nach wuchs die Pflanze auf dem Boden, den die Schlange nach ihrer Verbannung aus dem Garten Eden berührte. Die Ägypter gehörten zu den ersten, die sie gegen parasitäre Darmwürmer einsetzten, was ihr den Namen »Wurmkraut« gab. Man nutzte sie auch zur Linderung von Schmerz »dämonischen Ursprungs« im Anus.

Artemisia – nach der Göttin Artemis – wurde von Hippokrates für Menstruationsschmerzen und Gelbsucht empfohlen, von Dioskurides als allgemeiner Gesundheitstrank und von Galen zur Magenentspannung. Man verbrannte das Kraut zusammen mit Sandelholz, um mit den Toten zu kommunizieren. Nach Plinius d. Ä. gab man den Siegern der Wagenrennen einen Trank aus *Artemisia absinthium*, um sie daran zu erinnern, dass Ruhm auch Bitterkeit bringen konnte.

Wermut war eine mächtige Waffe im Arsenal des Kräuterkundigen. Neben der klassischen Anwendung, bei der das Kraut, wie Gerard einprägsam notiert, »die Würmer des Gedärms vernichtet«, konnte es auch Gifte bekämpfen und – besonders nützlich – Seedrachen abschrecken. Culpeper empfiehlt die antiseptischen Eigenschaften von Wermut bei Stichen von Bienen, Wespen, Skorpionen und Schlangenbissen. Im Kleiderschrank bewirkt Wermut, »dass sich eine Motte genauso wenig mit den Mänteln befassen will wie ein Löwe mit einer Maus oder ein Adler mit einer Fliege«, so der englische Arzt und Apotheker.

Die Pflanze galt als gefährliches Kraut. Kombiniert mit Beifuß (*Artemisia vulgaris*), rief Wermut angeblich Geister herbei, wobei damit natürlich auch die alkoholischen gemeint sein mochten. *The Queen's Closet Opened*, ein Nachschlagewerk mit Heil- und Kochrezepten von 1655, verzeichnet eine Rezeptur für gezuckerten Wermut. Mit Wasser, Wein und Brandy gemixt, machte sich Wermut als Spirituose einen Namen. Schnell süchtig machend und mit halluzinogenen Effekten wurde der Konsum von nicht reguliertem Absinth im Frankreich des 19. Jahrhunderts ein ebenso großes Problem wie der Ginkonsum in England. Das landesweite Verbot, erlassen 1914, wurde erst im frühen 21. Jahrhundert aufgehoben. Eine regulierte Version untersteht nun EU-Gebietsschutz.

Rechts Wermutkraut (*Artemisia absinthium*) aus *Köhler's Medizinal-Pflanzen*, 1887.

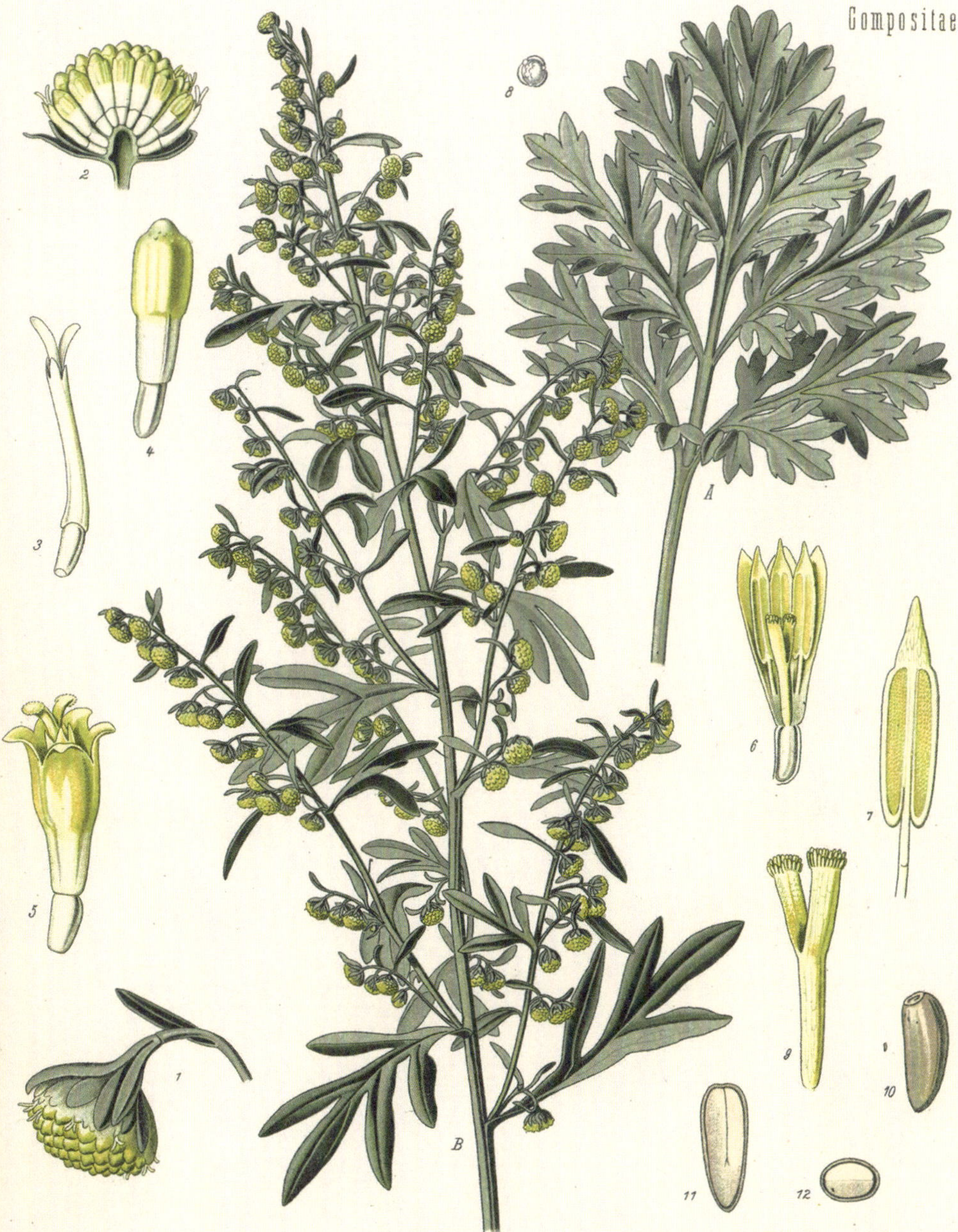

Artemisia Absinthium L.

SOLANACEÆ

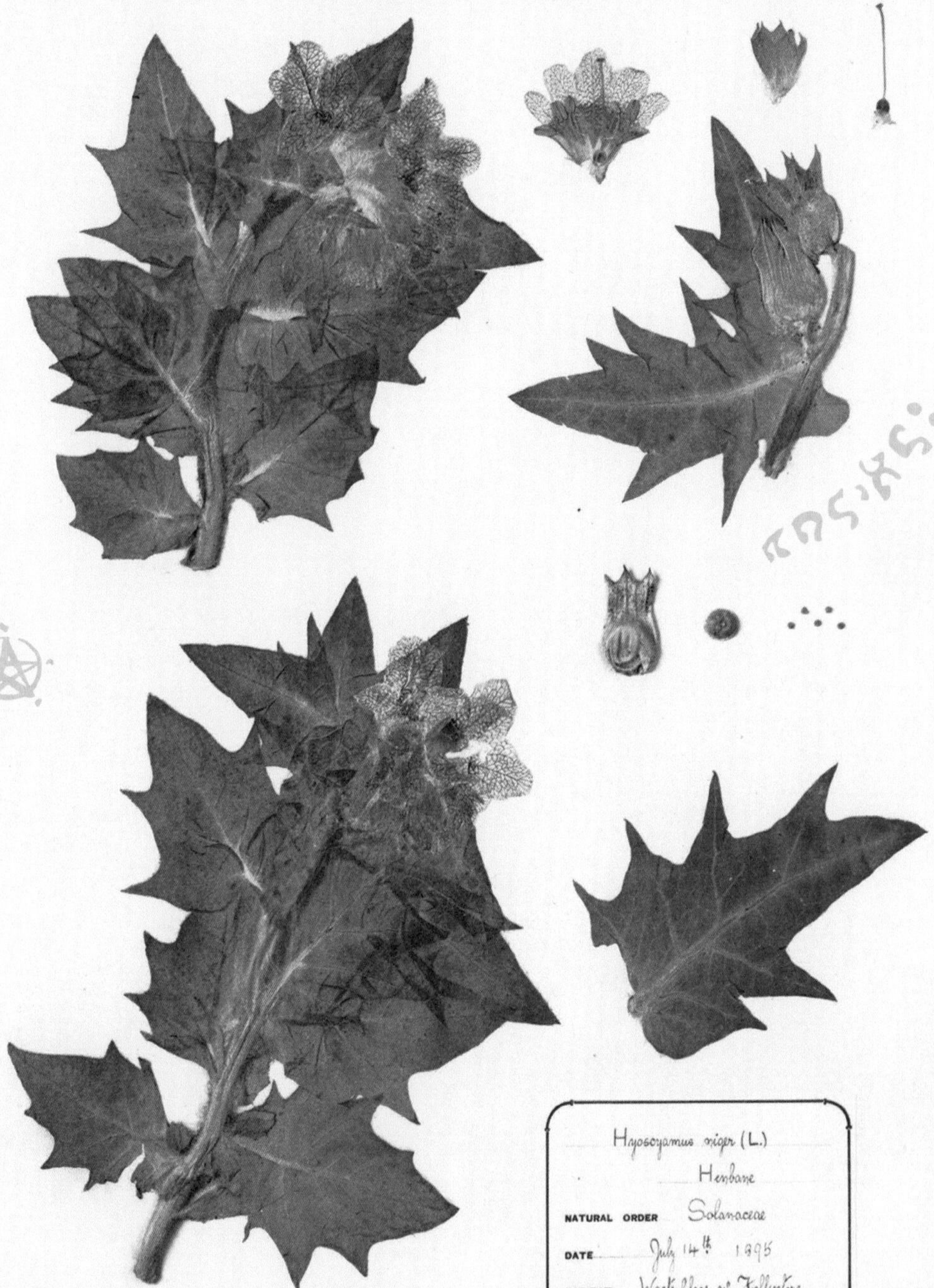

Hyoscyamus niger (L.)

Henbane

NATURAL ORDER Solanaceae

DATE July 14th 1895

HABITAT Waste place nr. Folkestone.

Schwarzes Bilsenkraut

Hyoscyamus niger

Sorgte 1910 für Aufsehen: Der Mörder und Arzt Hawley Crippen wurde zum Tode verurteilt, weil er mit dem starken Narkotikum Hyoscin seine Frau vergiftet hatte.

Den Wirkstoff stellte man in ihrem Körper fest; der Arzt hatte es gekauft und keine schlüssige Erklärung dafür, so viel von diesem Gift in seiner Sammlung homöopathischer Mittel zu haben.

Hyoscin wird aus einer unserer tödlichsten Pflanzen gewonnen: dem Bilsenkraut. Es verursacht Delir, Sprachverlust und Lähmungen. Weil es um Misthaufen herum wuchs, kannte man das Kraut auch als »Hühnertod«, »Sautod« oder »Teufelsauge«. Es sieht in der Tat verdächtig aus: wollige Blätter, Blüten mit purpurnen Streifen und eine dicke, weiße Pfahlwurzel, die beim Verbrennen einen giftigen, faulig riechenden Rauch abgibt. Aber Kräuterkundige wissen: Schaden kann man sich zunutze machen. Dioskurides glaubte an den medizinischen Wert des Rauchs als Analgetikum, und die Römer verwendeten ihn zur Linderung von Geburtsschmerzen.

Mittelalterliche Kirchenmänner waren vorsichtiger. Sie vermuteten, Hexen würden Bilsenkraut zur Geisterbeschwörung und für hellseherische Fähigkeiten verbrennen. Andere glaubten, es wirke gegen Hexenzauber.

Am nützlichsten war es als Schmerzmittel, wenn auch ein gefährliches. Auf dem Land rauchte man Bilsenkraut wie Tabak, um Zahnschmerzen zu lindern – in der Annahme, dass die möglichen Krämpfe nicht schlimmer sein konnten als der Schmerz. Das hatte aber auch Betrug zur Folge, den John Gerard scharf kritisierte. Quacksalber-Zahnärzte leiteten den Rauch von Bilsenkraut in die Münder ihrer Patienten, angeblich um Würmer zu töten. Der Schmerz war dadurch für einige Zeit betäubt; dem Patienten wurde ein Becher zum Ausspülen gereicht, ohne zu ahnen, dass die vermeintlich ausgespuckten »toten Würmer« in Wahrheit zerschnittene Saiten waren.

Nicholas Culpeper war zurückhaltend, wenn es um Bilsenkraut ging, räumte aber ein, dass es äußerlich angewendet nützlich sein konnte. Ein warmer Umschlag lindere zum Beispiel Schwellungen der Hoden oder der weiblichen Brüste. Die in Wein gekochten Blätter halfen bei Augenentzündungen, Gicht, Ischias und allgemein Gelenkschmerzen, während Bilsenkraut, mit Essig vermischt und auf die Schläfen aufgetragen, Kopfschmerzen bessern konnte. Als Fußbad wirkte die gleiche Mixtur gegen Schlaflosigkeit. Es sollte niemals innerlich angewendet werden. Zwar listet Culpeper einige mögliche Gegenmittel auf wie Ziegenmilch, Honig, Wasser, Senfsaat, zweifelt aber an deren Wirksamkeit bei Bilsenkrautvergiftungen.

Rechts Herbarbelege des Schwarzen Bilsenkrauts (*Hyoscyamus niger*), gesammelt in Kew, 1895.

Schwarze Tollkirsche

Atropa belladonna

Die Schwarze Tollkirsche ist eine (viel zu) schöne Pflanze. Ihre dunkelvioletten Glockenblüten sind atemberaubend, und die saftigen, grün-rot-schwarzen Beeren sehen verführerisch und lecker aus.

Lassen Sie sich nicht täuschen! Alles, was man über *Atropa belladonna* wissen muss, steckt bereits im lateinischen und im Volksnamen.

Atropos ist die älteste der drei griechischen Schicksalsgöttinnen, der Moiren. Ihre erste Schwester, Clotho, spinnt den Faden des menschlichen Lebens, die zweite, Lachesis, bemisst ihn, Atropos, »die Unabwendbare«, schneidet ihn ab. Ihr römisches Pendant ist Morta, die Todesgöttin. Bellona, die mit der Pflanze in Verbindung gebracht wurde, war eine römische Kriegsgöttin.

Der zweite Namensteil rührt daher, dass sich Frauen schon seit Urzeiten Tropfen des aus dem Kraut gepressten Extrakts in die Augen träufelten. Ihre Pupillen wurden weit, was ihre Schönheit unterstreichen sollte: *bella donna* (schöne Frau). Gut möglich, dass sie dadurch eher benebelt aussahen, denn das in der Pflanze enthaltene Atropin ist ein Sedativum.

Atropin verursacht heftiges Schwitzen, Erbrechen, Atemprobleme, Halluzinationen bis zum Koma mit möglicher Todesfolge. Obwohl die Tollkirsche wie Tomaten, Kartoffeln, Auberginen, Chilis und Pfeffer zur Familie der Nachtschattengewächse gehört, sind bei ihr alle Pflanzenteile giftig. Aus diesem Grund betrachtete man auch Lebensmittel wie Tomaten mit einigem Argwohn, als sie in Europa eingeführt wurden.

Es gibt wenig Bräuche im Zusammenhang mit der Tollkirsche. Mit gutem Grund, denn sie ist tödlich. Um Kinder daran zu hindern, die leuchtenden Beeren in den Mund zu nehmen, sagte man, dass sie den Teufel oder den Tod selbst träfen, wenn sie sie pflückten. Das stimmte: Drei Beeren reichen aus, um ein Kind zu töten.

Die Tollkirsche soll »jene gift'ge Wurzel« sein, die in Shakespeares *Macbeth* erwähnt wird. Sie galt als eine der mächtigsten magischen Zutaten in den Flugsalben der Hexen. Man nutzte sie für die Herstellung von Giftpfeilen, und sie soll angeblich einige römische Kaiser von Augustus bis Claudius getötet haben. Trotzdem wird die Pflanze in winzigen Dosierungen in einigen modernen Medikamenten eingesetzt.

Die Schwarze Tollkirsche sollte nicht verwechselt werden mit dem Bittersüßen Nachtschatten (*Solanum dulcamara*), dessen violette, sternförmige Blüten und tomatenartige Beeren in Büscheln hängen. Bittersüßer Nachtschatten ist nicht so giftig wie seine Verwandte, trotzdem verursacht er starke Bauchschmerzen. Wer davon isst, wird wahrscheinlich ärztliche Hilfe brauchen.

Rechts Schwarze Tollkirsche (*Atropa belladonna*) aus *English Botany* von James Sowerby, 1791–1814.

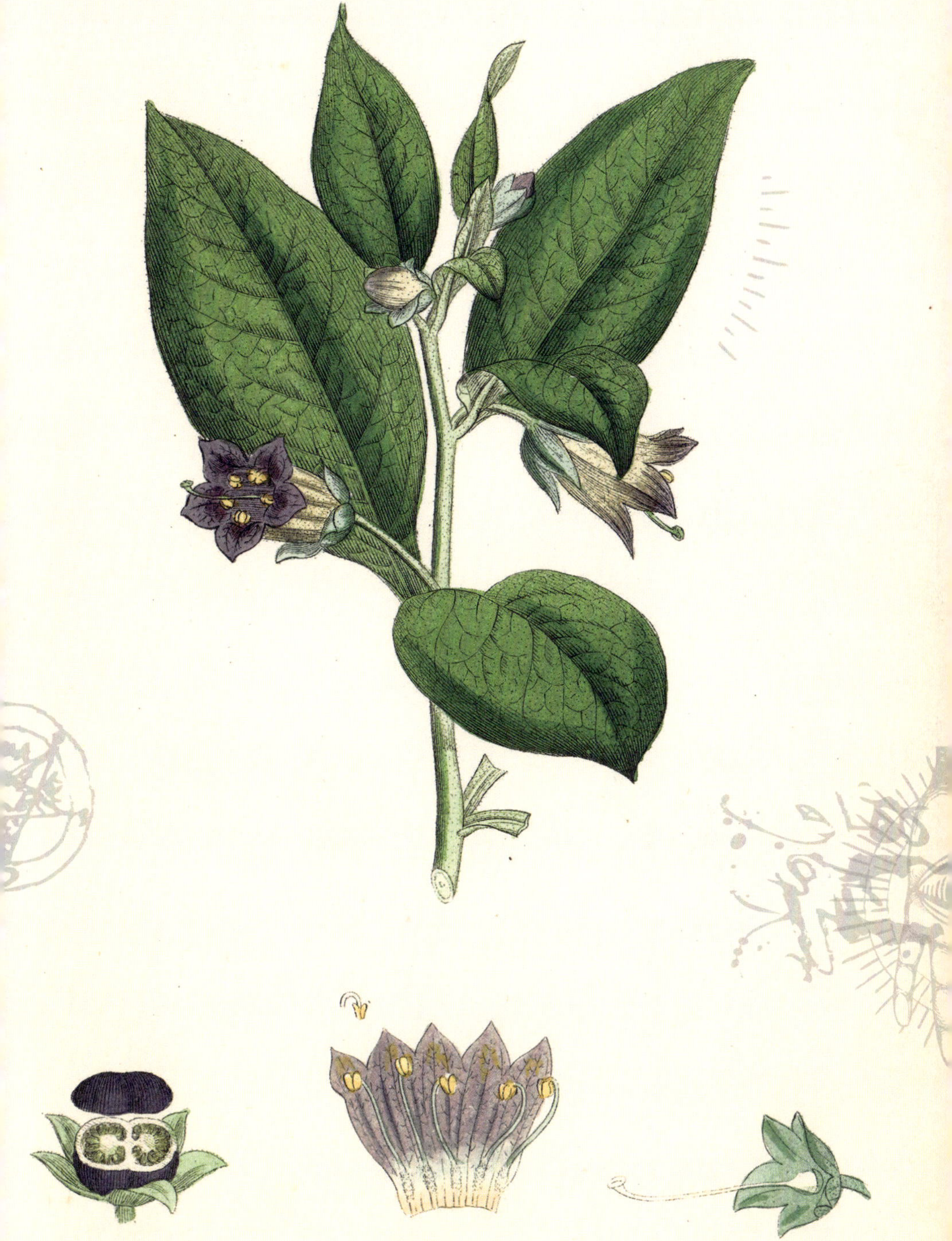

B. 592.

Atropa Belladonna. Deadly Nightshade.

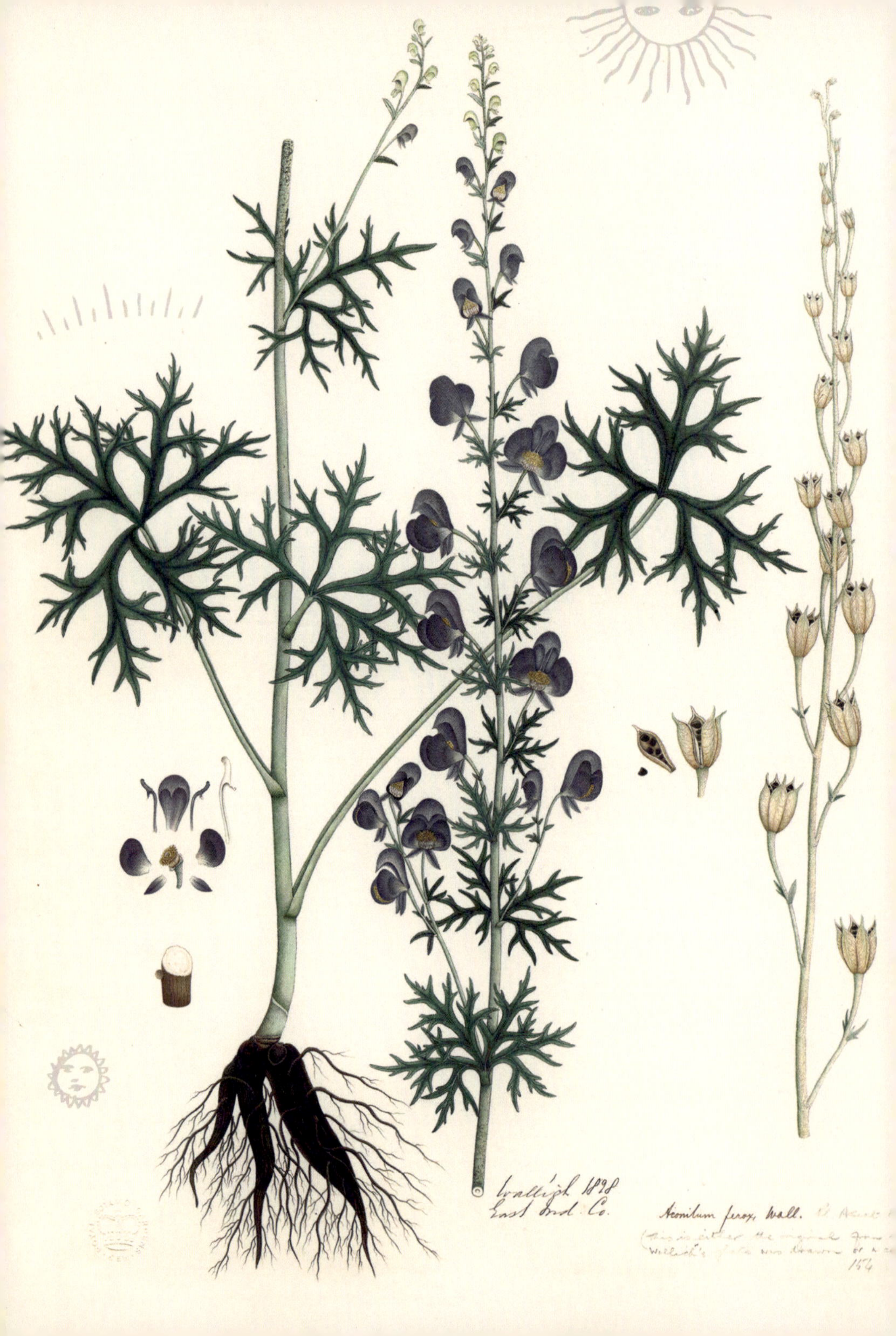
Wallich 1828
East Ind. Co.
Aconitum ferox, Wall.

Blauer Eisenhut

Aconitum napellus

Es gibt mindestens einhundert Arten von Eisenhut, auch bekannt als Mönchshut. Keine davon ist dem Menschen freundlich gesinnt.

Die haarlose, mehrjährige Pflanze mit den geteilten Blättern und blauvioletten Blüten gehört zu den Hahnenfußgewächsen (Ranunculaceae). Alle Pflanzenteile sind giftig. Vergiftungen mit Eisenhut verursachen Magenschmerzen und Schwindel, schlagen aufs Herz und können tödlich sein. Er schmeckt aber glücklicherweise so widerwärtig, dass versehentliche Vergiftungen selten sind. Menschen haben seit der Antike Ehrfurcht vor dieser höchst gefährlichen Pflanze.

Man sagte, das Kraut wachse um Hades, den Gott der griechischen Unterwelt. Es schoss an den Stellen aus dem Boden, auf die der Geifer seines dreiköpfigen Höllenhunds Zerberus fiel. Aus Neid auf deren Können besprengte die Göttin Athene die junge Arachne mit Eisenhutsaft und verwandelte sie in eine Spinne. Auf der griechischen Insel Chios soll Greisen als Sterbehilfe Eisenhut verabreicht worden sein.

In der hinduistischen Mythologie ist die Pflanze Shiva geweiht, der die Welt rettete, indem er Gift trank. Dieses färbte die Gestalt des Gottes blau. Einige Tropfen, die seinen Mund verfehlten, fielen zu Boden und wurden zum Eisenhut. Die nordische Mythologie beansprucht die Pflanze für Thor, andere Überlieferungen verbinden sie mit Hekate, weshalb man sie an Kreuzungen und Toren fand, den Stellen, die der Göttin unterstanden.

Die Einnahme von Eisenhut soll auf der Haut ein kitzelndes Gefühl auslösen, so als wüchse einem ein Fell. Das mag auf die harten Wikingerkrieger hinweisen, die sich Berserker nannten (von *ber*, »Bär«, und *serkr*, »Hemd«). Sie nahmen angeblich Wolfskraut, um sich in Werwölfe zu verwandeln. Der lateinische Name eines anderen Eisenhuts, *Aconitum lycoctonum*, bedeutet »Wolfstöter«. Das Fünfzigstel eines Samenkorns, hieß es, töte einen Spatzen. Die keltischen Jäger bestrichen vor der Wolfsjagd ihre Pfeile mit Eisenhut. In bestimmten Teilen Alaskas nutzte man es für die Harpunen zur Waljagd.

Für die mittelalterliche Kirche musste jede so gefährliche Pflanze mit Hexerei in Verbindung stehen. Auf die Haut gerieben, verursachte Eisenhut Taubheit, eingenommen ließ er das Herz rasen. Zusammen mit Tollkirsche (*Atropa belladonna*) löste er ein so starkes Delir aus, dass man meinte zu schweben. Das machte den Eisenhut zu einer klassischen Zutat für Flugsalben. Culpeper war verständlicherweise zurückhaltend bei der Verordnung der Pflanze. Er hielt eine gelbblühende Art, den Gift-Eisenhut (*Aconitum anthora*), für nützlich in einer Lotion für giftige Bisse.

Links Himalaja-Eisenhut (*Aconitum ferox*), 1828, aus der Abteilung Indische Pflanzen der Kew's Wallich Collection.

Schwarzdorn

Prunus spinosa

Schwarzdorn oder Schlehdorn ist eine der wenigen Heckenpflanzen, die viele auch heute noch suchen und abernten – besonders die Liebhaber von Gin.

Die bereiften, schwarzen Schlehenfrüchte haben einen herben Geschmack, eignen sich aber perfekt für Brände und weisen das klassische Ginaroma auf.

Trotz ihres Namens Schwarzdorn hat die holzige, dornige »Wildkirsche« keinen sonderlich schlechten Ruf. Obwohl manchmal mit Hexerei verbunden, gilt sie auch als Glückspflanze. In irischen Märchen werfen die Helden einen Schwarzdornstein hinter sich, auf dass eine Hecke wachse, die ihre Verfolger aufhält. Auch in »Dornröschen« gibt es eine Hecke, die hier allerdings weniger hilfreich ist. Und die Dornen, die Rapunzels Prinz beim Sturz aus dem Turm die Augen zerstechen, werden manchmal Schwarzdorn zugeschrieben.

Wie viele traditionelle Heckenpflanzen wurde Schwarzdorn mit Gutem und Schlechtem assoziiert. Die »dunkle alte Hexe der Wälder« war die Bewahrerin von Geheimnissen, vielleicht zurückgehend auf Cailleach, die keltische Winterkönigin. Die einfachen, an Kirschblüten erinnernden weißen Blüten (also unheilbringend im Haus) sollten am alten Weihnachtsfeiertag im Januar blühen.

Man glaubte, Hexen würden mit seinen Dornen in Wachsabbilder stechen. Der Soldat und Okkultist Thomas Weir wurde 1670 in Schottland zusammen mit seinem Stab aus Schwarzdornholz als Hexer verbrannt, sein Geist trägt den Stab noch immer. Mit Anschuldigungen musste man jedoch vorsichtig sein, denn Schwarzdornstäbe waren auch Ehrenzeichen hoher Ämter. Den berühmtesten tragen ranghohe Beamte im britischen Oberhaus, der Gentleman oder die Lady Usher of the Black Rod. Eduard III. schuf dieses Amt 1348, um den Frieden mit den Rittern des Hosenbandordens zu wahren. In Irland stellte man Keulen aus Schwarzdornwurzeln her. Weniger tödlich waren Wünschelruten aus seinem Holz.

Gemahlene Schwarzdornrinde linderte früher Fieber, aber am häufigsten wird der Saft der samtigschwarzen Früchte genutzt. Schlehen wurden allgemein nach dem ersten Frost gepflückt, wodurch die Früchte weicher und süßer wurden. Sie ergaben ein tief violettrosa Färbemittel. Der griechische Arzt Andromachos verschrieb den Saft gegen Ruhr. Culpeper stimmte zu, dass er ein gutes Mittel gegen Ausflüsse des Gedärms sei. Weil er stark adstringierend wirkt, wurde der Saft als Mundwasser bei losen Zähnen und als harntreibendes Mittel verwendet. Zu viel Saft kann toxisch wirken, Überdosierungen sind aber selten, da die rohen Schlehen sehr bitter sind.

Rechts Schwarz- oder Schlehdorn (*Prunus spinosa*) aus O. W. Thomé, *Flora von Deutschland, Österreich und der Schweiz*, 1885.

XII, 1. 105. Rosaceae. 1. Pruneae.

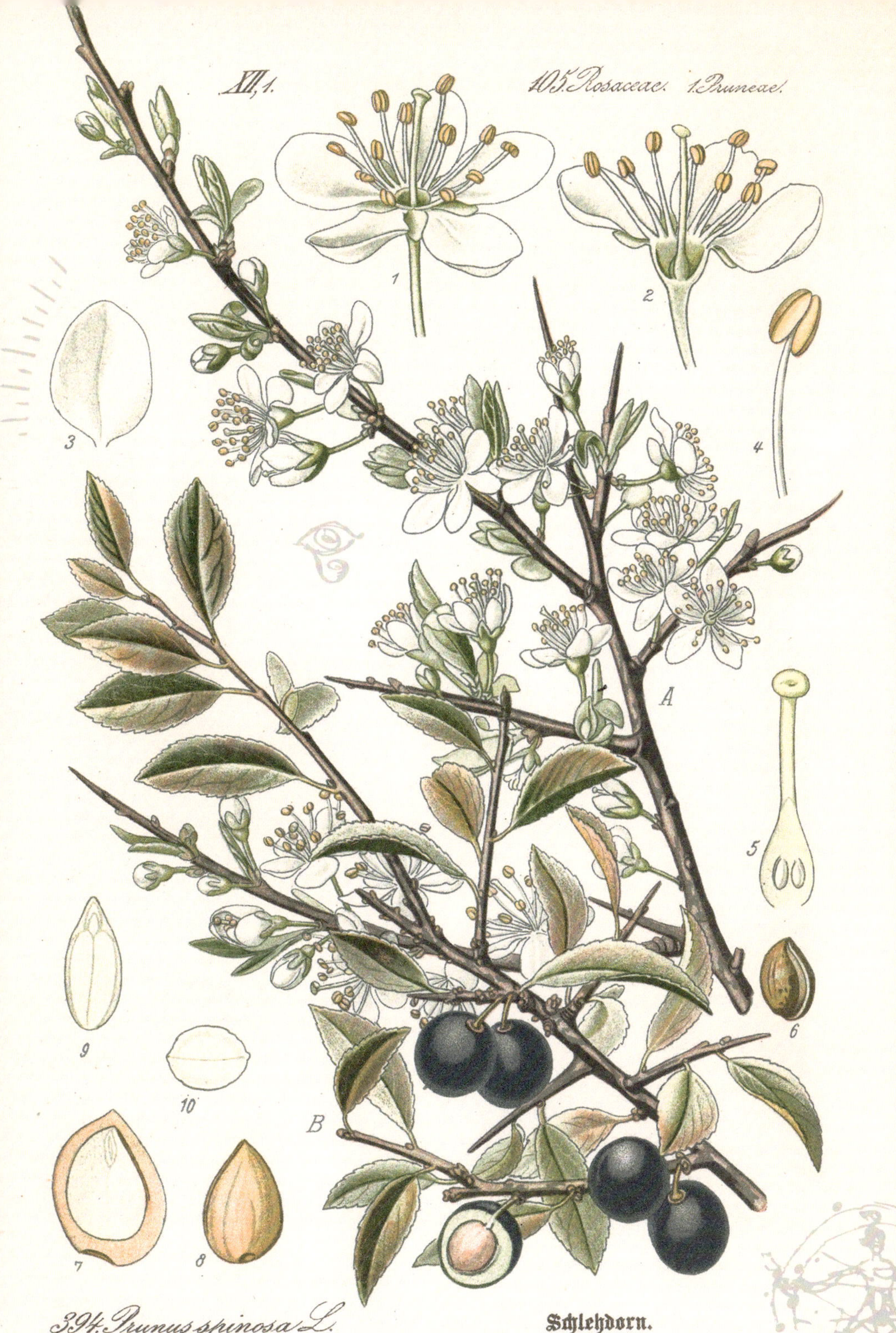

394. *Prunus spinosa* L. **Schlehdorn.**

AGARICINÉES.

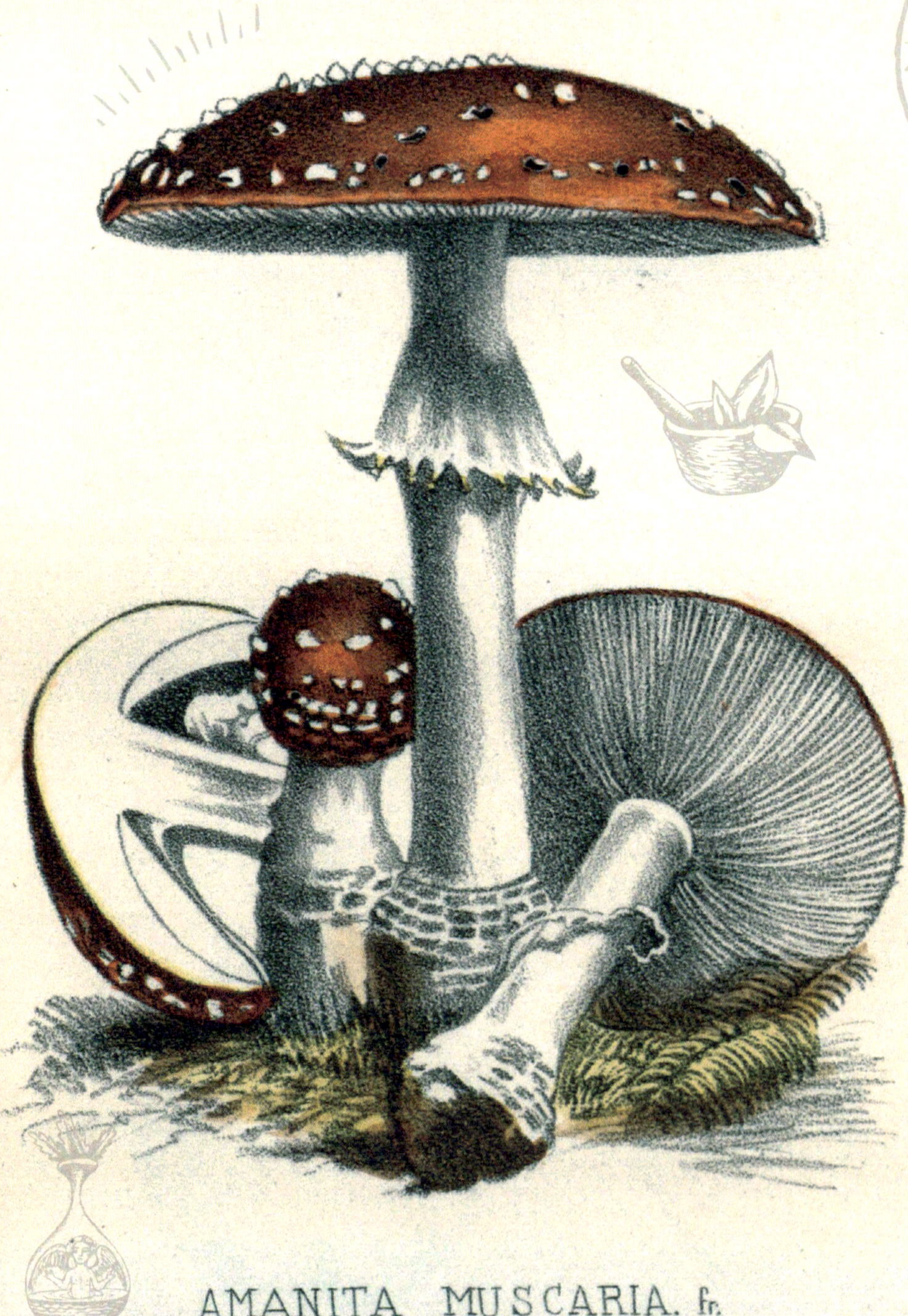

AMANITA MUSCARIA. Fr.

½ Gr nat.

Fliegenpilz

Amanita muscaria

Weder Tier noch Pflanze, sind Pilze die Fruchtkörper eines viel größeren Organismus, der Böden und organische Substanzen durchzieht – von toten Bäumen bis zu Tierhäuten.

Viele Pilze hielt man für heilig und glaubte, sie wüchsen dort, wo der Blitz eingeschlagen hat, weil sie auf mysteriöse Weise erscheinen und verschwinden und oft sogenannte Hexenringe bilden.

Manche Giftpilze tarnen sich als essbar. Der Grüne Knollenblätterpilz (*Amanita phalloides*) enthält eines der stärksten Gifte der Welt, erscheint aber als völlig unscheinbarer, gewöhnlicher Pilz, solange er klein ist.

Andere Pilze tun nicht einmal so, als wären sie essbar. Gelegentlich hielt man Fliegenpilz für die Nahrung der Götter. Für Menschen war er auf keinen Fall gemacht. Der Inbegriff des märchenhaften Giftpilzes wurde in vielen alten Texten als göttliche Nahrung beschrieben. Für das hinduistische »Soma« etwa wurde eine unbekannte Pflanze, die in den Hymnen des *Rigveda* besungen wird, ausgepresst, durch Schafwolle gefiltert und den Göttern dargebracht. Manche behaupteten, der Fliegenpilz sei die Hauptzutat von »Ambrosia«, dem Nektar der griechischen Götter.

Die Korjaken Sibiriens erzählen vom Helden Großer Rabe, dessen Bruder Walfisch im Schlamm stecken blieb. Der Himmelsgott Vahiyinin sagte ihm, er solle *Wapaq* (Erdgeister) essen, die kleine Hüte mit weißen Punkten trügen. Großer Rabe fand sie in Form von Fliegenpilzen und aß sie. Da er nun fliegen konnte, trug er Walfisch zurück ins Meer. Großer Rabe, beeindruckt von der Nützlichkeit des Pilzes, behielt ihn, damit auch seine Kinder beim Verzehr Heilmittel oder die Bedeutung von Träumen entdecken konnten. Fliegenpilz ist ein starkes Halluzinogen. Als Vorsichtsmaßnahme und um die Wirkung zu mildern, nahm zuerst ein Schamane die Pilze ein und ließ dann alle anderen von seinem Urin trinken. Der Fliegenpilz soll auch für das furchtlose Wüten der Wikinger-Berserker verantwortlich sein, und die Anhänger des römischen Mithraskults verwendeten den Pilz wegen seiner halluzinogenen Wirkung.

Man findet den Fliegenpilz in Wäldern an Buchen, Birken und Nadelbäumen. Die Fruchtkörper erscheinen im Spätsommer und Herbst bis zum ersten Frost. Sogar getrocknet ist er mächtig. Da er die psychoaktive Verbindung Ibotensäure und Spuren des Beruhigungs- und Schlafmittels Muscimol enthält, kann die Einnahme sehr unangenehm sein. Die lebhaften Träume und das Gefühl der Schwerelosigkeit werden zunichte gemacht durch unangenehme Symptome wie unklare Sprache, Erbrechen, Durchfall, Kurzatmigkeit, langsamen Puls, Schwindel, Schläfrigkeit, Kopfschmerzen, Krampfanfälle, Delir und möglicherweise sogar Koma und Tod.

Links Der halluzinogene und giftige Fliegenpilz (*Amanita muscaria*).

Gemeine Alraune

Mandragora officinarum

Von allen Pflanzen in mittelalterlichen Kräuterbüchern ist die Alraune wohl die bekannteste, und zwar nicht nur für Harry-Potter-Fans.

Dass die Alraune mit ihrer Blattrosette, den violetten Blüten und orangen Früchten eine Pfahlwurzel in »Menschenform« hat, wird erst dadurch bemerkenswert, dass die Künstler des Mittelalters sie gerne und oft darstellten. Es gibt unzählige Abbildungen der »Unhold-Wurzel«, auch »Erdmännchen« genannt. Es hieß, der Schrei einer Alraune würde Erntende in den Wahnsinn treiben. Man sollte einen Hund daranbinden und ihn dann wegscheuchen, damit er die Wurzel herauszog. Dieses Gerücht geht vielleicht nur auf professionelle Kräutersammler zurück, die ihr Geschäft erhalten wollten.

Die Griechen nutzten Alraune aufgrund ihres Hyoscin- und Hyoscyamingehalts als Narkosemittel. Sie soll aus den herabtropfenden »Säften« eines Gehängten entsprungen sein, dessen Abbild für immer in der Wurzel erscheint. Nach der Signaturenlehre glich die Alraunenwurzel einem hässlichen Säugling; ein Stück der Wurzel unter dem Kopfkissen sollte bei der Empfängnis helfen. Die Wurzel war auch ein Glückstalisman und verriet, von der richtigen Person befragt, den Ort eines vergrabenen Schatzes. Culpeper befand die Blätter für »kühlend« und die Wurzel als wirksames Brechmittel, dem »nur wenige Konstitutionen widerstanden«.

Alraunen waren nicht so leicht zu bekommen. In einigen Gegenden wetteiferten die Wurzelgräber in den »Venusnächten« darum, wer die Wurzel ausgrub, die am meisten einer Frau ähnelte. Betrüger machten auf Landmärkten gute Geschäfte mit dem Verkauf von »Alraunen« an kinderlose, aber hoffnungsvolle Frauen. Diese waren oft aus verformten Rüben geschnitzte Fälschungen. Manchmal wurden sie sogar mit Grassamen gefüllt, damit sie auf magische Weise »Haare« sprießen ließen. Andere Scharlatane formten Tonfiguren um Pflanzenwurzeln und vergruben sie wieder, sodass sie wundersamerweise eine Alraune »entdecken« konnten. Wer auf sie hereinfiel, konnte hoffen, dass die Betrüger in das Loch fielen, das die Wurzel hinterließ. Es führte angeblich direkt in den Hades.

Die Rotfrüchtige Zaunrübe (*Bryonia cretica* subsp. *dioica*) ist eine sehr viel tödlichere Heckenkletterpflanze. Culpeper warnt davor, sie »nicht unüberlegt einzunehmen«, aber hielt sie bei richtiger Dosierung für nützlich bei Fallsucht (Epilepsie), Lähmungen, Krämpfen und Wassersucht. Sie war auch ein Mittel für Abtreibungen. Keine dieser Pflanzen sollte heute noch verwendet werden.

Rechts Gemeine Alraune (*Mandragora officinarum*) aus *Hortus Sanitatis* von Jacob Meydenbach, 1485.

Mādragora alrun Man
Capitulum ·cclviij·

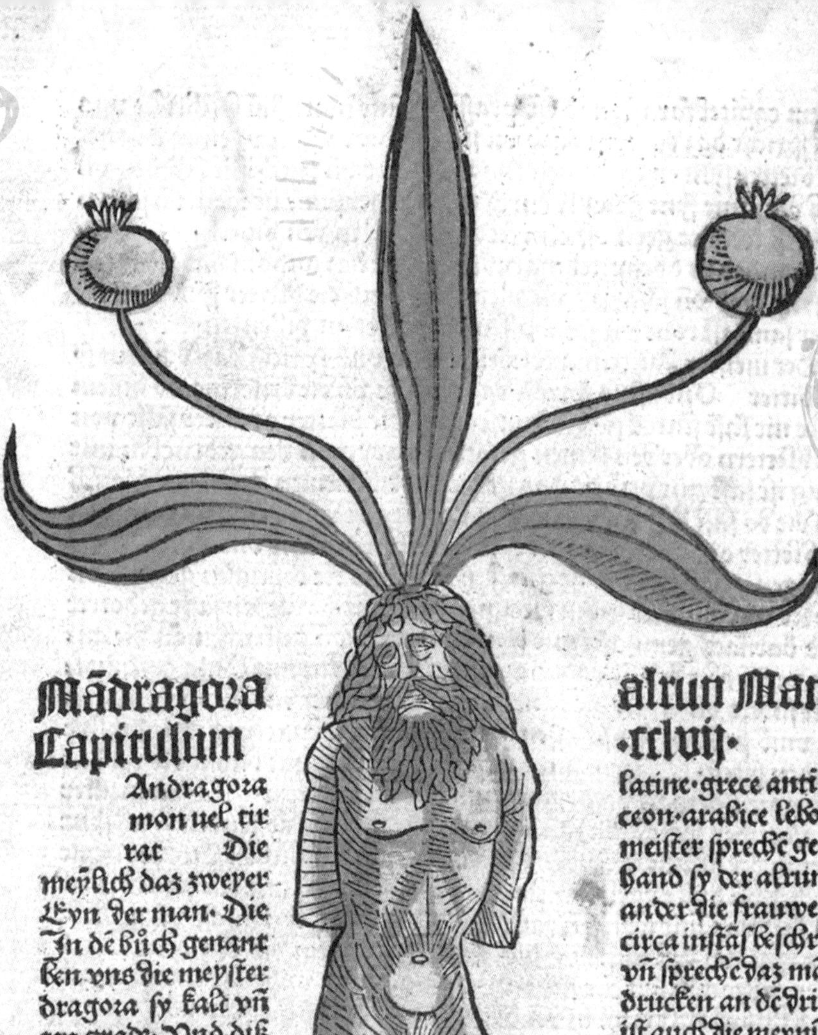

Andragora latine·grece anti-
mon uel tir ceon·arabice lebo-
rat Die meister sprechē ge-
meÿ̃lich daz zweyer hand sy der alrun
Eyn der man· Die ander die frauwe·
In dē büch genant circa instās beschri-
ben vns die meyster vñ sprechē daz mā-
dragora sy kalt vñ drucken an dē drit-
ten grade· Vnd diß ist auch die meynū-
ge deß meisters Avi cenne· Die frauwe
hait spitzer bletter wan der man· Etz-
lich meister sprechē daz die freülich ge-
nutzet werde in der artzny vnd nit die
menlich· aber wie dē sy so bruchet man
die alle bede vñ ha- ken bynahe eyn na-
tuer· Itē die mei- ster beschriben vns
auch in dē büch cir- ca instās vñ sprē-
chen daz diß wür- tzeln ṽkauffet wer-
den vñ geformeret synt glich dē men-
schen als mannen vñ frawē· Dar zü
sprechē die meyster daz ey̆ solichs key-
warheyt vff ym ha- be vñ nit also for-
meret sint vñ solich würtzeln wachsen
nit in der erdē sunder sie werdē gemacht vō kunsten vñ also gestalt·

Kapitel 10

Pflanzen der Hoffnung

Der Volksglaube kennt viele Pflanzen als schlechtes Omen, aber genauso viele als Zeichen für Glück und Hoffnung. Dies sind die Pflanzen der Freude, die Liebende zusammenbringen und Trost spenden.

Der Frühling bringt Hoffnung auf neues Leben und warme Tage. In dieser Zeit halten wir Ausschau nach Pflanzen, die Freude bringen und die kommenden fruchtbaren Monate ankündigen und den Winter vergessen lassen.

Traditionell waren Pflanzen, die in den ersten Monaten des Jahres blühten, ein gutes Omen, so auch die zarten Blüten der Obstbäume, die aus dem nackten Holz sprossen. Weniger zart, als es scheint, ist das Schneeglöckchen (*Galanthus*), wenn es durch die gefrorene Erde bricht. In Frankreich kennt man es als »Perce-neige« (Schneebrecher). Es ist ein Symbol für Reinheit und Stärke. Heute bringt es Hoffnung in Form von Galantamin, einem verschreibungspflichtigen Wirkstoff auf Basis der Alkaloide einiger Schneeglöckchenarten, das zur Behandlung der Alzheimer-Demenz genutzt wird.

Farne standen bei den Maori für neues Leben und Neubeginn. Ein Farnblatt ziert noch immer das Logo der Neuseeländischen Rugby-Union-Nationalmannschaft, der All Blacks. In Japan bedeuten Farne Hoffnung für die kommenden Generationen einer Familie.

Klee (*Trifolium*) steht in enger Verbindung mit dem irischen Saint Patrick, der seinen Anhängern die Heilige Dreifaltigkeit anhand des dreiblättrigen Klees (oder Kleiner Klee, *Trifolium dubium*) erklärte. Hatte Klee jedoch vier Blätter, wurde er zur magischen Pflanze. Eine von Skandinavien bis Osteuropa reichende Überlieferung besagt, dass er dort wächst, wo eine Stute ihr erstes Fohlen gebiert oder dieses das erste Mal niest. Nach vierblättrigem Klee zu suchen, sei sinnlos, aber wer ihn zufällig finde, könne Feen sehen, Hexen abwehren und Zauber brechen. In der englischen Grafschaft Cambridgeshire würden Mädchen, die ein vierblättriges Kleeblatt in ihre Schuhe legten, den ersten Mann heiraten, dem sie begegneten. Heute kann man vierblättrige »Klee«-Sorten kaufen, allerdings handelt es sich dabei oft um Hybride des Sauerklees (*Oxalis*).

In China und Japan werden Chrysanthemen besonders verehrt. Eine Legende erzählt, dass ein Geist einer Braut verriet, ihre Ehe werde so viele Jahre halten wie die Anzahl der Blütenblätter ihrer Hochzeitsblume. Sie wählte die Chrysantheme und teilte jedes einzelne Blütenblatt. Ihre Ehe dauerte achtundsechzig glückliche Jahre.

Das berühmteste Symbol der Hoffnung ist der Olivenzweig, den eine Taube Noah brachte, ein Friedensangebot Gottes nach der Sintflut. Nach heidnischer Tradition gab die Göttin Athene den Griechen den ersten Olivenbaum (*Olea europaea*). Nach der Schlacht bei den Thermopylen im Jahr 480 v. Chr. brannte Xerxes Armee die Akropolis nieder. Alle Hoffnung war verloren. Aber am nächsten Tag zeigten sich frische Triebe auf den verkohlten Zweigen des heiligen Olivenbaums. Sie wurden überall verteilt und versprachen bessere Zeiten für die griechische Nation. Mögen alle Pflanzen solche glücklichen Gedanken bringen.

Rechts Der Europäische Olivenbaum (*Olea europaea*) ist ein weltweit anerkanntes Symbol für Frieden und Versöhnung.

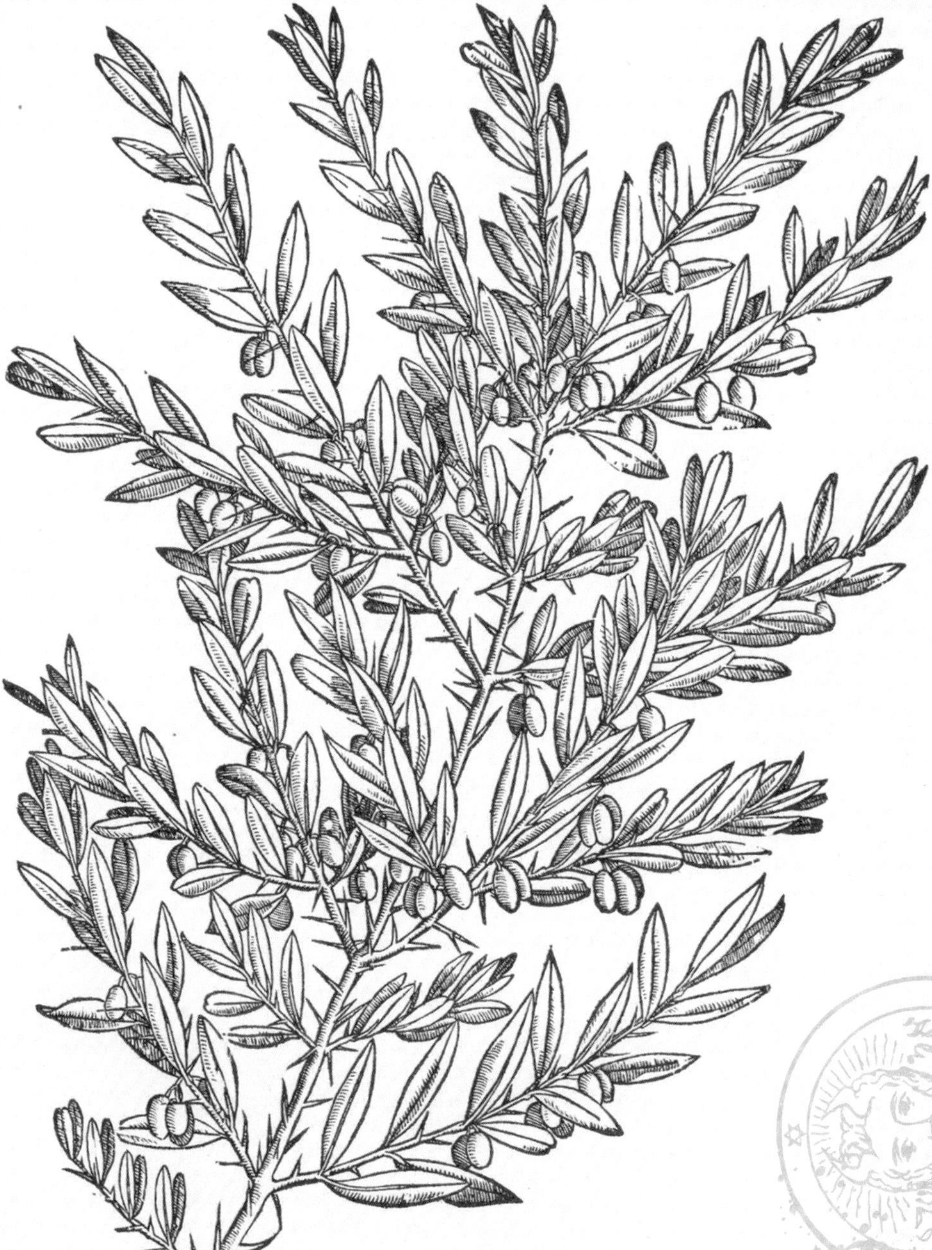

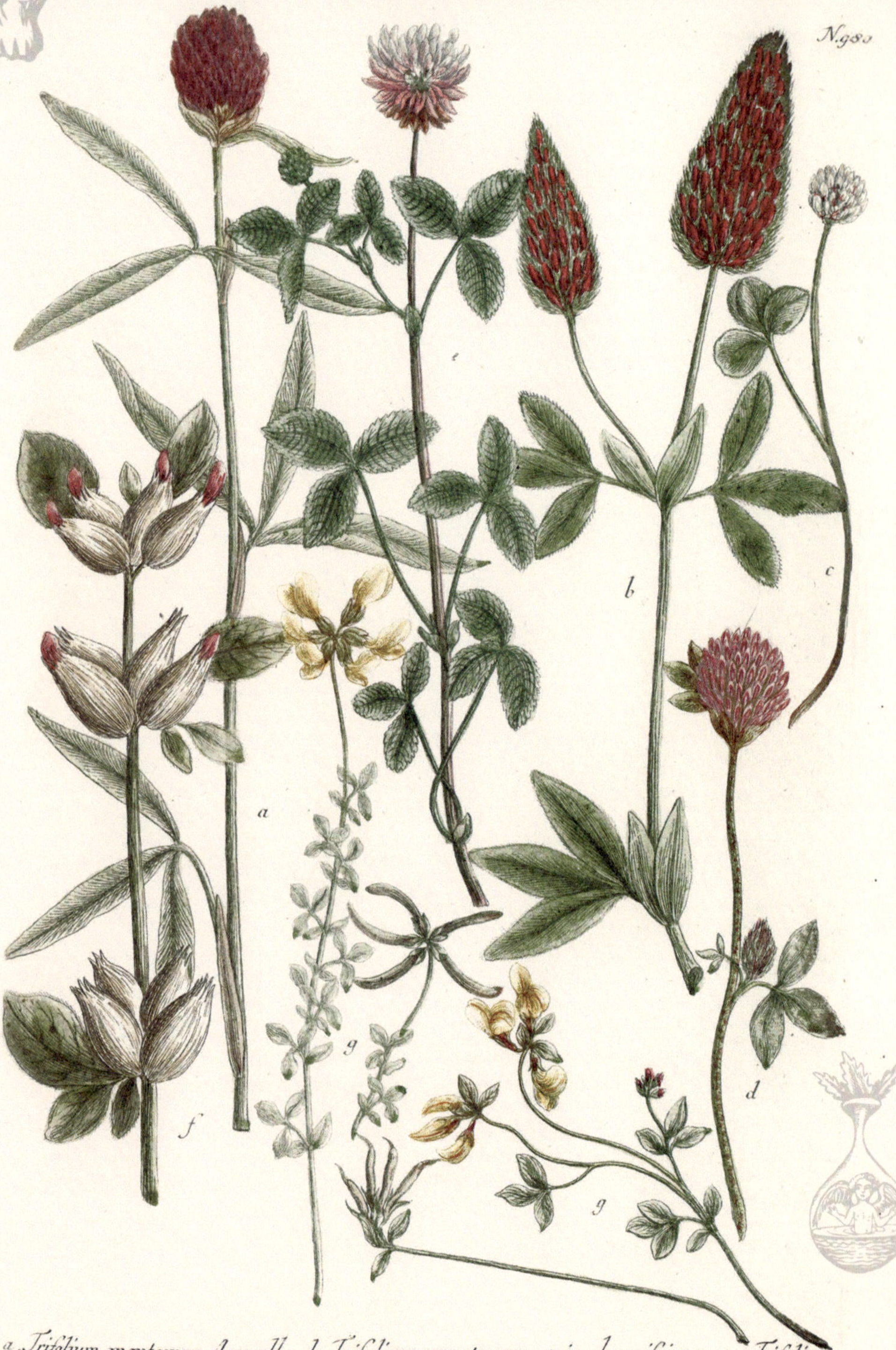

a. Trifolium montanum flore albo. b. Trifolium montanum spica longissima. c. Trifolium pratense album. d. Trifolium pratense rubrum. e. Trifolium pratense folliculatum. f. Trifolium vesicarium purpureum. g. Trifolium siliquosum.

x.

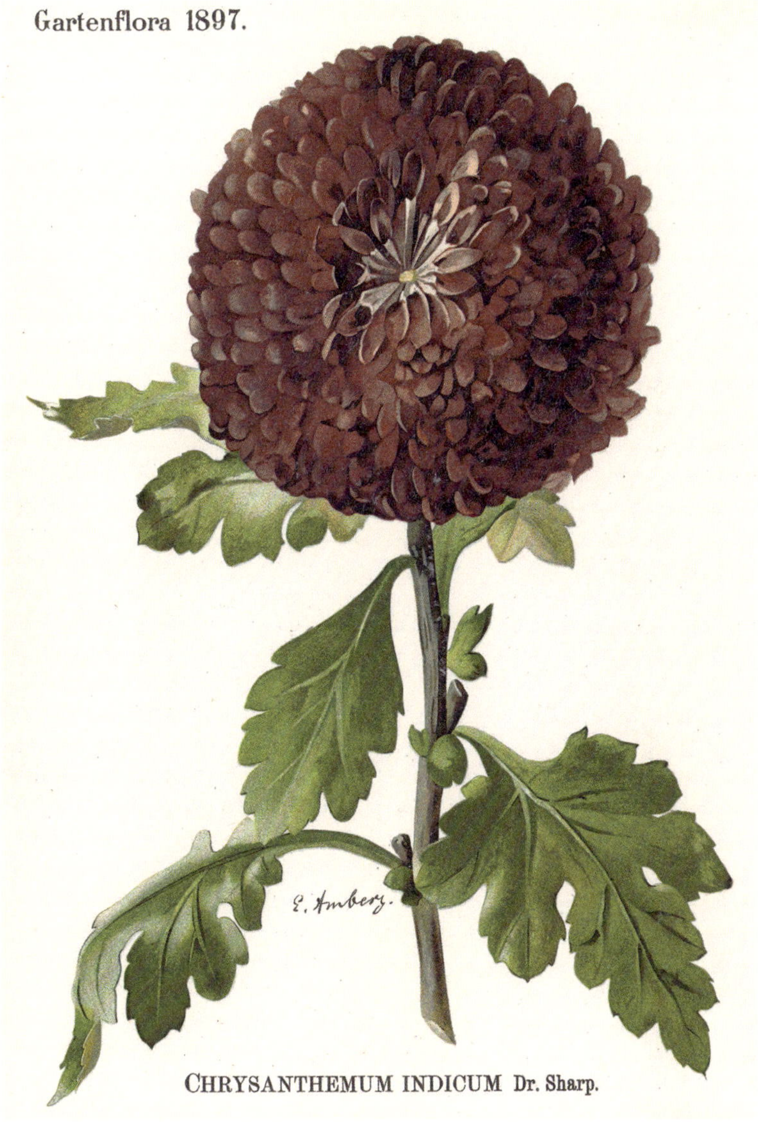

Links Weißklee (*Trifolium repens*) aus *Phytanthoza iconographia* von Johann Wilhelm Weinmann, 1737. Man sagt, er wehre Feen und Hexen ab.

Oben Herbstchrysantheme (*Chrysanthemum indicum*) aus *Gartenflora*, 1897. Chinesischen Legenden zufolge verspricht sie eine glückliche Ehe.

Iris

Iridaceae

Die Hauptaufgabe der griechischen Göttin Iris bestand darin, Hera zu dienen, aber niemand erinnert sich aus diesem Grund an sie.

Besser bekannt ist Iris als Verkörperung des Regenbogens und als geflügelte göttliche Botin in der Kunst. Die anderen Götter fanden sie etwas einschüchternd, denn bei Streitigkeiten mussten sie auf einen Becher Wasser, den Iris aus dem Fluss Styx geholt hatte, schwören. Ein Meineid hatte gravierende Folgen. Sterbliche Frauen aber verehrten sie als Führerin in die Unterwelt. Deshalb pflanzte man sie als Symbol der Hoffnung rund um antike griechische Gräber.

Die Familie der Schwertliliengewächse ist groß. Sie umfasst sowohl Krokusse und Freesien als auch weitere Irisarten, von kleinen wilden, in Sümpfen und an Ufern wachsenden Arten bis zu den weitaus größeren, bärtigen Deutschen Schwertlilien (*Iris × germanica*). Die Iris ist seit der Antike bekannt, sie wurde in ägyptischen Gräbern dargestellt und von den antiken Griechen und Römern verwendet. Egal, ob es sich um die Sumpfschwertlilie (*Iris pseudacorus*), die Stinkende Schwertlilie (*Iris foetidissima*) oder eine der größeren Arten handelt, die meisten von ihnen haben lange, schwertförmige Blätter, Blüten auf langen, blattlosen Stängeln, und fleischige, kriechende Rhizome.

Obwohl sie in der Vergangenheit als Mittel gegen Schlangenbisse, Husten und Skrofulose eingesetzt und gegen schlechten Atem gekaut wurde, kam der Iris in der Medizin keine große Bedeutung zu. Wichtiger war die Verwendung der Iriswurzel, die schon von den Griechen und Römern entdeckt wurde: Die getrockneten Rhizome von *Iris pallida* und *Iris × germanica* werden bis heute von der Parfümindustrie genutzt. In der Antike diente sie als Gesichts- und Körperpuder, im Mittelalter streute man sie auf Leinen. Heute wird sie in hochwertigen Düften, Trockenshampoos und als Aroma in Gin verwendet. Sie war immer sündhaft teuer, denn die Rhizome sind bei der Ernte geruchlos, es dauert drei bis vier Jahre, bis die getrockneten Knollen ihren vollen, süßen, floralen Geruch entfalten (ähnlich dem Duft von Parma-Veilchen). Im Destillat der Iriswurzel, dem Iriswurzelöl, bleiben neben dem wundervollen Duft auch andere, weniger stabile Aromen erhalten.

Die Iris soll auch zu dem berühmten Fleur-de-Lis-Wappen inspiriert haben. Der Legende nach träumte Ludwig VII., König der Franken, von ihr, bevor er 1137 auf einen Kreuzzug ging. Aus der *fleur de Louis* wurde später *fleur de lis*. Sie soll für Wohlstand, königlichen Status und Tapferkeit stehen, die drei Blütenblätter symbolisch für Glaube, Barmherzigkeit und Hoffnung.

Rechts *Iris sofarana* aus dem *Calendarium* von Sebastian Schedel und Basilius Besler, 1610.

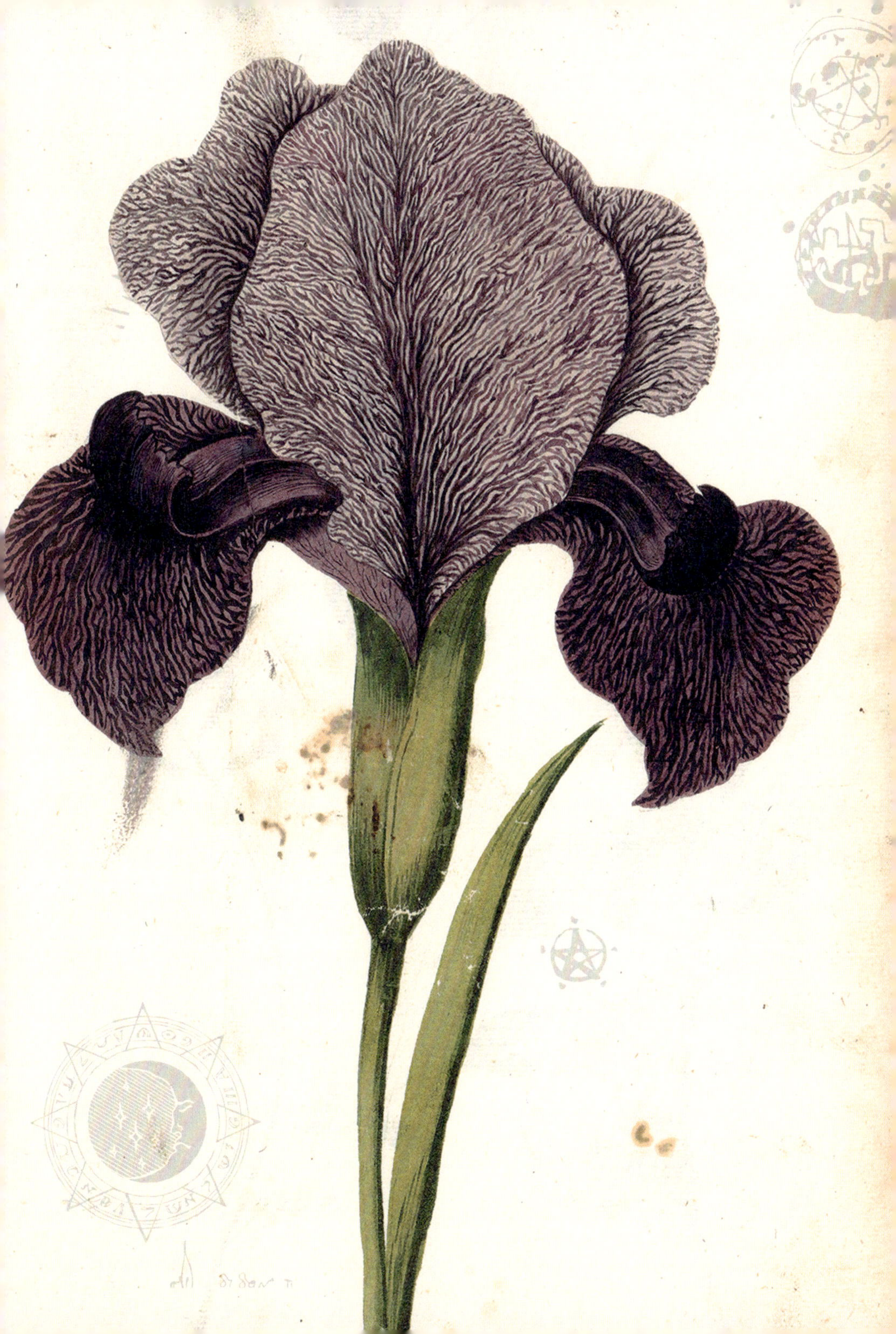

Quellenverzeichnis

Folgende Werke dienten bei der Erarbeitung dieses Buches als wichtige Quellen.

Culpeper, Nicholas: *The Complete Herbal*, erschienen 1653, als Nachdruck in verschiedensten Ausgaben

Gerard, John: *The Herball or Generall Historie of Plantes*, John Norton, London 1597

Vickery, Roy: *Vickery's Folk Flora*, Orion 2019 (siehe auch vom gleichen Autor: www.plant-lore.com)

Vickery, Roy: *Unlucky Plants*, Hisarlik Press 1984, Folklore's Society, London 1985

Baker, Margaret: *The Gardener's Folklore*, David & Charles 1977

Baker, Margaret: *Discovering the Folklore of Plants*, Shire Publications 1969

Howkins, Chris: Monografien zu einzelnen Baumarten, z. B.: *Rowan, the Tree of Protection* (1996), *Elder, the Mother Tree of Folklore* (1996), *Holly, a Tree for All Seasons* (2001)

Howkins, Chris: *A Dairymaids' Flora*, Eigenverlag, Addlestone 1994

Howkins, Chris: *Valuable Garden Weeds*, Eigenverlag, Addlestone 1991

Binney, Ruth: *Plant Lore and Legend*, Rydon 2016 und andere Werke

Edworthy, Niall: *The Curious Gardener's Almanac. Centuries of practical garden wisdom*, Eden Project 2006

Rohde, Eleanour Sinclair: *A Garden of Herbs*, Hale, Cushman & Flint 1936, Neuauflage Dover Publ. 1969

Jordan, Michael: *Plants of Mystery and Magic, A Photographic Guide*, Blandford 1997

Plant Folklore Pocket Reference Digest, Geddes & Grosset 1999

Laws, Bill: *Spade, Skirret and Parsnip. The Curious History of Vegetables*, Sutton Publ. 2004

Boland, Maureen und Bridget: *Old Wives' Lore for Gardeners*, Trafalgar Square Publ. 1976

Boland, Bridget: *Gardener's Magic and Other Old Wives' Lore*, Bodley Head 1977

Mac Coitir, Niall: *Ireland's Wild Plants. Myths, Legends and Folklore*, The Collins Press 2007

Radord, E. und M. A.: *Encyclopedia of Superstitions*, Books Club 1961

Steve Roud: *Penguin Guide to the Superstitions of Britain and Ireland*, Penguin 2002

Steve Roud: *The English Year*, Penguin 2007

van Wyk, Ben-Erik und Wink, Michael: *Medicinal Plants of the World*, Timber Press 2004

Maybey, Richard: *Flora Britannica*, Sinclair-Stevenson 1996

The Book of Magical Charms, Transkription des handschriftlichen Werks aufbewahrt in der Newberry Library, Chicago

Thompson, H.: *How Witches' Brews Helped Bring Modern Drugs to Market*, Smithsonian Magazine, 31. Oktober, 2014, https://www.smithsonianmag.com/science-nature/how-witches-brews-helped-bring-modern-drugs-market-180953202/, aufgerufen am 4. Juni 2020

Bildnachweis

Die meisten Abbildungen stammen aus der Archivsammlung der Royal Botanic Gardens, Kew, mit Ausnahme der folgenden:

Alamy: Charles Walker Collection 42–43; Classic Image 62; Heritage Image Partnership 87, 153; Les Archives Digitales 4–5, 6, 20, 34, 58, 76, 96, 127, 134, 146, 149, 168, 179, 194; Pictorial Press 103, 178; Science History Images 64, 99; World History Archive 140
Bridgeman Images: Bibliothèque Nationale, Paris 83; British Library Board (All Rights Reserved) 139
Getty Images: Culture Club 172; Prisma/UIG 39
Public Domain: 14, 38, 104, 174
Wellcome Library: 37, 48, 49

Es wurden alle Anstrengungen unternommen, um die Quellen bzw. Urheber der Bilder korrekt anzugeben. Etwaige Fehler oder Auslassungen sind unbeabsichtigt und werden in künftigen Ausgaben korrigiert.

Register

Kursive Seitenzahlen verweisen auf Illustrationen.

Die in diesem Buch wiedergegebenen Inhalte sind als allgemeine kulturgeschichtliche Information gedacht. Sie sind nicht als Empfehlungen spezieller Praktiken oder Behandlungsmethoden zu verstehen, dienen nicht der Diagnose, Behandlung oder Vorbeugung von Krankheiten und sollen auf keinen Fall den Rat einer medizinischen Fachperson ersetzen. Bei gesundheitlichen Problemen ist eine ärztliche Fachperson zu Rate zu ziehen.

Herausgeber (Royal Botanic Gardens, Kew), Verlag und Autorin lehnen jegliche Haftung für allfällige Schäden oder Folgen ab, die sich direkt oder indirekt aus dem Gebrauch der hier vorgestellten Informationen ergeben könnten.

Die Originalausgabe dieses Buches ist unter dem Titel »Witch's Garden. Plants in folklore, magic and traditional medicine« 2020 bei Welbeck, Welbeck Publishing Group, London, erschienen.

Aus dem Englischen übersetzt von Bettina Bergmann

2\. Auflage, 2024

AT Verlag AG, Aarau und München
Druck: Firmengruppe APPL, aprinta druck, Wemding
Printed in Germany

MIX
Papier | Fördert gute Waldnutzung
FSC® C004592

ISBN 978-3-03902-174-1

www.at-verlag.ch

Der AT Verlag wird vom Bundesamt für Kultur für die Jahre 2021–2025 unterstützt.

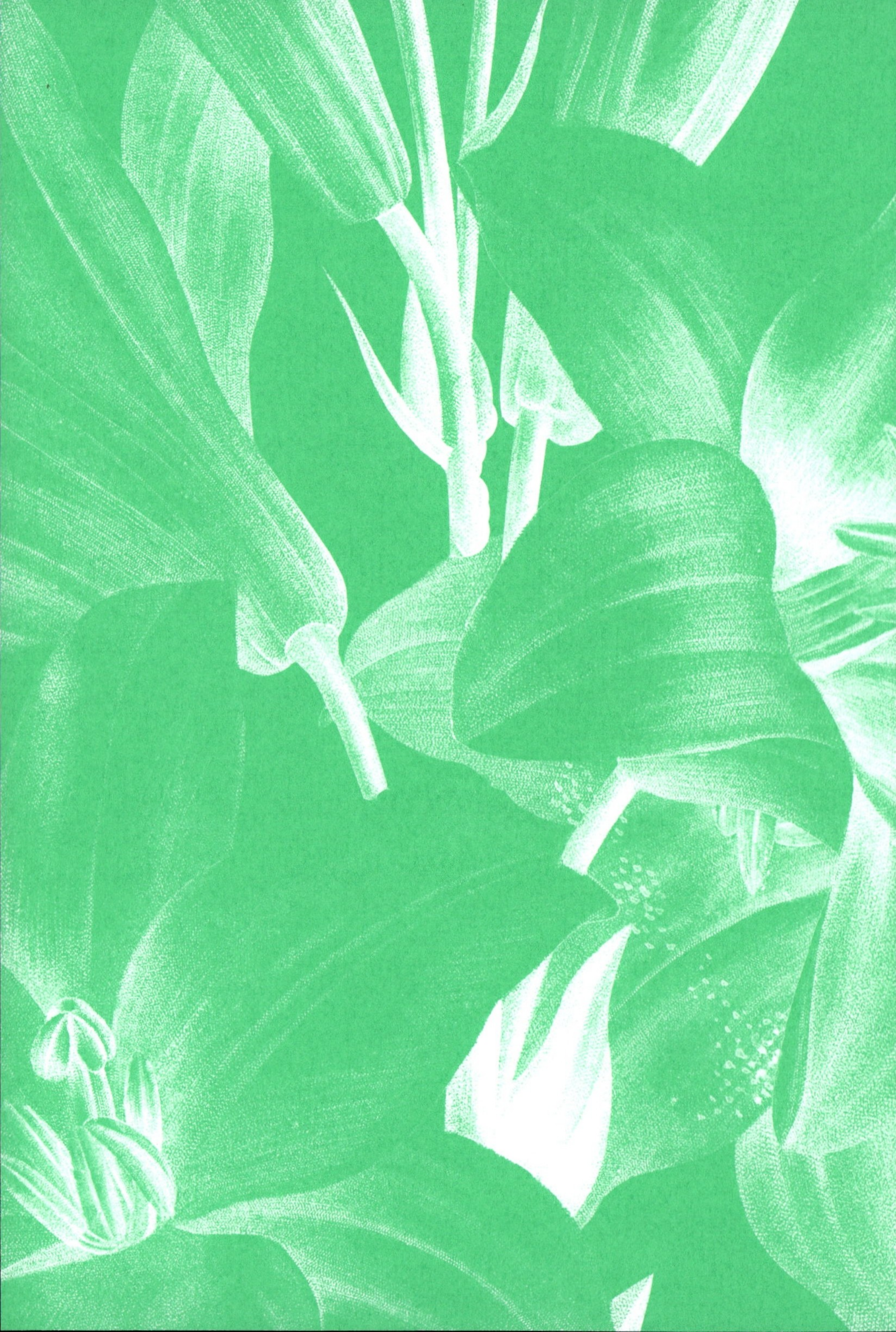